高等职业技术院校规划创新教材

护理管理学

主　编　张乃正　冯文珍

副主编　任秋爱　周　凤　赫光中

编　者　张乃正　冯文珍　王毓敏　任秋爱

　　　　刘丹霞　房　兆　李晓乾　李　沁

　　　　白东林

U0342580

陕西师范大学出版总社有限公司

高等职业技术院校规划创新教材

编 委 会

主　任　罗新远

副主任　寇宝明　薛永恒　蔡代平　邢铁申

　　　　吴伯英　马兆勤　马来焕　高经纬

委　员　刘　虹　郭俊炜　张乃正　陈富平

　　　　王文玉　杨育民　雷永利　杨雪玲

　　　　周　凤

出版人　高经纬

总策划　雷永利

策　划　杨雪玲　钱　栩　李慧娜

前　言

　　本教材是为了认真贯彻落实《教育部关于全面提高高等职业教育教学质量的若干意见》,《教育部、卫生部关于加强医学教育工作提高医学教育质量的若干意见》及《卫生部、国家发改委、财政部、人力资源社会保障部、教育部、中央编办关于加强卫生人才队伍建设的意见》等有关文件精神,以培养应用型高素质护理人才为目标而编写的,可供各类高等和中等职业院校医药卫生类护理专业教学使用,也可供各医疗卫生单位护理工作者使用。

　　护理管理学是医药卫生类护理专业的专业课程,是将管理学的理论和方法应用于护理管理实践,研究护理管理活动规律和方法的一门应用型、交叉型学科,是护理教育和指导护理实践的重要学科之一,也是一门正在发展的应用性很强的学科。

　　本教材内容包括管理学与护理管理学的基本概念、基本原理,管理学的计划、组织、领导和控制等基本职能。本教材在编写过程中,紧贴社会对护理专业人才的职业岗位素质要求,紧紧围绕护理专业人才培养目标,注重以能力为本位,以应用为主线,突出针对性、实用性、创新性的特点。编者结合多年教学实践,参阅了许多不同版本的教材资料和有关学术成果,在广泛调研、分析的基础上,坚持理论与实践相结合,力求在有限的篇幅内介绍丰富的内容,结构清晰、简明扼要、深浅适度、重点突出。本教材编写体例新颖,全书分基础理论与实训指导两大部分,基础理论部分由导学、案例、内容、链接、课堂互动、思考题组成;实训指导部分由课堂实训和医院见习组成。教材附有教学大纲,用于指导教学过程。同时,本教材与护士执业资格考试接轨,以期为学生的专业学习和将来的工作打好基础。

本教材由张乃正、冯文珍拟定编写提纲，各位作者分章节编写。其中，第一章分别由张乃正、冯文珍、王毓敏编写；第二章由任秋爱、李沁编写；第三章由刘丹霞编写；第四章分别由李晓乾、王毓敏、冯文珍、房兆编写；第五章分别由房兆、王毓敏编写；实训指导及教学大纲由冯文珍编写；附录由刘丹霞、白东林编写。编写完成后，由任秋爱、周凤、赫光中对各章节进行了统稿，最后由张乃正、冯文珍统编定稿。

本教材在编写过程中，得到了编者所在单位——宝鸡职业技术学院、渭南职业技术学院、商洛职业技术学院、咸阳职业技术学院、宝鸡亚太专修学院、延安大学附属医院等领导的大力支持及陕西师范大学出版社的鼎力协助，同时还参阅了大量有关护理管理学的文献、案例，由于篇幅所限，不能在参考文献中一一列出，在此向原作者一并诚表谢意！伴随着医疗卫生事业的快速发展和医学理论、管理理论的不断更新，护理管理学这门学科也在不断地发展中，许多理论还有待进一步探讨和完善。所以编写中很难面面俱到，仅对基本知识、基本理论、基本技能做了介绍。加之时间仓促、编者知识和水平所限，书中难免有不妥和错误之处，恳请各位专家、老师、同行批评指正，以便我们再版时修订完善。

编　者

2010 年 6 月

目 录

基础理论

实训指导

第一章

绪 论

导学

【内容提要】 本章主要介绍管理、管理学、护理管理和护理管理学的概念；管理的基本要素、基本内容、基本特征、基本职能、基本方法、基本原理及基本原则；护理管理过程、任务、特点、作用、意义、研究范围、研究方法和发展趋势；管理思想的形成和发展及在现代护理管理中的应用。

【学习要求】 通过本章学习能够解释管理、护理管理的概念；掌握并阐述管理的基本职能、基本特征和护理管理的任务、特点及意义；熟练运用并能举例说明系统原理、人本原理、动态原理的含义、原则及其在护理管理中的作用；理解管理的基本要素、基本内容、基本方法和护理管理的研究范围、发展趋势；归纳并区分护理工作中的管理者和操作者；了解中国管理思想的形成与发展；知道西方管理发展简史中各阶段主要代表人物、学说、理论、贡献及其对护理管理的影响。

【重点难点】 管理、护理管理的概念；管理的基本职能、基本特征；护理管理的任务、特点及意义；系统原理、人本原理、动态原理的概念、含义、原则及其在护理管理中的应用。

案例

令护士长头痛的问题解决了

某病区有几位护士性格各不相同，但工作都很认真负责。王护士吹毛求疵，喜欢挑人毛病，连护士长也不放过；刘护士争强好胜，爱表现自己，经常遭到别人议论；冯护士斤斤计较，总说经济核算员漏记了账，影响了病房和个人的收入，时不时找护士长抱怨。原护士长为这几名护士伤透了脑筋，不知道如何协调下属之间的关系。新护士长上任后，在充分了解几名护士性格特征和工作情况的基础上，知人善任，用人所长，避人所短。让爱吹毛求疵的王护士担任病区质量控制小组组长；让争胜好强的刘护士担任病区信息员；让斤斤计较的冯护士担任病区经济核算员。从此，院报上经常有宣传该病区的信息和报道，病房漏账、错账的情况也很少发生，病区的质量和效益也大大提高，其他护士的非议少了，令护士长头痛的问题解决了，医院年终综合考评该病区被评为先进科室。

管理是人类社会活动中必不可少的重要组成部分，是人类追求生存、进步和发展的一种途径和手段。当今社会，不管人们从事何种工作，事实上人人都在参与管理：管理国家、管理政府、管理企业、管理学校、管理医院、管理公司、管理家庭等。因此,随着社会的进步、科技的发展、信息量的增多和竞争的激烈,人们迫切要求掌握本行业、本学科、本专业的管理理论,比如:行政管理、工商管理、企业管理、金融管理、教育管理、卫生管理等。在此背景下,护理管理也应运而生。护理管理学是护理学和管理学发展到一定阶段所形成的新兴的交叉性学科,属于护理学的重要组成部分,同时又吸收了管理学的研究成果和特长,是一门新兴的专业管理学。

第一节 概 述

一、基本概念

(一)管理(management)

1. 概念:

管理作为一种人类文化活动,古往今来,各管理理论学派从不同的角度出发,对管理有不同的定义,比如:①从字面意思理解,"管理"就是管辖和处理;②从广义上讲,"管理"是人类一种重要的、有意义、有目的的文化活动;③从功效角度而言,"管理"是通过一系列有效活动,提高系统功效的过程;④从职能上说,"管理"就是计划、组织、指挥、领导、协调、控制及创新;⑤从资源利用来讲,"管理"是有效分配和利用组织中的人力、物力、财力、时间、信息、空间等资源,以达到组织目标的过程;⑥从决策立场上讲,"管理"就是决策。

综上所述,我们对管理的定义是:管理是管理者通过计划、组织、领导、控制、创新等职能使组织内所有资源得到合理利用,以实现预期目标的活动过程。

2. 管理的三层基本含义

(1)管理目标:任何管理活动都有自己鲜明的管理目的和目标,否则就是盲目的管理,就像在大海中航行而没有航标的船一样,随时会迷失前进的方向和动力,如企业的管理目标是生产合格的产品,追求最佳的经济效益;医院的管理目标是救死扶伤,提高人民的健康水平;学校的管理目标是教书育人,培养合格的人才;军队的管理目标是保家卫国,一切行动听党指挥。

(2)管理职能:有效的管理活动都有五个管理职能,即提出计划,然后进行组织设计,人员配备,再进行指挥、领导、协调,还要不断检查控制,最后达到创新和提高。

(3)资源分配:任何管理活动都要使组织资源得到合理利用和配置。有效地协调人力、物力、财力、时间、信息、空间等资源,使人尽其才,物尽其用,以发挥资源的最大利用率,减少内耗和浪费。

当前高职院校"三三"型人才培养目标

第一个"三"是"三懂",即懂专业、懂管理、懂法律的适用型人才;第二个"三"是"三会",即会英语、会电脑、会公关的实用型人才;第三个"三"是"三能",即能说、能写、能干的实干型人才。

（二）管理者和被管理者

1. 管理者（managers）

（1）概念

管理者是管理活动的主体，是组织中指挥、监督、协调别人活动的组织成员，是在管理活动中起主导作用，拥有组织制度的权力，执行一定管理职能的人。

（2）角色

管理者位于被管理者之上的组织层次中，如医院主管护理的副院长、护理部主任、科护士长、病区护士长、护理组长等，他们主要负责指挥护士的活动。基层的管理者也参与一定的护理操作。管理者承担的主要角色包括①人际关系方面：领导者、联络者、头面人物。②决策方面：决策制订者、资源分配者、协调者。③信息传递方面：信息传递者、监听者、代言人。

（3）分类

①高层管理者（top-line managers）：处于管理层次的最高层，对整个组织或组织活动的某一方面负有全面管理责任，对制订组织的总目标、总战略，各种资源统筹安排，评价组织绩效等拥有充分的权力和责任的管理者，如医院主管护理的副院长、护理部主任等。

②中层管理者（middle-line managers）：贯彻执行高层管理人员所制订的重要决策和计划，将具体任务分给所管辖的基层管理者，并监督、检查、协调基层管理者完成各项任务，起承上启下的作用。中层管理者可以是一个或几个层次，如内、外、妇、儿、门诊等科级护士长。

③基层管理者（first-line managers）：是处于组织中最低层次的管理者。主要职责是能动地进行管理工作，给作业人员分派具体任务，直接指挥、监督现场的作业活动，保证作业活动有效地完成。基层管理者工作的成效是整个组织目标能否成功的基础，如病区的护士长、护士。

2. 被管理者

又称操作者（operatives）：直接从事某项具体工作或任务，不具有监督、指挥职责的组织成员，如病区护士、护理员、卫生员。

3. 管理者与被管理者的关系

①二者同时存在，缺一不可。②二者职责相互交叉，有时既是管理者又是操作者。

4. 管理层次

由高到低，一般分为决策层、管理层、执行层、操作层等四个层次。

岗位召唤

21世纪初的近十年中，随着我国人口的老龄化、医学科学技术的迅速发展，人们对健康服务的需求扩大，期望值增加。这不仅为拓宽护理服务带来了机遇，同时也为护理管理带来了挑战，若仅凭经验去应对，已远远不能满足服务对象和时代发展的要求。从医院现代化和为患者提供优质服务而言，各种新特药物的应用、器官移植、人工关节置换以及微创外科的发展，使救治疑难和新型病例成为可能。家庭卫生保健服务、老人日间保健中心、护理独立执业门诊,临终护理院等的建立,使得临床护理管理工作的难度和范畴在不断增加和扩大。21世纪的护理管理工作,不再仅仅局限于负责病房或护理部的行政管理,而且要参与医院的服务质量监督、资金预算、购置仪器活动,甚至要走出医院或者直接从事管理工作。

(三)管理学(science of management)

管理学是一门系统地研究管理过程的普遍规律、基本原理和一般方法的科学。是自然科学和社会科学相互交叉产生的一门综合性应用学科。

随着社会生产力的不断发展,管理活动内容日益丰富,在任何组织中,管理活动都存在一定的规律性。管理的一般原理、理论、方法和技术,构成了一般管理学,适用于各行各业、各种不同的组织。学习一般管理学是研究护理管理学的基础。

管理学包含了经济学、数学、心理学、工程技术学、行为科学等学科的成果,又利用了运筹学、系统论、信息论、控制论、电子计算机等最新成果。所以具有实践性、综合性和社会性等软科学的特点。

(四)护理管理学(nursing administration)

护理管理学是将管理学的理论和方法应用于护理管理实践,并逐步发展起来的一门应用型学科,是构成护理教育和指导护理实践的重要学科之一,是管理学的一个重要分支,也是现代护理学的分支学科之一。

二、管理的基本要素

管理活动是由若干个要素组成的,这些要素也称为管理对象。随着人们对管理认识的变化,对于管理要素的认识也在不断拓宽。最初,在科学管理阶段,美国著名管理学家泰勒等提出管理对象"三要素"观点,包括人、财、物。后来,随着管理实践和理论的发展,管理学家提出了管理六要素的观点,即人、财、物、时间、信息、空间等。目前,也有把技术和公共关系视为管理对象的,其中以下五个要素被视为重点。

(一)人

人是指被管理的劳动者及下属管理人员。人是管理活动中首要的、最重要的因素。管理过程中的每个环节都需要人去掌握和推动,人是最主要的资源,是管理的核心。传统的管理人的内容包括人员的选择、聘任、培养、考核、晋升等一系列活动,现在延伸到人力资源的开发和利用。人的管理包括①识才:识人所长和知人所短,特别是对有争议的人,"识人"更重要;②用人:扬其长避其短;③容人:对超越自己的人能容忍;④育人:会发现人的潜力,培养人;⑤争人:用好现有人才,引进急用人才,培养未来人才。

高效能的管理应该是人尽其才,才尽其用,用人所长,避其所短。

(二)财

财包括经济和财务,是一个组织在一定时期内所掌握和支配的物质资料价值的表现。财的管理应按经济规律进行,有效管理资金的使用,保证管理计划的完成。预算管理、收入管理、支出管理、成本管理、财产管理和物资管理等均属于财的管理。财的管理应遵循:①开源:变"巧妇难为无米之炊"为"借米下锅";②节流:反对铺张浪费,杜绝"跑、冒、滴、漏"。

高效能的管理应该是开源节流,用最少的投资,获得最大的产出。

（三）物

物是指设备、材料、仪器、能源及物资等一切有形资产。对物的管理要遵循盘活资产、保证供应、合理配置、检查维修、资源共享、监督使用的原则。以便有计划地分配物力,组织物力流通,合理开发物力资源。

高效能的管理应该是物尽其用,发挥物的功效,提高物的利用率,防止对物的浪费、积压和任意损害。

（四）时间

时间是物质存在的一种客观形式,是由过去、现在、将来,构成的、连续不断的时间坐标。表现为速度、速率、效率。时间是最珍贵、最稀有的管理资源,没有弹性,没有替代品,不可能失而复得。

高效能的管理应该是:有时间概念,不浪费自己和别人的时间;抓住机遇,与时俱进;充分利用时间,用最短的时间做最多的事情,提高时间的利用率。

（五）信息

信息是指具有新知识、新内容的消息。信息是现代管理不可缺少的要素,是管理活动的媒介,具有搜集和保密二重性。在组织中,不断搜集新信息能增加组织的活力,而组织研究成果未公开前,要加强保密性。对信息的管理应遵循以下原则:广泛地搜集信息;精确地加工、提取信息;快速准确地传递信息;利用和开发信息。

高效能的管理应该具备搜集、识别、处理、分析信息的能力,做到及时、迅速、准确、可靠。

以上所述管理五要素中,"人"是能动资源,"财""物"是非能动资源,属于有形资源,"时间""信息"是特殊资源,属于无形资源(见图1－1)。

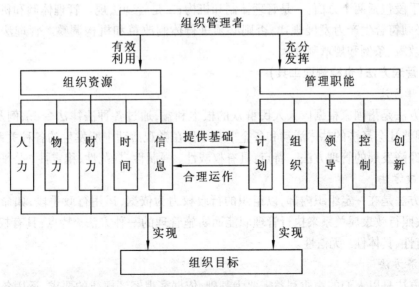

图1－1　管理过程示意图

链接

三"H"式护理服务

随着医疗卫生事业的发展,服务品质的提升已成为医院竞争的焦点,也直接关系到医院的生存和发展。三"H"式护理服务,使病人在生理、心理、社会三个方面得到全面的护理。

1. Hotel 式护理服务——舒适的服务。使病人在各方面感觉舒适,如视觉上:环境舒适,干净整齐;听觉上:安怡宁静,音乐优雅;感觉上:设施齐备,温度适宜。

2. Hospital 式护理服务——个性化服务。了解病人最关心的事、最喜欢的事、最担心的事;因人而异制订个性化护理标准,体现关爱和尊重;提供优质、高效的护理服务。

3. Home 式护理服务——温馨的服务。新病人入院后,一次亲切的问候,使病人有被尊重的安全感;病人住院期间,一次纪念日活动,使病人有居家的幸福感;病人出院后,一次回访电话,使病人有被关怀的温馨感。

三、管理手段和方法

管理手段和方法是管理者为了贯彻管理思想、执行管理职能、实现管理目标所采取的一切措施和工具;是管理理论在管理活动中的具体表现形式;是管理原理指导管理活动的桥梁和纽带。

(一)管理手段

管理手段包括两个方面:一是管理体制和机构;二是管理法规。管理体制和机构属于上层建筑,必须符合生产力发展规律,否则必须进行体制改革和机构调整。管理法规包括法律、法令、政策、条例和规章制度。

(二)管理方法(也称管理工具)

1. 法律方法

法律方法是指国家根据广大人民群众的根本利益,通过各种法律法令、条例及司法、仲裁工作,调整社会经济的总体活动和各企事业单位在微观活动中所发生的各种关系,保证和促进社会经济发展的管理方法。特点:具有权威性、强制性、规范性、稳定性、公平性。

2. 行政方法

行政方法是在一定组织内部,以组织的行政权力为依据,运用行政手段,如命令、指示、规定等,按照行政隶属关系来执行管理职能而实施管理的一种方法。特点:具有权力性、强制性、垂直性、具体性、无偿性。

3. 经济方法

经济方法是以人们的物质利益需要为基础,依据客观经济规律的要求,运用各种物质利益手段执行管理职能,实现管理目标的方法。经济方法的实质是贯彻按劳分配原则,从物质方面调节各种经济关系,调动各方面的积极性,使人们从物质利益上主动关心组织的成效。特点:具有利益性、交换性、关联性、灵活性。

4. 思想教育方法

思想教育方法是按照人的思想、行为活动的规律进行教育,运用沟通、宣传、说服、鼓励等方式来预防问题、发现问题、解决问题,以调动人们的积极性,实现既定目标的管理方法。思想教育方法要求发挥党、团组织作用,旨在对组织内部人员施加影响并改变其行为活动。特点:以转变人的思想和价值观为特征,提高人的素质为目的,教育形式具有互动性、多样性的特点。

5. 社会心理学方法

社会心理学方法是指运用社会学、心理学知识,按照群体和个人的社会心理活动特点及其规律进行管理的方法。该方法是将社会学和心理学的研究成果及方法运用到管理活动中去,以提高管理效率和人的积极性。例如激励理论、需要理论、行为动机理论、人际关系理论、领导行为、团体行为等,这些方法对人事管理、组织管理、业务技术管理和服务管理的科学化,都有一定的促进作用。特点:具有科学性、群体性、潜移默化性。

6. 数量分析方法

数量分析方法是以系统论、信息论、控制论为科学依据,进行系列的数量分析、决策的方法,主要用于组织的物力和财力管理。特点:具有模型化、客观性。

此外,还有数学管理法、目标管理法、重点管理法、风险管理法、无缺点管理法、网络技术管理法等管理方法。作为一个管理者,应正确地、综合运用上述管理方法,来调节人们的活动,实现组织目标,使管理活动正常进行。

四、管理学的研究对象和内容

(一)管理学研究对象

管理学的研究对象可以从广义和狭义两个方面理解。

1. 广义的管理学研究对象

根据马克思的管理二重性,可以把管理学的研究对象从理论上概括为生产力、生产关系、上层建筑三方面。

(1)生产力:主要研究生产力诸要素之间的关系,即劳动力与生产资料的相互结合及组织问题。例如护理管理要研究在护理活动中,如何合理地组织具有一定理论与操作技术的护理人员和现有的仪器、设备、物资等劳动资料,使之有效地结合,更好地服务于护理对象,以求得最佳的护理效果。人是生产力中最活跃的因素。现在有人将管理者的才能称为"第五生产力"。(排序是科学技术、劳动力、劳动对象、劳动手段、管理者的才能。)

(2)生产关系:主要研究如何正确处理组织中人与人之间的相互关系,建立和完善组织结构及各种管理体制,妥善处理各种关系,创造和谐的组织氛围,最大限度地调动各方面的积极性和创造性。例如护理管理者要研究如何正确处理上下级关系、医患关系、医护关系、护护关系以及护理群体与其他相关人员的关系,建立健全护理管理体制和组织机构,以利于护理质量的提高和发展。

(3)上层建筑:主要研究如何使组织内部环境与组织外部环境相适应,使组织的各项规章制度、劳动纪律与社会的政治、经济、道德、法律、文化等上层建筑保持一致,从而维护正常的生产关系,促进生产力的发展。例如护理管理要研究如何使护理组织内、外环境相适应;

护理的各种规章制度、行为规范、价值观念等与社会道德、法律、经济发展等大环境保持一致,从而维护和促进护理工作更好更快地发展,护理质量再上台阶。

2. 狭义的管理学研究对象

(1)管理原理:管理原理就是研究适用于一切社会和个别社会形态的各种基本的管理规律,揭示管理的要素、核心、原则与目的。管理学首先研究的是管理的基本规律、基本原理。

(2)管理职能:管理的基本职能既体现了管理的基本任务,也反映了管理的基本手段和管理的全过程,并且是管理原理、原则发挥作用的载体。

(3)管理方法、技术和手段:对必要的管理方法、技术和手段的研究,构成了管理学的重要组成部分。因此,管理职能的执行,不能不依靠具体的管理方法、技术和手段。

(4)管理者:管理者是管理活动的主体,是能否有效实施管理活动的关键。现代管理学尤为重视对管理者素质、技能的研究。

(5)管理历史:为了让人们更清楚地认识和理解今天的管理理论与实践,更好地继承和发展现代管理理论与方法,研究管理思想与管理实践的历史发展进程就显得尤为重要。

(二)管理学的研究内容和范围

管理学研究的内容比较广泛。有各种不同的分类方法,如从管理对象来分,有人、才、物、时间和信息五要素;从管理职能来分,有计划、组织、领导、控制和创新等职能;从管理的研究对象来分,有合理组织生产力、维持和完善生产关系、组织内部环境与外部环境相适应等(见图1—2)。

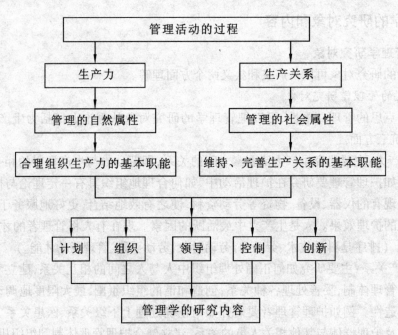

图1—2 管理学的研究内容和范围示意图

五、管理的基本特征和基本职能

(一)管理的基本特征

特征一般是指一事物区别于他事物的特有的显著征象、标志。根据对管理概念的理解和管理活动的实际情况,管理具有以下六方面的特征。

1. 管理的二重性

管理的二重性即自然属性和社会属性,是马克思在《资本论》中最先提出来的。

(1)自然属性

自然属性是管理与生产力及社会化大生产相联系,所具备的有效指挥共同劳动、组织社会生产力的特性,反映了管理的必然性,是一系列科学方法与技术的总结。管理是生产过程固有的属性。管理的自然属性不受社会制度的限制,无论何种生产方式、社会制度,只要是多人组成的共同劳动,有集体分工与协作,就需要管理。所以自然属性具有普遍性、通用性,如"洋为中用""古为今用""博采众长""提高效率",借鉴国外先进的管理思想"为我所用"等都是管理自然属性的具体体现。

(2)社会属性

社会属性是管理与生产关系相联系,反映管理所具有的目的性和监督劳动、维护生产关系的特征。也就是说,反映生产资料占有者组织劳动的目的。任何管理活动都是为一定阶级服务的,是与社会制度相联系的,不同的社会形态中,管理的性质、目的不同。所以社会属性具有灵活性、随机性,如"我们要把马列主义的普遍原理同中国实际相结合,建立具有中国特色的社会主义管理体系"是管理社会属性的具体应用。

(3)正确认识二重性的意义

①管理具有自然属性,为学习、借鉴发达国家先进的管理经验和方法提供了理论依据,从而大胆引进和吸收它们成功的经验,以提高我们的管理水平。

② 管理又具有与生产关系相联系的社会属性,这就要求在吸收和引进国外管理理论和经验的同时,要考虑到我国国情,因地制宜地学习和应用。

2. 管理的普遍性

管理活动是协作活动,涉及人类社会生活的各个方面,与人们的社会活动、家庭活动以及各种组织活动息息相关。从人类为了生存而进行集体活动的分工和协作开始,管理就随之产生了。凡是有人群的地方就有管理,管理具有普遍性的特征。管理活动的普遍性主要表现在以下三方面。

（1）管理过程的普遍性

任何管理活动都有目的性、过程性和职能性。这些共同性普遍地适用于各种类型的管理和各级管理人员所从事的管理活动。大到一个国家,小到一个家庭都存在管理。

（2）管理理论的普遍性

由于存在管理过程的普遍性,才产生了管理理论的普遍性。这是因为从一致的、共同的管理过程总结出来的理论,必然对个别管理过程具有指导意义。管理理论的普遍性使管理教育成为可能。人们通过学习管理理论知识,可以更有效地去搞好管理工作。

（3）管理人才的互换性

管理过程和管理理论的普遍性,又导致了管理人才的互换性。这是因为管理过程和管理理论的通用性,使不同行业的管理人员高度互换成为可能。最典型的例子是部队军官转业到地方,改行成为地方各类部门、单位的领导人,他们在熟悉了行业的专业知识之后,很快能胜任管理工作。一般来讲管理层次越高,互换性越高,层次越低,互换性越低。因为管理层次高所需的专业知识较少,管理层次低需要的专业知识较多。

3. 管理的随机制宜性

所有的管理过程,无不是在一个特定的环境中进行的。在这个过程中,应用管理理论和管理方法都要根据具体情况而定。有效的管理总是因地制宜、随机应变、灵活机动、具体问题具体分析,反对本本主义、教条主义、机械模仿、生搬硬套。

4. 管理的目的性

管理是人类一项有意识、有目的的协作活动,是为实现组织既定目标而进行的。管理的目的性通常表现为社会劳动和社会群体的共同目的。

5. 管理任务的共同性

组织内的管理人员虽然可以分为主管领导、行政领导以及基层管理者等不同等级,也因各自不同的工作处于不同的地位,负有不同的责任,拥有不同的权力范围,担任不同的管理职务,但他们每个人肩上所承担的任务和职能却是相同的。

6. 管理的科学性和艺术性

（1）管理是一门科学

科学性指的是客观性、规律性。科学是反映自然、社会、思维等客观规律的知识体系。管理是由一系列概念、原理、原则和方法构成的知识体系,管理活动的过程可以通过管理活动的结果来衡量,同时它具有行之有效的研究方法和研究步骤来分析问题、解决问题。因此管理活动具有科学性。

（2）管理是一门艺术

管理的艺术性强调的是管理的实践性,没有实践,也就无所谓艺术。在实践中发挥管理人员的创造性,并因地制宜地采取措施,为有效的管理创造条件。艺术性表现为,管理活动具有创造性、灵活性、不可预测性和随机应变性。有人说:"管理艺术是一切艺术中最高级的艺术。"

（3）科学性和艺术性的有机统一

管理活动是一门科学也是一门艺术。科学性是艺术性的基础,艺术性是科学性的发挥。

实践证明,高超的管理艺术来自于丰富的实践经验和渊博的科学知识,因而,管理是科学性和艺术性的统一。表现在管理者运用管理理论和艺术,在纷繁复杂、瞬息万变的环境中,准确预测、果断决策,适时协调与控制,从而取得惊人的业绩。有管理学者认为:管理者的能力 = 科学知识 + 管理艺术 + 经验积累(见图1 - 3)。

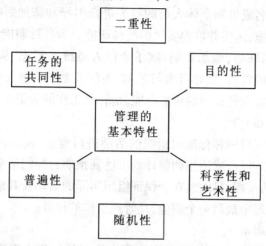

图1 - 3 管理的基本特征

(二)管理的基本职能

管理职能从字面意思理解就是"职责和功能",是"管理或管理人员所应发挥的作用或承担的任务",同时也是"管理活动内容的理论概括"。20世纪初期,法国管理学家亨利·法约尔提出所有的管理者都在履行五种管理职能,即计划、组织、指挥、协调和控制。到了20世纪50年代,美国的两位管理学家哈罗德·孔茨和西里尔·奥唐奈,采用计划、组织、人员配备、领导、控制五种职能作为管理教科书的框架。而在20世纪末,最普及的教科书则将五种职能精简为四种基本职能,即计划、组织、领导、控制。进入21世纪后,有人曾提出管理的基本职能又为五种,即计划、组织、领导、控制、创新。因此,管理职能也是一个不确定的演变中的概念,不同角度、不同阶段、不同学者对管理职能有不同的划分,众说纷纭。目前国内外护理管理者普遍将管理职能分为以下五项。

管理是一种实践,其本质不在于知,而在于行。

1. 计划职能(planning)

计划是对未来工作进行科学预测,明确任务,确定目标的活动过程,是为了实现组织既定目标,而对未来行动进行规划和安排的工作过程。计划的主要内容包括通过预测明确计划环境;通过决策确定组织目标和主要手段;制订计划方案等。计划职能是管理职能中首要的、基本的职能,是管理工作的基础。

2. 组织职能(organizing)

组织是为了实现计划所确定的工作任务和目标,进行部门划分、权利分配和工作协调的活动过程。具体工作内容包括设置必要的机构,确定机构的职责范围,合理选择和配备人员,调整人员分工,明确岗位职责,制定各职务间的相互关系和必要的协调工作,使全体人员通力协作,以实现共同目标。组织职能是管理的重要职能,是管理工作的前提。

3. 领导职能(leadership)

领导是对组织内各名成员和全体人员的行为进行引导和施加影响的活动过程,也是使各项管理职能有效地实施、运转并取得实效的统帅职能。为各种职能顺利进行提供保证,对全体人员辅以指导,沟通联络,施加影响,赋予全体人员统一意志,从而保证组织目标的实现。领导职能与管理者的素质、领导行为与艺术、人际关系与沟通技巧、激励与处理冲突等方面密切相关。领导职能也是管理的重要职能,是管理工作的关键。

4. 控制职能(controlling)

控制是管理者按既定目标和标准对组织的活动进行监督、检查,发现偏差,采取纠正措施,使工作能按原定计划进行,或适当调整计划以达到预期目标的活动过程。控制工作是一个连续不断、反复进行的过程,目的就在于保证组织实际的活动及其成果同预期的目标相一致。控制职能是多数管理中最后一个职能,是管理工作的保证。

5. 创新职能(innovation)

创新作为管理职能是 21 世纪许多学者在研究管理的过程中提出来的。由于科学技术迅速发展,社会经济活动空前活跃,市场需求瞬息万变,社会关系也日益复杂,每位管理者每天都会遇到新情况、新问题,如果因循守旧、墨守成规,就无法应对新形势的挑战,许多管理者获得成功的诀窍就在于创新。各项管理职能都有自己独有的表现形式,而创新职能本身并没有某种特有的形式,它总是在其他管理职能的活动中表现出自身的存在与价值。事事皆可创新,创新无处不在。创新在管理循环中处于轴心地位,贯穿在整个管理活动中,成为推动管理活动的原动力。虽然在本书章节中不单列创新职能,但创新职能也是管理重要的职能之一,是推动管理工作的动力。

时代呼唤

现代医院要保证可持续发展,要创造一流的业绩,管理中的创新是首要的条件。2001 年美国《财富》杂志第二期封面文章在分析总结全球最有竞争力企业的经验时,将其高度概括为:"第一是创新,第二是创新,第三还是创新。"医院是知识分子集中、科技含量较高的行业,要充分发挥知识分子的作用,提高医院的效益,就必须在管理上创新。

以上五种管理职能是统一的有机整体,是一个系统的网络,各项职能之间相互联系、相互交叉,形成一个闭合的回路。

第二节 现代管理的基本原理和原则

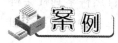 **案例**

护理事件中的管理原理和原则

2009 年 11 月某日凌晨 5 时许,某综合医院妇产科,没有上锁的病房门被悄然推开,一名穿着白大褂的年轻护士径直走到产妇张某的病床前,伸手一把抱起小孩。"这会儿抱娃干啥?"产妇问。护士告诉她要带孩子做检查,8 时就送回。上午8 时,护士还没有把孩子送回病房,家属先后询问科室医护人员,后证实刚出生 15小时的女婴,被一名冒充护士的女子偷走了。虽然犯罪嫌疑人已经抓获,女婴也平安无事。但女婴父母认为医院管理存在明显漏洞,侵犯了他们的合法权益,所以要求医院赔偿各种费用 11 万元,并将医院告上了法庭。区法院以"侵权纠纷"立案。

律师认为,在这一案件中,产妇身体虚弱,监护婴儿的实际能力有限,医院妇产科应该有明确的告知义务,设立出入登记制度,应有保卫科或保卫人员进行定时巡逻和门卫值班,对院内可疑人员进行盘问,防止侵害事件发生。而该院在案件发生时,并没有采取相应的安保措施,没有完全尽到安全保障的义务。虽然医疗机构是一个绝对开放的系统,但在具体实施管理活动时,应该形成相对封闭的管理环境,才能保证患者的安全。因此在这一案件中,医院应该承担部分民事责任。

管理原理是对管理工作的本质及其规律的科学分析和概括。与原理对应的有若干原则,管理的基本原则是根据对管理原理的认识和理解而引申出的管理活动中所必须遵循的行为规范。所以,原理和原则的本质内涵是一致的。学习和研究管理学,必须首先熟悉管理的基本原理和原则,只有认识了管理的基本规律,掌握了管理的基本原则,结合工作实际,做到举一反三、触类旁通,才能创造出适合自己的管理方法来。

纵观中西方管理学发展历史,对管理的基本原理和原则有不同的观点和分类。本教材认为,现代管理的基本原理包括系统原理、人本原理、动态原理、效益原理。与系统原理相对应的原则有整分合原则、封闭原则;与人本原理相对应的原则有能级原则、动力原则、参与管理原则;与动态原理相对应的原则有弹性原则、反馈原则;与效益原理相对应的原则有价值原则。下面将对管理的四大原理和八大原则分别进行表述。

一、系统原理及相应原则

(一)系统的概念及分类

1. 系统的概念

系统是由两个或两个以上相互联系、相互作用、相互依赖的要素组合的、具有特定功能的、并处于一定环境中的有机整体。从管理学的角度看,系统有两个含义:一是指系统是一个实体;二是指系统是一种方法和手段,即具有系统性和系统分析的方法及观点。二者既有区别又有联系。

2. 分类

系统是客观的,普遍存在的。宇宙间的万事万物、现象和过程,既自成系统又互为系统。从基本粒子到宇宙星系,从人的思维到整个社会,从无机界到有机界,从自然科学到社会科学,没有哪一件事物不从属于一定的系统。人类就是生活在系统之中,既靠各种自然系统和社会系统维持生存,又不断地造就出形形色色的新系统。

（1）**按属性分**

①自然系统:自然系统是指由自然界本来存在的物质形成的,能够保持一定的稳定状态的系统,如地球系统、海洋系统、生物系统等。

②人工系统:人工系统是指通过人类劳动创造出来的,为达到人类各种目的而建立的系统,如教育系统、卫生系统、护理系统等。

（2）**按与环境之间的关系分**

①封闭系统:封闭系统又称孤立系统,是指与外界没有联系或联系较少的系统。封闭系统是相对的,如体内的循环系统。

②开放系统:开放系统是指与周围环境保持密切关系的物质、能量、信息交换的系统。开放系统是绝对的,如人体的呼吸系统、消化系统、泌尿系统。

(二) 系统的特征

任何系统都具有以下六个共同的特征。

1. 整体性

整体性表现为系统是由两个或两个以上相互区别的要素,按照一定的方式和目的,有秩序的排列而成,虽然每一个要素都有自己独特的结构和功能,但这些要素集合起来构成系统后,它又具有各孤立要素所不具备的功能,或者系统的功效大于各要素的功效之和,如将建筑工地上孤立的钢筋、水泥、砖头、瓦块等组合起来就盖成了高楼大厦,又如"三个臭皮匠,赛过一个诸葛亮"。

2. 相关性

相关性指系统中各要素之间都是相互联系、相互作用、相互依存的,并不是彼此孤立的。往往一个要素的变化,会引起另一个要素的变化,并引起整个系统的变化,如人在剧烈运动时,呼吸、心跳、血液循环加快,同时消化、泌尿、神经器官的活动则减弱。

3. 层次性

层次性是指对某一系统来说,它既是由一些子系统组合而成,同时又要作为一个子系统去参与更大的系统组成,由此构成一个多层结构。其中各个层次的部门和人员具有特定的位置和职责,以保证管理活动的层次清楚、职责分明、高效运转,如卫生系统,纵向上有卫生部、卫生厅、卫生局、医院,医院下面还有科、室、办等;横向上有兄弟医院、院内机关科室、临床科室等。

4. 目的性

目的性指每一个系统都有其明确的目的追求。系统的存在就是为了达到一定的目的,如管理系统的目的就是创造价值和提供服务,实现一定的经济效益和社会效益。

5. 动态平衡性

动态平衡性是指尽管系统是不断运动、发展、变化的,但也不是瞬息万变、不可捉摸的,而是在一定时期往往处于相对的平衡状态。只有这样才能实施有效的管理活动,才能保持其动态平衡性。

6. 环境适应性

环境适应性是指任何一个系统都处在一个更大的系统中,它的存在和发展都受系统内、外环境和客观条件的制约。系统是在其自身与环境的相互作用和影响中持续发展的,如护理系统为适应社会需要,出现了新兴的"社区护理""老年护理""家庭护理""临终关怀护理"等,就是适应社会环境发展变化的一个很好的例子。

（三）系统管理的含义

任何一种组织都可视为一个完整的、开放的系统和某一大系统中的子系统,在认识和处理管理问题时,应遵循系统的观点和系统分析的方法,去处理管理中的实际问题。

理解系统原理,应注意以下三层意思:一是管理过程具有系统性,并形成有机整体;二是管理活动必须运用系统分析的方法和观点,协调各方面关系,以实现系统的整体优化;三是系统是在与内、外环境不断发生联系的过程中生存和发展的。

（四）系统分析方法

系统分析方法的核心是把组织部门及群体的关系、行为看成是人们在意见、力量、愿望和思想等方面广泛协作的系统,以此为基点论述组织内部平衡和对外界环境相适应的管理。

系统分析的步骤

1. 熟悉系统的要素。　2. 熟悉系统的目的。

3. 分析系统的结构。　4. 把握系统的功能。

5. 研究系统的联系。　6. 弄清系统的历史。

7. 研究系统的改进。　8. 研究系统的利益。

（五）系统原理在护理管理中的应用

1. 护理工作运行子系统

护理工作运行子系统即各护理单元,主要是通过开展每日护理活动,为护理质量提供保证。

2. 护理工作支持子系统

支持子系统即由供应室、护理信息系统等支持单位组成,是为临床护理工作提供各种有效的人、财、物的支持系统。

3. 护理工作扩展子系统

扩展子系统是指通过开展护理科研,引进和开展护理新业务、新技术,拓展护理新领域的系统。

(六)系统原理相对应的管理原则

1.整分合原则

整分合原则是在管理中把统一领导与分级管理有机地结合起来,在整体规划下明确分工,再在分工基础上进行有效的、综合的一种管理原则,如现代医院护理质量管理中的目标管理就是按这种原则进行的。整分合原则概括起来就是整体把握、科学分解、组织综合。

(1)整体把握:这是整分合原则的首要环节。它包括两方面的含义:一方面要对管理对象的全貌、地位、发展变化及运行规律有深入了解。另一方面在管理工作中,要坚持整体观点,处理好整体与局部的关系。

(2)科学分解:这是整分合原则的关键环节。所谓科学分解,就是把系统的目标、任务运用系统分析的方法进行分解,以便落实任务、明确职责、制定规范,因为只有目标分解正确,分工才能合理,规范才能科学,才便于落实任务和建立责任制。

(3)组织综合:这是整分合原则的主要环节。分工不是管理的终结,也不是万能的。分工不当会使各个环节产生矛盾和相互脱节。因此,必须进行组织管理,使系统各方面围绕共同目标,同步协调、平衡发展,才能创造出新水平的生产力。否则,各行其是不仅不能发挥整体效益,而且这样的分工必然导致失败。

2.封闭原则

封闭原则是指任何一个系统内的管理手段(机构、政策、法律等),都必须形成一个相对连续闭合的回路,才能实施有效的管理。否则,管理大敞口就无法体现管理的效益。不封闭的管理等于没有形成回路的输电线,直径再粗也输不出电。

一个管理系统可以简化为输入端、输出端和系统内的处理三个环节,管理信息在相对封闭的回路中不断流动,推动管理活动不断前进(见图1-4)。

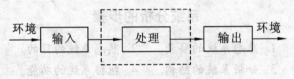

图1-4 相对封闭原则示意图

封闭原则注意事项:一是从后果评估出发;二是从后果中追寻踪迹;三是封闭是相对的。

二、人本原理及相应原则

(一)人本原理

1.人本原理的含义

人本原理是指一切管理活动均应以调动人的积极性、做好人的工作为根本。人本原理要求每位管理者必须从思想上明确:人是最主要的管理对象和最重要的资源,一切管理活动要以人为核心,以调动人的主动性、积极性、创造性为出发点,在实现组织目标的同时,最大限度实现组织成员的自我价值。

2.人本原理的思想基础

(1)人是具有多种需要的、复杂的社会人。要坚持以人为本,满足人的多种需要。

(2)强调关心人、尊重人、爱护人的管理思想。充分信任员工,依靠员工来实现组织目标。

（3）分析和理解人的行为基础，做好员工的最佳匹配。

（4）满足人的发展需要。现代管理的核心是使人得到完美的发展 。

人本管理战略的主要任务

概括为：选人、育人、用人、评人、留人，具体包括了，

1. 对组织成员的识别；　　　　2. 人员培训和职业生涯规划；

3. 人员合理安排和有效使用；　4. 人员绩效考核和人事评估；

5. 优秀人才的保留和专门人才储备。

（二）人本原理相对应的管理原则

1. 能级原则

（1）能级原则的含义

能级原则是指管理者在组织系统中建立一定的管理层次，设置各管理层次的职责和要求，然后按照组织成员的自身特点、能力和素质情况安排岗位。能是做工的量，级是层次。

能级原则的核心是人员的优势和特点与岗位要求有机结合与匹配，做到人尽其才，能级对应。

（2）能级原则的基本内容

① 有稳定的组织形态：稳定的管理机构应是正三角形或金字塔形状。倒三角形、梯形或菱形之类的结构是不合理、不稳定的。当然，一条直线是最稳定的管理结构，但它是绝对的平均主义，既没有管理能级，也没有形成管理"势"，如护理人员按技术职务分为正、副主任护师、主管护师、护师和护士等不同的"三级五等"能级系列，其中护士最多，主任护师最少。

② 不同能级有相应的权力、物质利益和精神荣誉：有效的管理不是拉平或消灭能级差别，而是要建立合理的能级，让每个人或系统中的每个要素，都能处于对应的位置上，并做到在其位、谋其政、行其权、尽其责、取其酬、获其荣、惩其误。

③ 各类能级必须动态对应：现代管理要求，具有相应才能的人须处在相应的能级岗位上，使人尽其才、各尽所能，这样管理活动才能持续高效能运转。所以，管理职权和责任应按照明确而连续不断的系统，从最高管理贯穿到组织最底层，做到权责分明、分级管理。

2. 动力原则

动力原则又称行为激励原则。即推动管理活动向特定方向运动的力量。也就是管理者认知和掌握组织成员行为动机，运用管理动力机制，激发成员行为向组织整体目标奋进的过程。在管理活动中，最基本的动力包括物质动力、精神动力、信息动力。

（1）物质动力：主要是物质利益（如工资待遇、奖金）和经济效益，是组织行为的首要动力。

（2）精神动力：主要指理想、抱负、事业心、精神奖励、晋升、职称、学位等，是实现人高层次需要的源泉，可激发人持久的耐力。

（3）信息动力：是指通过信息系统而产生的动力，从管理角度看，信息作为一种动力，有超越物质动力和精神动力的相对独立性。

动力原则要求管理者对管理对象中的各类人员的多种行为进行科学分析和有效管理,以充分调动其工作积极性和创造性。

3. 参与管理原则

参与管理原则是指管理者要为员工创造、提供机会,鼓励员工参加管理和决策,促使员工关心组织,增强责任感和主人翁意识,发挥员工的主观能动性。

（三）人本原理在护理管理中的应用

坚持以人为本,是做好护理工作的前提和基础。具体包括了以下四点。

（1）帮助护理人员树立正确的护理管理思想。通过组织文化的综合功能,提高护理人员对组织、专业的认识和态度,形成以人为本的价值观念。

（2）集思广益,灵活运用民主集中制原则。在遵循人本原理的基础上,充分发挥护理人员在护理工作中的主观能动性,提高部门工作效率。

（3）让护理人员在良好护理文化氛围中感受人文关怀理念。加强护理文化建设,注重以人为核心,调动护士的积极性、主动性和创造性。

（4）分析不同护理人员的行为基础和工作动机,了解下属的个人和职业发展需求,掌握三种不同的行为动力（物质、精神、信息）对护理人员产生的不同作用,建立有效的护理人员激励机制。在日常管理工作中有针对性地采用不同类型的动力,有效调动人员的工作积极性,使护理人员的行为方向与组织目标保持一致,达到动力资源利用的最大化。

管理的核心

美国著名的钢铁大王卡耐基曾宣称："你可以把我所有的工厂、设备和市场全部夺走,但是只要保留我的机构和人才,几年以后,我仍然是钢铁大王。"这表明管理的核心是人才和机构。

20世纪50年代,当钱学森回国时,美国海军次长丹·金波尔歇斯底里地叫喊："我宁可把这家伙毙了,也不让他离开美国。因为无论他在哪里,他都能抵得上五个师。"由此可见,一个杰出人才的价值有多大。

当今时代,科技飞速发展,国家间综合国力的竞争,其制高点已由过去的军事化争夺转为高科技较量。人才,特别是高科技人才的抢夺已经到了白热化的程度。因此,综合国力竞争的胜负,最终取决于全民素质的高低和高科技人才的数量。所以,现代科学管理者必须坚定不移地坚持以人为核心的"人本原理"。

三、动态原理及相应原则

（一）动态原理的含义

动态原理是指管理是一个复杂的动态过程,它处在不断运动和发展之中,必须注意遵循动态特征,按动态规律做好管理工作。

管理和其他客观事物的发展过程一样,静止是相对的,运动是绝对的。具体体现在管理的主体、管理对象、管理手段和管理方法上的动态性。因此,动态原理要求管理者要不断更新观念,重视搜集信息,经常注意反馈,及时根据环境、条件的变化,调整管理策略和手段,反对僵化与教条,保持充分弹性,以适应客观事物的变化。

(二)动态原理相对应的管理原则

1. 弹性原则

(1)弹性原则的含义

弹性原则是指为了有效地实现动态调节,各项管理工作必须保持充分的弹性,注意留有余地,以及时适应系统内部条件和外部环境的各种变化。管理的弹性可分为局部弹性和整体弹性两种。

(2)弹性原则的意义

①管理所面临的各种问题是复杂的、多因素的,有明显的社会化特点。

②管理永远处在活生生的普遍联系之中,千变万化,纷繁复杂,稍有不慎就会前功尽弃。

③管理系统处在不断地发展变化中,有很大的不确定性。

④管理是行动的科学,它的活动必然产生某种结果。古人有"失之毫厘,差之千里"的说法,这给我们的启示是,行动之前要科学规则、谨慎行事,管理中出现变故要慎重对待,不可大意。

2. 反馈原则

(1)反馈

反馈就是控制系统把信息输送出去,又把其作用结果返送回来,并对信息的再输出发生影响,起到控制作用,以达到预定的目的(见图1-5)。反馈分为正反馈和副反馈。反馈是控制论中的一个重要概念。

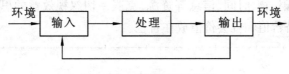

图1-5 反馈原则示意图

(2)反馈原则的含义

现代管理要有效地控制不断变化的管理活动,使其有序发展,就必须建立健全、灵敏、准确、高效的信息反馈机制,对管理过程出现的新情况、新问题及时做出信息反馈,采取相应的变革措施,把矛盾和问题解决在萌芽状态。

(3)反馈原则的基本要求

①要有灵敏的感受系统,及时作出反应。

②要有准确的分析系统,及时过滤和加工,去粗取精、去伪存真。

③要有强有力的决策系统,及时适应管理的动态发展。

④要有决策、执行、反馈,再决策、再执行、再反馈,如此循环无穷,螺旋上升的过程。才能使管理工作不断进步和完善。

(三)动态原理在护理管理中的应用

(1)护理管理工作具有复杂性、不确定性、突发性、风险性的特性。因而护理管理工作要采取预见性管理,避免被动。

(2)护理管理应具备动态管理观念:用动态原理指导实践,增强护理组织部门的适应能力。在制订计划、作决策、配置人力、改革等方面,要应用弹性和反馈原则,保持护理组织的稳定和发展活力。

3. 护理管理者必须能够把握事物的变化:搜集信息,及时反馈,对管理目标及管理方式进行调整,因地制宜,充分保持弹性,有效地进行动态管理,以适应社会环境变化对护理的要求。

四、效益原理及相应原则

(一)效益原理的含义

效益原理是指管理者在任何管理工作中,要注意讲求实际效益,在实现组织目标的同时,争取资源成本(资金、人员、仪器设备等)的最小化。或者是以最小的消耗和代价,获取最佳的经济效益和社会效益。

用数学公式表示为:效益 = 正确的目标 × 效率

(二)效益原理之价值原则

1. 价值

价值是衡量事物有益程度的尺度,是功能和费用的综合反映。应以最少的耗费达到最高的效用,以满足服务对象的需要。

2. 价值原则

价值原则又称"大、高、低"原则。"大"指大价值,"高"指高效益,"低"指低成本。

(1)数学表达式:价值 = 功效/成本

(2)价值原则的含义:是指管理的各个环节、各项工作,都要围绕提高效益这个中心,科学地、有效地使用人、财、物、时间、信息等资源,克服一切忽视效益的思想,牢固树立效益观念,把追求最大的经济价值和社会价值放在首位。

链接......

管理的根本目的在于创造出更好的效益。

(三)效益原理在护理管理中的应用

(1)设立正确的护理管理目标,加强护理活动的科学管理。

(2)建立成本—效益的概念,有效利用各种资源,避免浪费。

(3)从管理者、管理对象、环境三个主要方面分析影响护理组织效益的因素,采取相应措施提高组织效率。

(4)医院是救死扶伤、治病救人的场所,这体现了医院的社会价值。同时医院的运行必须适应市场经济体制的变化,讲究经济效益,这又体现了医院的经济价值。在护理管理中,要以提高社会效益为最高准则,兼顾经济效益。不能过分追求经济效益,忽视社会效益。

第三节 护理管理概述

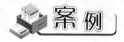

案例

就我国"文革"时期护理事业发展停滞进行的反思

由于十年"文化大革命"的影响,上世纪六十年代我国护理事业及护理教育几乎停滞。当时,全国所有中等护士学校几乎被迫停办、解散或迁往边远地区。而医院业已形成的医护分家体制也被取消。提倡"医改护""护学医",使得当时护理队伍出现了严重的"三多三低"现象(即未经培训的多、业务荒疏的多、行政干部不懂科学管理的多;医护技术水平低、管理水平低、工作效率低)。中华护理学会的工作全部停止,全国各地护理分会及办事机构或是停止工作或是被取消。由于各地护士学校停止招生,医院的护理部被迫取消,护理质量严重滑坡,全国护士队伍中培训不足或未经培训者约占32%,中国护理事业进入无序状态及历史低谷,严重影响了中国护理事业的发展。

回首这段历史,我们不难发现医院管理质量、医疗护理水平的滑坡与护理管理有着密切的联系。

护理学是医学中一个重要的分支学科。护理学除了对护理理论、护理实践等进行研究外,护理管理同样是其研究的重要对象。因为作为卫生事业管理中的分支学科,护理管理水平直接影响着医院的护理质量和护理工作效率,同时护理管理水平又是医院管理工作水平的重要体现。在临床护理工作中,只有良好的护理技术与科学的护理管理相结合,才能真正提高医院的护理水平与医疗水平。

一、护理管理发展简史

护理管理(nursing management)的发展与护理事业的发展是同步的。由于护理学形成初期既不系统又不规范,所以护理管理就谈不上科学。真正科学的护理管理是从护理学创始人弗罗伦斯·南丁格尔(Florence Nightingale)时期才开始的,南丁格尔在医院管理的系统化方式的形成、护理行政制度的创立及护士技术操作的训练等方面的贡献,都为护理管理的形成奠定了基础。

科学的护理管理在第二次世界大战后才有了长足的发展。因为这一时期,各国护理管理者对南丁格尔的护理管理模式相继展开学习和研究,同时又将当时最先进和最科学的管理思想及方法不断地融入护理管理中来,使护理管理工作逐步走上了科学管理的轨道。

中国的护理管理工作虽然于1835年由美国传教士传入,但并未对护理管理工作进行科学、系统的研究。直到1949年5月在郑州召开第四野战军护士代表大会时,才明确提出"护士工作要专业化,要建立护士工作系统"的观点,这对建国后我国护理管理工作的进一步发展提供了良好的契机。但十年"文革"期间,使护理管理发展停滞,"文革"结束后至上世纪

80 年代,护理工作再次进入了发展的高峰期,护理管理工作也得到了新的重视。当前我国广大的护理管理工作者、教育者正以饱满的激情努力学习和引进国外先进护理管理思想理论,并开创符合我国实际的护理管理思想及其理论体系。

二、护理管理的概念及过程

(一)护理管理的概念

世界卫生组织(WHO)和护理管理专家委员会对护理管理的定义是:"护理管理是为提高人类的健康水平,系统地发挥护士的潜在能力及有关人员或设备、环境及社会活动作用的过程。"

美国护理管理学家斯万斯波戈(Swansburg)认为:"护理管理是有效地利用人力和物力资源,以促进护理人员为患者提供高质量护理服务的过程。"

综上所述,目前一般将护理管理定义为:护理管理者用管理学的原理、方法,通过计划、组织、人员管理、领导和控制的管理过程,协调人及其他资源,提高护理质量的工作过程。

(二)护理管理过程

美国著名的护理管理专家吉利斯(Gilies)认为:"护理管理过程应包括资料的收集、规划、组织、人事管理、领导和控制的职能,而一个卓越的护理管理者若能具备规划、组织、领导、控制的能力,对人力、财力、物力、时间能做到最经济有效地运用,必能达到最高效率与收到最大效果。"

护理管理的过程(见图1-6)是一个循环的过程。这个过程包括输入(资料收集)、管理过程、输出三个部分。而输出的结果则会再次反馈给输入和管理过程,从而进入下一个管理过程。

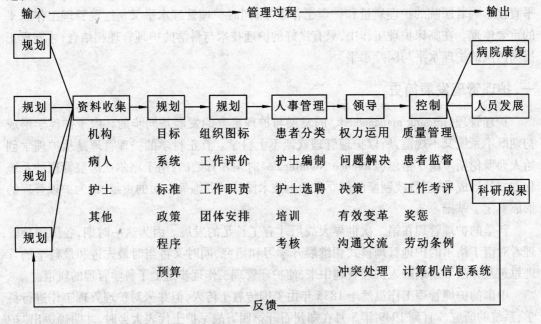

图1-6 护理管理的过程

三、护理管理的任务

护理管理的目的在于合理有效地利用护理系统中的各项资源要素,通过计划、组织、控制等管理职能,以提高护理管理质量,其任务主要表现在两方面。

(一)护理管理要更好地满足人们的健康要求

护理管理工作的首要任务是运用护理管理原理和方法提高护理工作的效率和效果,以促进护理工作质量的不断提升,并为人们提供更优质的服务。

(二)不断探索研究,以形成并建立中国特色的护理管理体系

我国的护理管理工作虽然经过 20 多年的长足发展,但距离发达国家尚有一定的差距。所以,当前的护理管理工作者的另一项任务是,在总结我国业已形成的护理管理经验的基础上,大力引进和研究国外现今管理理论,以建立具有中国特色的护理管理理论。

四、护理管理学的研究范围

护理管理学是具备普遍性的,这也决定了护理管理学研究内容的广泛性。首先,护理管理学管理的对象包括人、财、物、时间、信息、空间六种要素;其次就管理的职能而言,又包括计划、组织、领导、控制、创新五项职能。当然,根据管理的两重性,护理管理的研究还会涉及合理的组织生产力,维护完善生产关系两个重要方面。随着护理管理内涵的不断发展,护理管理学的研究范围已经涉及护理管理的教学等诸多方面,往后护理管理学的研究范围还会进一步扩大(见图 1-7)。

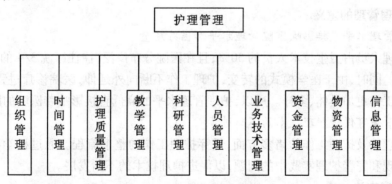

图 1-7 护理管理范围

五、护理管理的特点

护理管理的特点是由护理工作的特性所决定的,一般认为其具有以下特点。

(一)广泛性

护理管理的广泛性主要体现在:①护理管理的范围广泛,要涉及医院系统的方方面面,这就要求护理管理工作者对医院管理及以外的诸多学科都要有所涉猎;②护理管理工作的参与人员众多,在整个护理管理工作过程中从护理副院长、护理部主任一直到各具体护理工作者都会根据其职责范围参与到护理管理过程中,并承担相应的管理任务,这也是要求所有护士学习护理管理的原因之所在。

(二)综合性

管理学是一门综合性应用学科,涉及自然科学、社会科学、心理学等多种学科。而护理管理学作为一门将管理学原理、方法应用到临床护理中所派生的一门新学科,其同样具备管理学综合性的特点。另外,护理学在应用管理学原理与方法时又必须考虑到护理工作的特殊性和其学科特点,故护理学管理具有综合性的特点。

(三)独特性

护理管理的独特性主要表现包括了①护理管理是一门独立的学科,随着医学模式的转变,护理管理的重要作用日益凸显,而其自身理论体系、方法亦日趋完善;②由于护理工作的主要服务对象是患者,所以要求护理工作者要具备良好的个人素质修养,而护理管理则必须考虑到如何培养和保持护理人员的素质修养;③护理工作连续性强,责任重大,班次不规律,技术操作多,且护理人员又以女性居多,这些都决定了护理管理的独特性;④护理工作所面对服务对象是形形色色的社会人,同时护理工作自身的协作性极强,这些都决定了护理工作人员的人际沟通面广泛而复杂,对护理管理的要求也就更具独特性;⑤护理工作要求护理人员要时刻以强烈的责任感、严谨的工作作风,认真地完成每一项护理程序,要能准确地、合理地解决护理问题。因此,护理工作自身的科学性和服务性极强,而护理管理必须注重这些独特的方面。

六、护理管理的意义和研究方法

(一)护理管理的意义

1. 护理管理水平直接影响医院管理水平和医疗质量

由于护理人员占卫生技术人员的50%,且在医院分布广泛,往往医院3/4的部门都有护理人员参与。同时,由于医学模式的转变,护理工作不断向外延伸,医院诊疗过程中,护理人员所承担的工作更加具体、多样。所以,护理管理水平的高低直接影响着医院的医疗质量。

2. 护理管理可促进护理技术的不断进步

护理管理涉及护理工作的诸多方面,贯穿护理工作的整个流程。通过科学有效的护理管理可以发现和完善护理实践中的问题,以促进护理技术的不断发展。

(二)研究方法

1. 通过护理管理实践研究护理管理

管理学产生于管理实践,经过科学总结和理论概括后又要应用于管理实践。而在实际护理管理过程中,大量的护理管理者积累了丰富的管理经验。所以,我们应深入护理管理实践中,对已形成的管理经验进行研究、分析,使之能上升到科学、有效的管理理论上来,从而指导护理管理工作。

2. 吸收运用各学科知识研究护理管理

管理学具有综合性的特点,这也决定了管理者对哲学、政治学、心理学、运筹学、逻辑学、法学、数学、统计学等各交叉学科、边缘学科的广泛涉猎,并与相关学科对管理学进行协同研究,允许不同学术观点的存在,不断拓展管理学的研究领域,促进护理管理理论的进一步发展与完善。

3.通过管理的各项职能研究护理管理

即将管理工作根据其任务及完成任务所需要的基础知识划分成不同的管理职能(即计划职能、组织职能、领导职能、控制职能、创新职能等),并根据这些管理职能的特点与目的,研究各管理职能的执行方法、执行过程、优缺点、执行中的操作和如何排除障碍等,从而进行专门性的护理管理研究。

4.结合我国国情进行创造性护理管理研究

管理不仅具备科学性、技术性,同时又具有社会性。因此,在研究过程中既要学习和引进国外先进的护理管理经验、理论,同时又要结合社会主义国家的特点,对其进行分析、比较,根据社会特点进行创造性的研究,以形成和发展具有中国特色的护理管理理论与方法。

七、护理管理的发展趋势

由于医学模式的不断更新和管理科学的不断发展,护理管理理论及经验均有了很大的发展,其发展趋势呈以下特点。

(一)护理管理决策科学化

随着护理管理者对决策的技巧由单纯依赖经验,发展到自觉地学习和研究科学护理管理理论和决策技巧,使得护理管理者的护理管理决策更趋科学化。

(二)护理管理人员的专业化

由于护理技术的不断发展,护理分工更加合理、高效,从而形成了更具专业化的护理管理队伍,使用先进的管理理论经验进行护理管理,促进了护理管理质量的提升。

(三)护理管理思想的现代化

随着管理学的不断发展和我国护理管理思想的不断提升,在世界范围内,"人本管理"思想等先进管理思想与理念被不断地引入护理管理领域,并与社会主义的医疗护理工作相结合,这将使今后的护理管理思想更趋现代化。

(四)护理管理模式多样化

随着医学模式的转变,护理工作将向整体护理和社区护理进一步延伸,服务模式和内容因进一步的分工、分权,出现了多种形式,这就要求护理管理的模式也要随之进行多样化地改变。

第四节　管理思想的形成与发展

人类的管理思想是在人类社会形成后的长期社会实践中形成的,其主要表现在集体协作劳动中。其间人类不断对协作劳动中的管理活动所产生的经验、规律进行总结,逐步形成了一定的管理思想。直到18世纪至19世纪,人类的管理思想才上升到了理论阶段。以下我们就中、西方管理思想的形成与发展作一简要的描述。

一、中国管理思想的形成及发展简史

作为世界公认的四大文明古国之一,中国在夏商时期就已形成了有史可考的奴隶制国家组织,出现了等级森严的各级管理机构。而在公元前200多年出现的秦王朝更推动了中国古典管理思想的形成与完备,秦时修建的万里长城及都江堰工程等,堪称中国古代管理思想实践的典范,如长城筑城所用之砖在全国各地烧制而成,而每块砖的烧制,州县及工匠皆十分详细,足见其计划、组织、领导、控制等各环节都是领先于同时代的其他国家。

在长达五千年的历史长河中所形成的中国传统管理思想在当今更是引起了诸多学者和管理者的重视,并形成了具有中国传统思想特色的"中国式管理"。按照周三多等所著的《管理学——原理与方法》一书的划分,中国传统管理思想的要点主要体现在以下几点。

1. 顺"道"

顺道即管理要顺应事物发展的客观规律。《管子·山国轨》中说:"不通于轨数而欲为国,不可。"这里所谓的"轨"即"规"或"道",是指一切事物发展的客观规律,就是说管理必须要顺应客观规律。

2. 重人

重人主要体现在两个方面。

(1)"水能载舟,亦能覆舟"(《荀子·哀公》)说明了管理中人是第一位的,要重视人心的向背。

(2)"得贤人,国无不安,名无不荣;失贤人,国无不危,名无不辱。"(《吕氏春秋·求人》),这说明了人才在管理中的重要性。而在管理中"得人心"与"得贤人"又是相辅相成的,这也是"以人为本"的管理思想的雏形。

3. 人和

"礼之用,和为贵"(《论语·学而》)与"上下不和,虽安必危"(《管子·形势》)等充分说明了我国古代管理中"人和"的重要性。而在西方,管理学家直到上世纪30年代通过"霍桑实验",才真正认识到了"人和"在管理中的重要性。

4. 守信

儒家思想中提倡的五常"仁、义、礼、智、信",其中"信"在中国管理思想中占有很重要的地位。"言而不可复者,君不言也;行而不可再者,君不行也。凡言而不可复,行而不可再者,有国者之大禁也。"(《管子·形势》),充分说明了"守信"对于国家管理的重要性。而古人提倡的"诚工""诚贾"等,"商而不诚苟取一时,终致瓦解"更是"信"在其他领域管理中的重要作用。

5. 利器

"工欲善其事,必先利其器"(《论语·卫灵公》),利器是中国传统管理思想的重要组成部分,古人很早就意识到利器对管理的促进作用,认为利器可"其用日半,其功可使倍"(《吕氏春秋·任地》)。

6. 对策

即管理活动中的谋略。《史记·高祖本纪》中,刘邦赞扬张良"运筹帷幄之中,决胜千里之外"。充分说明了古人十分重视对策在管理中的重要性,认为一切管理活动都应统筹、谋划,研究出正确的对策方能成功。

另外,中国古代的管理思想还体现在:"节用而爱人,使民以时"(《论语·述而》)的"节俭"思想;"'著之于版图,布之于百姓,'使全国皆知"的"法治"思想;"动必劳力,举必劳技"

的"求实"思想。

综上所述,我们可以清晰地看到,中国传统的管理思想主要是从春秋战国时期至先秦到汉初初步形成,而后逐步发展和完善的。

而中国管理思想的进一步发展则是近代才完成的,大致经过了三个阶段。

(1)西方管理思想的引入。1840年鸦片战争后,在西学东渐的大背景下,特别是随着清末洋务运动的兴起和资本主义企业的形成,西方的管理思想被引入中国。

(2)对苏联管理模式的全面学习。新中国成立后,百废待兴,我国在原土地革命及革命根据地形成的管理思想的基础上,全面学习苏联管理思想和模式,为新中国成立初期各项管理制度的形成奠定了一定的基础,同时也认识到了生搬硬套苏联管理思想模式的不足,因而对其进行了一定的改革并做了大量的实践。

(3)中国现代管理思想的形成。自20世纪70年代后期,我国进入新的历史发展阶段,特别是在邓小平理论创造性地提出"建设中国特色社会主义"的伟大理论下,根据我国实际,广大管理学者及管理者在引入当代西方先进管理思想的同时,结合我国国情将其迅速的中国化,从而形成了具有中国特色的现代管理思想。

二、西方管理理论及其应用

西方早期的管理思想同样是在社会生活中积累起来的经验,并未上升至理论层面。而西方管理理论的形成是在资本主义生产关系和市场经济方式确立后,为适应社会化大生产,解决生产过程中的协调和指挥问题而发展起来的。其发展过程一般分为三个阶段:古典管理理论阶段(19世纪末—20世纪30年代)、行为科学管理理论阶段(1940—1960年)、现代管理理论阶段(1960年至今)。

(一)古典管理理论

这一阶段是以泰勒的科学管理理论和法约尔的管理过程理论及韦伯的行政组织理论为代表的。这些理论观点注重管理的科学性、精确性、法理性、纪律性,但又将管理的对象视为被动的受支配者和理性经济人,甚至机器的附属物,这是这些理论观点主要的不足之处。

1.科学管理理论

(1)概述

科学管理理论是通过对生产第一线的研究,以如何提高生产效率为基本出发点的管理理论。创始人是被称为"科学管理之父"的弗雷德里克·温斯洛·泰勒(Frederick Winslow Taylor)。

弗雷德里克·温斯洛·泰勒(Frederick Winslow Taylor,1856—1915),出生于美国。18岁进入哈佛学院修读法律,因病辍学后进入工厂,从一名学徒工开始,先后被提拔为工长、中层管理人员、总工程师。由于泰勒对生产过程及生产基层的了解,使之对当时工业界普遍存在的劳动生产率低下的问题有了深入地认识,并经过著名的"搬运生铁块实验"和"铁锹实验"与相关研究找到了原因。泰勒认为,造成这一问题的主要原因是工人对整个生产环节的熟练度不够和工人的生产热情不高以及生产过程中指挥失误。针对这些原因，泰勒提出了一系列的解决方案，并将其写入了《科学管理原理》一书，并于1911年发表。该书的发表标志着科学管理理论的形成。

（2）主要内容

本着提高劳动生产效率的原则，科学管理理论主要包括①制定科学的操作方法，通过对劳动过程的研究，制定效率最高且劳动时间最短的操作方法、操作工具及操作环境；②科学地选择工人，并对工人进行科学操作方法的培训，使工人的劳动效率得到提高；③实行差别工资制，即计件工资制，激励工人的工作热情，提高生产效率；④分离计划职能和执行职能，即将管理工作与劳动分离。

（3）在护理管理中的应用

科学管理理论对护理工作产生了深远的影响，主要表现在：①形成了功能制护理的分工方式；②建立了科学规范化的护理操作技术，通过对护理操作过程的研究，制订最合理、高效的操作标准和时间，并以此来评价护理人员的技术水平；③明确护理管理人员与护理人员的工作职责，提高护理工作效率。

2. 管理过程理论

（1）概述

管理过程理论是对管理组织及管理过程中的各项职能及一般原则进行研究的管理理论，创始人是被称为"管理过程之父"的亨利·法约尔（Henry Fayol）

链接

亨利·法约尔（Henry Fayol，1841—1925），法国人，与泰勒同时代的又一位古典管理理论大师。但不同的是，法约尔19岁大学毕业后即进入矿业公司，并一直从事企业的领导工作和经理职务，与此同时还任过法国军事大学的管理教授等职务，其对社会上各行业的管理都进行过广泛的调研，这使得他比泰勒在管理学研究上的视野更加开阔。他认为管理除了着眼于生产现场外，还应注意到管理组织和管理过程。他的管理思想集中体现在他1916年发表的《工业管理与一般管理》一书中。

（2）主要内容

法约尔的管理过程理论又称"一般行政管理理论"，他从广泛的角度研究，可普遍适用于较高层次的管理工作原则。其理论观点主要包括①企业的六项基本活动包括技术活动、商业活动、财务活动、会计活动、安全活动、管理活动；②管理活动所具有的五大职能：计划、组织、控制、指挥、协调；③管理必须遵循的十四项基本原则：分工、权力与职责、纪律、统一指挥、统一领导、个人服从集体、报酬、集中、等级链、秩序、公平、认识稳定、首创精神、士气。

（3）在护理管理中的应用

①明晰了护理管理者在护理管理中的作用，即承担各项工作的计划、组织、指挥、协调和控制等事宜；②形成了医院护理管理的组织系统，以护理部主任（或护理副院长）为最高护理

主管到基层护士长的金字塔式护理管理体系,使各层次的管理者的权力与职责相对等;③通过激励、再学习等措施形成相对稳定的护理队伍,并激发其在护理工作中的创造精神。

3. 行政组织理论

(1)概述

行政组织理论也称"官僚组织结构理论",是对管理组织的形成、结构进行研究的管理理论,创始人是被称为"组织理论之父"的马克思·韦伯(Max Weber)。

链接

马克思·韦伯(Max Weber,1864—1920),德国人,与泰勒、法约尔合称"西方古典管理理论的三位先驱"。其对泰勒及法约尔的管理理论进行了补充完善,初步形成了西方古典管理理论的基础。韦伯生前曾做过大学教授、政府顾问,他在社会学、法学、历史学、政治学、经济学等方面都有较高的造诣。韦伯对管理理论的伟大贡献在于对法约尔管理理论的完善,系统而明确地提出了"理想的行政组织体系"。他的管理思想集中反映在他的代表作《社会和经济组织的理论》一书中。

(2)主要内容

韦伯认为"理想的行政组织体系"应具备:①明确的分工,即明确地规定组织中各职位的权力与职责;②自上而下的等级系统,即按照职权的大小建立起自上而下的管理系统;③人员的考评和教育,组织中人员的任用,要根据职位的要求,通过正式的教育培训,考核合格后,才能任用;④建立理性的行为准则,即组织中人员之间只以职位和职责为行动准则,不受个人感情的影响;⑤建立起职业的管理人员系统,使管理人员有固定的薪金和明确的升迁制度,形成职业的管理队伍;⑥形成公开、严格的纪律和制度,并使之不受其他因素影响,要求管理人员必须严格遵守。

(3)在护理管理中的应用

①形成了护理组织系统的等级结构,即护理部正副主任、科护士长、护士长、护士每一层分工、职权的对应分布;②使护理管理中各岗位的职权、操作规程、奖惩制度化。

(二)行为科学管理理论

行为科学管理理论是从20世纪20年代至30年代进行的"霍桑实验"开始发端的。而行为科学管理理论真正的成形却是在20世纪50年代,主要理论包括前期形成的人际关系学说(也称"人群关系论")和后期产生的行为科学,其研究的是在管理过程中人的各种行为,以及这些行为产生的原因、规律等,并通过掌握这些行为产生的原因、规律,来实现提高管理效率的目的。

1. 人际关系学说

(1)概述

人际关系学说也称"人群关系论"。代表人物乔治·埃尔顿·梅奥(George Elton Mayo,1880—1949),由他参与并主持的"霍桑实验"开启了管理学对人本性的关注,实验的核心是提出了"人是社会人"的观点。这相对于古典管理理论所强调的"人是经济人"的观点来说,是一次质的突破和飞跃,由此而使管理学进入了行为科学管理理论阶段。

梅奥与霍桑实验

著名的"霍桑实验"共分为两个阶段，其前期是由美国国家研究委员会组织实施的。因为实验是在芝加哥西部电器公司所属的一个叫霍桑的工厂进行的，所以称为"霍桑实验"。实验的前期假设是"增加工作环境中的照明度，有助于减轻工人疲劳，提高生产效率"。但是实验自 1924 年 11 月开始至 1927 年 4 月结束，并未证实先前的假设，实验结果让所有人不解，因为照明度对工人的生产效率没有任何影响，除非是照明度暗到工人无法操作。在实验过程中，实验组与对照组的工人在不同的照明条件下效率都会提高。

1927 年 4 月起，以梅奥为代表的一批心理学家加入实验，并在梅奥的主持下相继完成了如下几个实验。

1. 福利实验，研究福利待遇的增减，福利待遇的形式对生产效率的影响。实验从 1927 年 4 月至 1929 年 6 月结束，实验结果证明福利的形式改变和福利待遇增减与生产效率上升没有关系。

2. 访谈实验，主要研究工人对工作条件、管理层的态度及管理制度的看法，自 1928 年开始至 1931 年结束。由于访谈过程中，研究者察觉到工人的关注点并不只是实验最初设定的工作条件或管理层的态度等，于是研究人员采取"多听少说，延长访谈时间，详细记录工人的不满"等方法之后，工厂产量奇迹般的得到了一定的提高。研究者认为这次试验为工人对工作长期积压的不满之处提供了发泄的机会，从而使他们在发泄后心情舒畅、士气振作。

3. 群体实验，是在以上两个实验的基础上产生的。研究者认为在工人中存在着一种自发行为的非正式的组织，其实验目的在于找到这种非正式组织中工人之间的关系及其对生产效率的影响。实验中，研究者通过设置特殊而优厚的计件工资制，以期工人会因要取得更多的报酬而更加努力的工作，从而提高生产效率。但实验结果表明，工人的生产效率基本持平，而且始终维持在同一水平上下。实验证明了先前的假设，结果证明的确在工人中存在着一个"非正式的组织"，在这个自发形成的组织中，成员为了维护共同的利益，会在产量达到一定的程度后减慢生产速度，甚至在离下班不久前停止生产，以形成与同伴在生产量上的统一。而生产率低下者，会加紧生产，以期不影响整个组织的产量。组织中之所以会出现这种既有的纪律，是因为各成员首先怕自己的突出表现使同伴失业，或管理者增加工作量。另外也与这种组织中约定俗成的纪律有关系，往往一旦某位成员因工作突出在组织中显示自己则会遭到同伴的唾弃、孤立、谩骂等。组织中的这种既有的行为规范对组织中的各成员起到了调节和控制作用，也加强了这种组织的稳定性。

梅奥根据以上实验，否定了先前泰勒等管理学思想中"经济人"的假设，证实了个人需求、欲望、人际关系等对生产效率的影响。1933 年梅奥发表了《工业文明中的人的问题》一书，随后又于 1945 年发表了《工业文明中的社会问题》一书，这两部著作在总结了"霍桑实验"的同时深入地揭示了生产过程中工人的社会属性，是管理学进入行为科学管理理论阶段的标志。

（2）主要内容

梅奥及其所主持的"霍桑实验"充分证明：①人的社会属性，即人是"社会人"，而非"经济人"或机器的附属物，所以人的情绪、心理、人际关系都可能影响到生产效率；②企业中存在的"非正式组织"与正式组织一样可影响到生产效率；③科学的管理者、领导者应注意到人的社会属性及"非正式组织"的作用，并善于运用这些来提升工人的满足感和士气，从而提高生产效率。

2. 人性管理理论——X 理论和 Y 理论

（1）概述

人性管理理论就是针对管理过程中的"人性"问题进行的研究。其代表人物是美国行为学家道格拉斯·麦格雷戈（Douglas McGregor，1906—1964），他对管理过程中"人性"的两种假设称为"X 理论"和"Y 理论"，其观点集中体现在他于 1960 年发表的《企业与人》一书中。

（2）主要内容

①"X 理论"认为人性懒惰，不求上进，以自我为中心，习惯于墨守成规。所以"X 理论"认为管理应当以严格的管理制度和严厉的惩罚措施来进行管理，用奖励手段来追求最高的生产效率。这种观点接近于古典管理理论的"经济人"假设。②"Y 理论"与"X 理论"恰好相反，认为人生性勤劳，对工作具有责任感，在没有惩罚和奖励的情况下能通过自我管理、控制来完成工作。所以"Y 理论"认为管理应注重每个人的不同追求，使其对工作充满激情和热情，并正确地引导和鼓励工人参与管理以提高生产效率。这种观点是对行为科学管理理论的发展。

3. 群体动力学理论

（1）概述

群体动力学理论又称"群体行为理论"，群体动力学理论是对梅奥的人际关系学说中"非正式组织"和人与人关系问题的研究与发展，代表人物是德国心理学家卡特·卢因（Kurt Lewin，1890—1947）。

（2）主要内容

卢因的群体动力学理论包括①群体是非正式组织，由活动、相互影响、情绪三个相互关联的要素组成；②群体处于相互作用、相互适应的运动过程；③群体的内聚力可能会高于正式组织，且在不断地规范和完善自己的目标；④群体的构成包括领袖、成员、非正式成员和孤立者几个部分；⑤群体领导是自然形成的，其领导的方式有专制式、民主式和自由放任式三种，但每种领导方式都会使群体成员为群体目标奋斗；⑥群体的规模一般较小，从而便于群体进行信息与情感的交流，以稳定群体的长期存在。

4. 行为科学理论在护理管理中的应用

（1）"以人为本"的护理思想在临床护理及护理管理工作之中的应用。

（2）"医院和谐文化建设"和目前广大医院提出的"创建和谐医院"行动中所包括的"和谐的管理、和谐的工作关系、和谐的医患关系"等都是对行为科学理论的具体应用。

（三）现代管理丛林

从泰勒、法约尔等人的古典管理理论到梅奥等人的行为科学管理理论，经过了长期地发展与并存。自第二次世界大战后，更多的学者则从各自不同的学科、观点出发，以不同的研究方法展开管理学研究,从而形成了众多管理理论学派。美国当代著名的管理学家哈罗德·孔茨(Harold Koontz,1908—1984)于1961年对当时的管理学理论进行分类后,认为当代管理学派众多,并相互联系或相互独立,他将这种现象很形象地比喻为"热带丛林",并称之为"管理理论丛林"。

穿梭于管理理论丛林的先行者

"管理理论丛林"的说法是孔茨在1961年12月发行的《管理学会杂志》中发表的《管理理论的丛林》一文中提出的。在该文中,孔茨认为管理学理论尚在不成熟的青春期,各种管理理论众说纷纭,形成了诸多的管理学流派,并通过归纳和分析各种管理思想、管理学说、管理学流派,及其理论特征将其分为六类(社会系统学派、决策理论学派、系统管理学派、经验式案例学派、权变理论学派、科学管理学派)。孔茨提出丛林学说的起初意图是想走出"丛林",对各学派理论、观点进行综合梳理,以实现管理学的大统一。然而,他的"丛林"说在发表后虽引起了管理学界的广泛关注和长久的讨论与争辩,但最终并未实现管理学理论的大统一。

1981年孔茨再次发表了《再论管理理论丛林》一文,指出经过二十年的发展,管理理论的丛林不仅未见消退,反而更加的茂密,以致管理理论流派增加到十一个学派。

当然,管理学理论丛林的争辩至今仍是见仁见智,但孔茨对各学派管理理论的归纳、分类,对我们现今学习和研究管理学思想和归纳、概括管理学理论具有重要的意义。

1. 主要学派

(1)社会系统学派

社会系统学派代表人物为美国著名管理学家切斯特·巴纳德(C·D·Barnard,1886—1961)。社会系统学派是与行为科学学派相继形成的,社会系统学派认为行为科学学派的人际关系学说仅局限于组织中人与人之间的关系,忽视了个体与组织间的协调问题,所以社会系统学派认为社会的各级组织均是一个协调系统。而协作系统是由组织系统、物质系统、人的系统及社会系统构成的整件。管理者通过他们的协调维持组织的正常运转。

(2)决策理论学派

决策理论学派形成于第二次世界大战以后,代表人物是曾获1978年诺贝尔经济学奖的赫伯特·西蒙(Herbert Simon,1916—2001)。决策理论学派在吸收社会系统学派理论的基础上将行为科学、运筹学、计算机科学等学科的研究成果兼容并蓄,提出:"决策贯穿管理的整个过程,管理就是决策,管理人员的中心任务就是决策。决策的准则是以'令人满意'代替'最优化'的原则。"

(3)系统管理学派

系统管理学派曾在20世纪60年代于西方非常盛行,代表人物是美国的弗里蒙特·卡斯特(Fremont E· kast)、詹姆斯·罗森茨威克(James E·Rosenzweig)和理查德·约翰逊(Richarda·Johnson)。该学派研究的对象是组织,通过对组织的研究来分析管理行为。系统管理学派认为:①用系统观点来指导管理实践,把一般系统论同管理结合起来,能产生有效的管理;②任何组织都是一个开放的系统,同时又是另一个系统的子系统,是由许多相互联系、相互作用的要素构成;③组织作为一个系统,与环境相互作用、相互影响;④组织具有信息反馈及反馈网络,能够不断地进行自我调节,维持动态平衡状态。所以,管理者在实践中要注意从整体的角度来认识问题,防止片面性。

(4)经验主义学派(也称案例学派或经理主义学派)

经验主义学派代表人物是彼得·德鲁克(Peter F Drucker)和欧内斯特·戴尔(Ernest Dale)。该学派认为管理学就是研究成功管理学的经验,通过对管理者在个别情况下成功和失败经验教训的研究,并使之系统化、理论化,以使人们懂得在将来相应的情况下如何运用有效地方法解决管理问题。由此所形成的案例教学法在培养高层次管理人才方面具有良好的效果,目前 MBA 教学中便广泛采用此法。

(5)权变理论学派

权变理论学派形成于 20 世纪 60—70 年代的美国,是在经验主义学派基础上发展而来,代表人物是琼·伍德沃德(Joan Woodward)、费雷德·卢桑斯(Fred Luthars)等。该学派认为:管理没有一成不变的、最好的、普遍适用的理论与方法,管理者应依托环境因素和管理思想及管理因素之间的变数关系来确定一种最有效的管理方式。所以,该学派被译为"权变",即取"通权达变"之意,以说明管理具有若干不确定性,应因地制宜、因人而异、因时制宜。

(6)管理科学学派

管理科学学派也称计量管理学派或数量学派,该学派是泰勒"科学管理理论"的延续。代表人物是埃尔伍德·斯潘塞·伯法(Elwood Spencer Buffa)。该学派利用自然科学和技术科学的最新成果对管理活动进行分析和表达,借助计算机和运筹学,求出最佳答案,实现管理目标。

2.现代管理理论在护理管理中的应用

(1)用系统的方法和权变的方法来指导护理工作;

(2)强调人性化的管理,尽量满足人员的需要,改善工作条件和待遇;

(3)强调护理人员参与管理和自我管理;

(4)强调护理决策的民主化、科学化;

(5)强调及时准确的信息反馈和电子计算机在护理管理中的应用。

课堂互动

1. 说出你所经历的管理活动,试举 1—2 例。

2. 为什么把人作为管理的第一要素?

3. 举例说明相对封闭式管理原则在课堂教学中的应用。

4. 护士长如何运用能级原则才能做好人的工作?

5. "群众路线是我们党的根本工作路线。以毛泽东为代表的中国共产党在长期斗争中形成了一切为了群众、一切依靠群众和从群众中来、到群众中去的群众路线。"这与我国传统

护理管理学

管理思想中的哪些管理思想相吻合？

思考题

一、填空题

1. 管理对象的五要素是：_____、_____、_____、_____、_____。
2. 管理的二重性指：_____、_____。
3. 现代管理的基本原理有：_____、_____、_____、_____。
4. 人本原理相应的原则有：_____、_____、_____。

二、选择题

1. 下列属于管理的基本职能的是( )
A. 计划职能　　B. 组织职能　　C. 领导职能　　D. 控制职能　　E. 创新职能

2. 下列属于系统的基本特征的是( )
A. 整体性　　B. 目的性　　C. 层次性　　D. 相关性　　E. 适应性

3. 护理管理的特点包括( )
A. 护理管理的广泛性　　　　B. 护理管理的先进性
C. 护理管理的创新性　　　　D. 护理管理的综合性
E. 护理管理的独特性

4. 下列被称为"科学管理之父"的是( )
A. 马斯洛　　B. 戴尔　　C. 韦伯　　D. 泰勒　　E. 法约尔

5. 下列被称为"管理过程之父"的是( )
A. 马斯洛　　B. 戴尔　　C. 韦伯　　D. 泰勒　　E. 法约尔

6. 下列被称为"组织理论之父"的是( )
A. 马斯洛　　B. 戴尔　　C. 韦伯　　D. 泰勒　　E. 法约尔

·参考答案·

一、填空题

1. 人、财、物、时间、信息。
2. 社会属性、自然属性。
3. 系统原理、人本原理、动态原理、效益原理。
4. 能级原则、动力原则、参与管理原则。

二、选择题

1. ABCDE　2. ABCDE　3. ADE　4. D　5. E　6. C

34

计划职能

导学

【内容提要】 本章主要介绍计划的基本概念、计划工作的重要性、计划的种类、计划工作的原则和制订计划的步骤和需要注意的事项;目标管理的概念和特点、基本程序及目标管理在护理工作中的运用;时间管理的概念和基本程序、方法及策略。同时,还介绍了决策的概念、类型、步骤及团体决策的相关内容。

【学习要求】 通过本章学习能够解释计划、目标管理、时间管理、决策的概念;说出计划工作的原则和制订计划的八个步骤;简述目标管理和时间管理的基本程序;理解目标管理在护理管理中的运用;熟练运用时间管理的方法和策略;能举例说明目标管理的特点、决策的类型和基本步骤;知道团体决策的概念、计划的类型、意义等。

【重点难点】 计划、目标管理、时间管理、决策的概念;计划的步骤和决策的步骤;目标管理的特点;时间管理的方法;目标管理和时间管理的基本程序。

案例

护理"小教员"循环培训工程计划步骤

某医院护理部要求实施护理"小教员"循环培训工程,以提高护理带教质量,全面提升护理服务技能和服务水平。按照护理部的工作部署,各科室护士长立即召开会议传达精神,进行一系列计划安排活动:①分析科室特点,发现存在哪些问题?②确定这次培训的目标是什么?③评估资源,包括临床工作量、护士数量、护士的态度、护士的学历等。④就培训的方式、时间、内容进行拟定备选方案。⑤比较方案。⑥根据评价,选择满意的方案。⑦制订辅助计划,包括师资、教材、培训内容等。⑧编制预算,如对教师、教室、教材和教具等做出预算。

第一节　计划职能基本理论

计划职能是管理职能中最基本的一项职能,是其他职能的基础,几乎与所有的管理活动有关,任何管理过程都是从做计划开始的。因此,计划职能在护理管理中具有重要的意义。

一、概念

(一)计划(plan)

计划是指为实现组织目标而对未来的工作或行动进行设计的整个过程,包括设计要实现的具体目标、内容、方法和步骤等,例如护理部制订的医院护理工作计划,护士为病人制订的各项护理计划等,便是计划职能在护理管理中的具体应用。

(二)计划职能(planning)

计划职能有广义和狭义之分。广义的计划职能包括制订、实施、检查评价计划三个阶段的工作过程。狭义的计划职能则是指制订计划的活动过程,即根据实际工作情况,通过科学预测,权衡客观需要提出在未来一定时间内要达到的目标及实现目标的过程。本章计划职能的概念是从狭义上讲的。从本质上讲,制订计划的过程就是一个决策过程。因此,计划职能一般要回答以下几个问题,即通常所讲的"5W1H"问题:(What)预先决定要做什么? 即明确计划职能的具体任务及要求。(Why)论证为什么这样做? 即确定计划工作的宗旨及战略目标。(When)确定什么时间开始做? 即确定计划职能中各项工作开始及完成的进度,以便进行有效地控制。(Where)在什么地方做? 即确定计划职能实施的地点,以便进行计划实施的环境控制。(Who)由何人来做? 即确定计划职能实施的人员和管理的人员。(How)如何做? 即制订实施计划的措施、相关的政策要求和规划。

二、计划的类型

(一)按计划的时间分类

1.长期计划(long-term plan)

长期计划一般指5年以上的计划。长期计划一般由高层管理者制订,其对组织具有战略性、纲领性的指导意义,多为重大的方针、策略。长期计划要建立在对未来发展趋势充分预测、论证和研究的基础上,以科学的态度、正确的步骤进行,如某医院创建三级甲等医院的达标计划、病房的行政业务归属等。

2.中期计划(medium-term plan)

一般指2—4年的计划。中期计划一般由中层管理者制订,具有战役性特点,要求根据组织的总体目标,抓住主要矛盾与关键问题,以保证总体目标的实现。中期计划的制订要注意与长期计划、短期计划的衔接,如护士长如何配合病房的特色与需求,策划本病房护理人员的在职教育课程等。

3.短期计划(short-term plan)

短期计划一般指1年或1年以下的计划。短期计划多由基层管理者制订,是对未来较短时间内的工作安排及一些短期内需完成的具体工作部署,具有战术性特点,如某病房的年度预算,病房护理人员新知识、新技术的学习计划等。

(二)按计划的规模分类

1.战略性计划(strategic plan)

战略性计划指决定整个组织的目标和发展方向的计划。战略性计划一旦决定,则不易更改,如国家卫生健康保健机构调整计划、中国护理事业发展规划、医院护理人才队伍建设规划等。

2. 战术性计划(tactical plan)

战术性计划指针对组织内部的具体工作问题,在较小范围内和较短时间内实施的计划。战术性计划具有灵活性的特征,是某些战略性计划的一部分,是战略性计划执行的具体保证,如护士排班计划、病房护理人员专业发展计划、病人入院计划、设备维护计划等。

(三)按计划的内容分类

1. 综合计划(comprehensive plan)

综合计划指组织或系统对活动所做出的整体安排,如医院的整体发展规划。

2. 专项计划(special plan)

专项计划又称专题计划,指为完成某一特定任务而拟订的计划,是综合计划的具体化,如医院护理人员的专业发展计划。

(四)按计划的表现形式分类

1. 宗旨(philosophy)

宗旨是指组织或系统对其信仰和价值观的一种具体表述,宗旨在于回答一个组织是干什么的,以及应该干什么的问题,如护理工作的宗旨应该是护理活动、病人、护士三个方面认识的有机统一,其中"护理活动"包括对护理理论、护理教育、护理实践、护理科研、护理管理和护理行政、护理在整个组织中的地位等问题的认识。

2. 目的或任务(purpose or task)

目的或任务指组织机构的作用,即社会赋予一个组织的基本职能,如 WHO 规定护士的任务是"保持健康、预防疾病、减轻痛苦、促进康复",这是各国护理组织都应该遵行的任务,并应根据此任务分别制定目标、制订计划等。对于护士长来说,病房的任务取决于护理部,而护理部的任务决定于医院本身,如教学医院病房的任务是以教学研究为导向的。

3. 目标(objective)

目标指在宗旨、目的或任务的指导下,整个组织活动要达到的最终的、具体的、可测量的成果。目标不仅是计划工作的终点,也是组织工作、人员管理、领导与指导、控制工作等活动所要达到的结果,如某医院护理部计划要在"本年度使全院的护理操作考试合格率达到90%以上。"

4. 策略(strategy)

策略指为实现组织目标而确定的整体行动部署及资源分配的总纲,如病房的策略应重视服务质量的提高、住院天数的减少等。

5. 政策(policy)

政策指组织为达到目标而制订的限定活动范围的计划。它规定了组织成员行动的方向和界限。在执行政策时,必须遵守完整性与一贯性。政策与策略相比,政策较为稳定,由组织最高管理层确定,且赋予目标更加实际的意义。因此,政策对于目标来说更具体,操作性更强,如护士职称晋升的规定、在职教育的范围等。

6. 程序(procedures)

程序指根据时间顺序确定的处理例行问题的标准方法。程序规定了提出问题的具体方法、步骤,是执行政策的具体办法,如护理程序或护理人员提出公休申请,须先由护士长签名核实,再到护理部主任的同意等,这一过程即为程序,有一定的时间顺序性。

7. 规则（rule）

规则指根据具体情况对是否采取某个特定行动所做出的规定。规则可理解为规章制度、操作规范。其优势在于约束执行者的行为,避免错误的发生。规则往往容易与政策、程序相混淆。其中,规则与政策的区别在于,规则在应用中不具有自由处置权,如护理技术的操作常规;规则与程序的区别在于规则不规定时间顺序,如医院中制订的"禁止吸烟"的规则就与程序无关。

8. 规划（plan）

规划指为实施既定方针所采取的目标、政策、规划、资源分配的复合体,它是计划过程的综合产物,如"十一五"规划的战略重点和主要任务:一是建设社会主义新农村;二是加快推进经济结构调整和增长方式的转变;三是促进区域经济的发展等。一个主要规划可能要求有许多派生计划,如护理部制订的护士继续教育三年发展规划中各层次的护理人员往往有不同的培训计划、培训目标、政策要求、培训方法、时间安排、经费支持等。

9. 预算（budget）

预算指用数字表示预期结果的一种数字化的计划。编制预算是制订计划,而预算是控制手段,为实现计划工作服务,如护理长对本病房人力的预算、经费预算、医疗器材的预算等。

（五）按计划的约束程度分类

1. 指令性计划（mandatory plan）

指令性计划是指由主管部门制订,以指令的形式下达给执行单位,规定出计划的方法和步骤,要求严格遵照计划执行的、具有强制性的计划,如各项医疗政策、法规等。

2. 指导性计划（guidance plan）

指导性计划是指上层管理阶层下达各执行单位,需要以宣传教育、经济调节等手段来引导其执行的计划。指导性计划一般只规定完成业务的方向、目标及指标,对完成任务的方法不做强制性的规定,如各科室护理业务学习计划等。

三、计划的意义及重要性

（一）计划的意义

计划是一种过程,有效的计划可以避免许多不必要的困扰,使得执行计划的策略达到省时、省力、省钱又获得高品质发展。然而计划是一种理智上所需要的过程;计划需要对未来的行动途径做合理的决定,也需要根据目标、知识来评估并作决策。

（二）计划的重要性

1. 可预测未来,有利于减少工作中的失误

计划工作是面向未来的,虽然计划无法做到消除未来的不确定性和环境的变化性,但通过计划过程可以预测未来的可能变化,制订相应可能变化的方案,而其可以进一步评估各种反应的可能结果,以弥补变化可能带来的问题,从而减少工作中的失误。

2. 可以集中注意力于目标方面

计划可以使行动对准既定目标。通过计划的制订,可以避免工作中出现杂乱紧张无序

的现象,明确工作的范围和期限,有利于实现组织目标。

3.可以发挥经济效用

计划工作用共同的目标、明确的方向代替不协调的、分散的活动,使人力、物力、财力合理得到分配和使用,减少重复行动和多余的投入,有利于经济效益的提高。

4.便于控制

控制就是通过纠正脱离计划的偏差而使活动保持既定的方向。因此,计划是控制的基础,没有计划的目标作为测定的标准,就无法检查工作成效,也无法纠正偏差。

四、计划工作的原则

(一)系统性原则

计划工作以"保证组织整体目标的实现"为首要目的。因此,计划工作要从组织系统的整体出发,全面考虑系统中各组成部分的关系及其与内外环境的关系,统筹规划,做到把握整体和小局服从大局、部分服从整体。

(二)创新性原则

计划是面向未来的,要求管理者针对组织的发展任务与目标,在对未来情况进行分析预测的同时,以科学为基础,结合实际需要和现有条件,充分发挥创造力,提出一些新思路、新方法、新举措。因此,计划是一个具有创造力的管理活动。

(三)弹性原则

由于未来有一定的不确定性,计划执行中常会出现变化和不协调的情况,因此,制订计划时要留有余地、有弹性,以减少未来不确定因素对计划实施产生的可能冲击及影响,确保组织目标的实现。弹性的大小应视具体的计划和相关因素确定,必要时可制订"激进的""基本的"和"保守的"三套计划,使计划有较大弹性。

(四)重点性原则

计划的制订既要考虑全局,又要分清主次,抓住关键与重点,着力解决影响全局的问题,而不是胡子眉毛一起抓,如制订预防外科切口感染的计划,重点工作是加强手术室的管理和病人的管理等。

(五)可考核性原则

目标是行动的起点和终点,计划工作必须始终坚持以目标为导向。因此,在制订计划时,要求提出的目标是具体的、可测量的、可考核的,否则在计划后就无法执行、检查及评价。可考核性是衡量计划执行和评价过程的标准和尺度,如护理部年度目标为"本年度整体护理开展率达到100%",既有达到目标的时间,又有可衡量的结果。

五、计划的步骤

计划是管理学的一项最基本的职能,是一种连续不断的工作方法。因此,计划工作一定要体现出目的性、前瞻性、纲领性、时效性、普遍性的特点。编制计划的步骤一般可分为八个阶段:分析形势、确立目标、评估资源、发展备选方案、比较各种方案、确定方案、制订辅助计划、编制预算(见图2-1)。

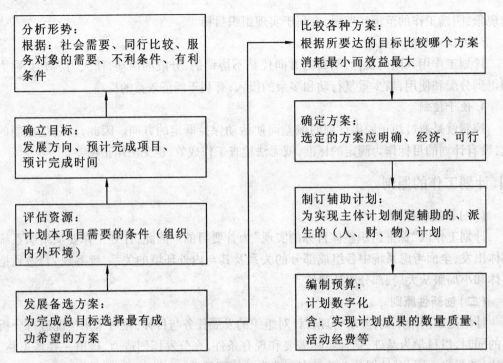

图2-1 计划工作步骤示意图

(一)分析形势

对系统或组织现存形势的分析和评估是计划工作的第一步。首先应将系统看做一个整体,通过适当的社会调查,获取有关信息资料,进行评估分析。调查分析的主要内容包括①市场、社会需求,社会环境及社会对组织的影响因素等;②组织内部的实力,现状与政策,包括人力资源的利用;③服务对象的需求;④组织的资源情况以及组织内部的优势和劣势,如医院护理部门计划开设家庭护理服务项目,应先评估社会对家庭护理的需求,医院所处社区对家庭护理的需求,医院的地理位置,开展家庭护理服务的人力、物力资源,以及其他医院开展家庭护理服务的有关信息资料。

(二)确立目标

确立目标是在分析形势的基础上为组织或个人确定计划工作的目标。通常在确定组织的总目标后,组织中各部门根据总目标制定各部门的分目标,而部门的分目标又控制其下属单位的目标。如此层层控制,可以有效地把握全体成员努力的工作方向。明确的目标一般包括时间、空间、数量三要素,即在一段时间内组织某项工作要达到的具体指标,如某医院确立的"本年度护理文件书写合格率达到95%"的目标。

(三)评估资源

评估资源就是确定有利于计划实施的前提条件和期望环境。前提条件了解得越细致、越透明,且能应用于计划的制订中,则计划的可行性就越强。对于护理管理者来说,只有对其下属部门进行彻底地评估,才能制订出高质量的可行性计划。计划实施的前提条件包括内部条件和外部条件。内部条件是指组织内部的人力、财力、物力、时间、信息、组织内部的优势及劣势等;外部条件是指社会大系统中的经济、技术、政策、法令、机会、限制、人口等。也可归纳为 SWOT 分析:优势(strengths)、劣势(weaknesses)、机会(opportunities)、威胁

（threats），如某医院护理部门计划开设家庭护理服务项目，经过评估得出：S——人力资源可以得到有效保障，有一批愿意为此业务服务的经验丰富的护理人员；W——建立家庭护理中心的场地难以落实；O——可以向上级部门申请一笔经费支持；T——医院所在社区已经有一家机构开展家庭护理服务。

（四）发展备选方案

在进行了资源评估和调查之后，要根据目标提出备选方案。一个计划往往同时会有若干个可供选择的方案，应在详细分析的基础上，从备选方案中选出最有成功希望的一个或几个方案，这样可使计划同时具备创造性和合理性。

发展备选方案时应注意：①备选方案与组织目标的相关程度；②可预测的投入与效益之比；③公众与下属的接受程度；④时间因素等，如某医院护理部要求实施护理"小教员"循环培训工程以提高护理带教质量，则可行的备选方案包括聘请护理专业教师进行专门培训、加强护士学历教育、招聘一定数量的大学本科毕业生等。

（五）比较各种方案

计划工作的特点是不确定性和可变性。因此，应先考察可选方案的优缺点，再按前提条件和目标来对各个方案进行评价、比较、论证。论证的内容包括计划的可靠性、可行性、科学性、经费的合理性、效益的显著性等，如某方案可能效益好，但操作难度较大；某方案可能获益小，但风险低；某方案可能更有利于组织的长远目标等。

（六）确定方案

确定方案是作出决策的关键一步，是经过对各种备选方案的合理性、可行性、科学性、经济性等的进行评价与分析之后，确定出可行性强、满意度高、投入低、产出高的方案的过程。有时可综合多种方案优势，形成新的方案，选出两个或两个以上的备用方案，而不是只用一个最佳方案。

（七）制订辅助计划

选定基本方案以后，一般要有派生计划来辅助和扶持基本方案的实施，即要制订在总计划下的分计划。辅助计划也是保证总计划有效执行的必要措施，如医院护理部门计划开设家庭护理服务项目的总计划中有资金使用计划、购买设备计划等的辅助计划。

（八）编制预算

编制预算是通过分析、比较、选定方案后，将计划转化为预算的形式，使之数字化，即数字化的计划。编制预算包括人员、设备、资金、材料、时间等方面的内容，也是资源的分配计划。

影响计划的因素

1. 缺乏计划的诚意。2. 缺乏有意义的目标或目的：目标必须清楚，目标可以付诸行动。3. 没能了解计划的范围，如护理部要求提高护理服务质量，护士长只考虑增加5名护理人员，护理服务质量就能提高。如此计划，已超出护士长的计划范围，其结果只能是白忙一场。4. 未能制订和执行正确的策略。5. 低估了计划前提的重要性。6. 过度依赖经验。7. 缺乏上级支持。8. 未能将计划视为一个合理的过程。9. 缺乏适当的控制技术和资料。10. 缺乏明确的授权。

六、计划过程在护理管理中的应用

护理部要求各科室在短期内提高对出院患者的健康知识教育,以提高出院患者的满意度。某病房护士长接到指示后,立即着手计划工作。

(一)分析形势

护士长立即召开病房护理会议,传达护理部要求并交换意见,拟定收集资料的方法及具体分工工作,包括查阅科室护理人员基本情况资料;对护理人员的个人需求及工作表现进行再次评估等。将科室具体情况与护理部的要求进行比对,作出判断,找出目前科室护理人员需要解决的问题。假设发现的问题包括①新进护理人员对妇产科出院健康教育知识了解不全面;②护理人员间缺乏有效的交流方式等。

(二)确立目标

根据实际情况将这次活动的目标定为:三个月内做好妇产科患者的出院健康知识教育。活动的分目标为:三周内对本科室的新进护理人员进行妇产科出院健康教育知识的学习,要达到学会、理解、融会贯通;两个月内科室所有护理人员能够用有效的方式与出院产妇交流。

(三)评估资源

明确科室内外环境是否具备达到目标的条件,包括目前临床工作量、科室主任的支持态度、学习时间的安排、学习场所、师资、经费、护理人员的学习热情等。

(四)拟定备选方案

可采取自学、集中培训学习、资深护士带教等多种备选方案。培训内容有产后恶露的处理、新生儿的护理、产妇的自我护理、产妇饮食的选择、乳房的护理、节育的宣传与教育、返院门诊的时间、与配偶的相处等。

(五)比较方案

将各种方案进行讨论,比较各自的优缺点,如自学可有效利用空余时间,但学习时间长、效果差;集中培训学习效果较好,但部分人可能轮休等。对以上各方案的可行性进行充分地讨论并比较,最后选择消耗小而收益大的方案。

(六)确定方案

根据评价,确定出满意的方案,如前两周进行集中培训学习;第三、四周进行随机抽签相互提问,达到妇产科出院健康教育知识的理解与融会贯通;接下来采取资深护士带教与自学相结合的方式学习一个月;最后一个月通过角色扮演、实际考核等方法,实现既定目标。

(七)制订辅助计划

制订辅助计划即将所选的方案进一步具体化的过程,如制订学习内容、师资配备、教材选择、学习场所、经费、日程安排等。

(八)编制预算

对于师资配备、教材选择、学习场所等,应事先做好预算。

第二节　目标管理

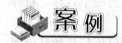

表2-1　加强护理人员与患者的沟通技巧

总目标:提高护理人员对产妇的出院健康知识教育			
近期目标:培养护理人员与患者的沟通技巧			
实际活动计划	预期完成日期	实际完成日期	负责人
1. 请专人讲授沟通的技巧。	2009.10.1	2009.10.15	王林
2. 讨论会:经验分享沟通的技巧。	2009.10.15	2009.10.20	王林
3. 冲突处理讨论。	2009.11.1	2009.11.15	王林
4. 实务演练:由小组长带领组员参与。	2009.11.14	2009.11.30	王林
5. 设定微笑与有效沟通技巧。	2009.12.1	2009.12.10	王林
6. 制订评定表,以评价活动后的效果。	2009.12.15	2009.12.31	王林
实际检查:1、2、3、4、5项均进行得非常顺利,护理人员能体会到微笑与有效沟通技巧的效果,大家欣然接受好的沟通技巧,能降低冲突的产生几率。			

一、目标概述

（一）目标的概念

目标(objectives)是指在宗旨和任务指导下,组织要达到的可测量的、最终的具体结果,如护理质量管理中要求常规器械消毒灭菌合格率达100%;在护理质量管理中要求对危重病人的护理要无压疮、坠床、烫伤等情况的发生。

（二）目标的性质

1. 多样性

一个组织的主要目标,通常是多种多样的。同样,在目标层次体系中的每一个层次的具体目标,也是多种多样的。目标的多样性主要表现在:目标可按照优先顺序分为主要目标和次要目标;按照时间长短可分为长期目标和短期目标等。一般认为,一位管理人员不可能有效地追求更多的目标,以2—5个为宜。因为,往往过多的目标会使管理人员应接不暇而顾此失彼,甚至还会因过度注重于小目标而有损于主要目标的实现。因此,在考虑追求目标的多样性时,必须对各目标的相对重要程度进行区分。

2. 层次性

由于一个组织从结构上看是分层次的系统组织,因而组织目标也是层层分解,构成了一个完整的组织目标体系。组织目标可分为总目标和次级目标:即在目标体系的基层,有各部门和单位的目标、个人的目标等;总目标是次级目标制定的前提和依据,而次级目标为总目标的实现提供了坚实的基础。

3. 网络性

目标体系是从整个组织的整体观来考虑组织的目标,而目标的网络性则从某一具体目标实施的整体协调方面来进行工作。目标与计划方案,通常形成组织所希望的结局的一种网络。如果各目标不互相关联,不相互协调且也互不支持,则组织成员往往出于自利而采取对本部门可能有利,却对整个组织不利的实现途径,其内涵表现为以下四个方面。

(1)目标和计划很少是线性的,即并非一个目标实现后,接着去实现另一个目标。目标和计划形成一个互相联系的网络。

(2)管理人员必须确保目标网络中的每个组成部分要相互协调。不仅执行各种计划要协调,而且完成这些计划在时间上也要协调。

(3)组织中的各个部门在制定自己部门的目标时,必须要与其他部门相协调。

(4)组织制定各种目标时,必须要与许多约束因素相协调。

4. 可考核性

目标考核的途径是将目标最细化。目标定量化虽然会损失组织运行的效率,但对组织活动的控制、成员的奖惩带来很多方便。目标可考核性表达是人们必须能够回答这样一个问题,即"在期末,我如何知道目标已经完成了?"有时用可考核的措辞来说明结果会有更多的困难,对高层管理人员以及政府部门来说尤其如此。但原则是只要有可能,我们就规定明确的、可考核的目标。

5. 伴随信息反馈性

信息反馈是在目标管理过程中,将目标的设置、目标实施情况不断地反馈给目标设置与实施的参与者,让相关人员时时知道组织对自己的要求以及自己的贡献情况,进一步加强员工的工作表现。

综上所述,设置目标,一般要求目标的数量不宜太大(多样性),一般包括工作的主要特征,并尽可能地说明必须完成什么和何时完成,如有可能,也应明示所期望的质量和为实现目标的计划成本(可考核性)。此外,目标能促进个人和职业上的成长和发展,对员工具有挑战性(可接受性),并适时地向员工反馈目标完成情况(伴随信息反馈性)。

(三)目标的作用

目标决定着各种管理活动的内容、管理的方法、管理的结构层次、人员的配备等,其作用主要体现在以下四个方面。

1. 指向作用

目标是组织未来要达到的理想状态,对组织发展规划、组织管理活动、组织成员的努力指明了的方向。因此,管理者只有明确了组织目标,才能判断组织未来的正确发展方向,进行科学有效的决策。目标的指向作用与管理效能直接相关,可用公式表示为:管理效能＝目标×工作效率,即当组织目标明确、工作效率提高,管理效能也相应提高;反之,则管理效能低下。

2. 激励作用

目标可以反映出社会、集体及个人对某种需求的愿望和要求。具体明确而又切实可行的目标,注重将个人需求与组织目标有机地结合起来,以调动组织成员工作的积极性、自觉性与责任感,使组织成员在组织中获得个人潜能的最大发展。

3. 标准作用

目标具有标准作用,既是组织管理活动未来将要达到的成就与结果,也是衡量组织成员的工作成效、工作成绩和工作质量的尺度,如三级综合医院评审标准中要求手术前后诊断符合率大于或等于90%、入院诊断与出院诊断符合率大于或等于95%等,这些医疗指标在一定意义上也就是衡量医疗服务行为结果的标准。

4. 协调作用

目标规定了组织成员的具体任务与职责范围,对各组织部门、成员的思想和行为具有统一和协调作用,为组织成员之间提供了相互了解的途径,减少了组织部门之间、成员之间的矛盾与冲突,使组织各部门与成员在思想和行动上协调一致,从而提高了工作效率。

(四)确定目标的条件

1. 目标的叙述应明确、规范

目标的叙述包括"主语＋谓语＋宾语＋时间、条件状语",目标的叙述应清晰地表示出可供观察的行为,如"使 ICU 室的护士应熟悉呼吸机的使用"就是一个叙述模糊的目标,而"在 ICU 室工作的护士应具有独立使用呼吸机的能力"则是一个叙述较为明确的目标。

2. 目标的时间性

目标应有明确的时间跨度,即要有完成任务的具体时限,如"一年内全院护士急救技术操作考试合格率达100%"的目标就具有明确具体的时限。

3. 目标挑战性与现实性的统一

制定目标要标准适宜,目标的难度和挑战性也要适当,以促进个人和职业上的成长和发展。目标过高则不易实现,容易挫伤员工的积极性;过低的目标,则不能有效激发员工工作的主观能动性。目标不是空洞的,必须切实可行,只有下一级的目标实现了,才能保证上一级目标的实现,每个部门的具体目标必须根据上级的目标,并结合自己部门的实际情况来制订。

4. 目标的社会制约性

管理目标规定了达到预期目标的约束条件,包括①客观资源条件,如人力、财力、物力、时间、信息等资源;②法律、法规、制度等方面的限制性规定;③其他,如在提高病人满意率的前提下,一年内的床位周转率提高10%。

5. 目标必须可测量或评价

为了便于对目标进行监督检查、考核和评价,保证目标的顺利实现,目标应尽量数量化、具体化。所谓数量化,就是给目标定出明确的数量界限,如使用百分比、率、评分等方法;所谓具体化,是对目标的描述尽可能详细、明确,便于操作,如"提高急救物品管理质量"这一目标,可具体为:"急救物品完好率为100%";急救物品完整无缺,处于备用状态;做到"两及时、五固定"等。

二、目标管理

目标管理(management by objectives,MBO)又称"成果管理",由美国著名企业管理专家彼得·德鲁克(Peter Drucker)在其1954年出版的《管理的实践》一书中首次提出。当时科学管理理论和行为科学管理理论已经得到了充分的发展,一方面,当时社会在泰勒、法约尔的管理思想影响下,形成只重视生产效益的压迫式管理办法;另一方面,梅奥的行为科学理论提出了人性化管理的思想。在这种情况下,急切地需要一种管理方法将二者结合起来,将实现组织目标所需的工作和从事这些工作的人结合起来,彼得·德鲁克的目标管理正是二者结合的产物。后经管理学家们不断完善和管理实践的检验,目标管理已成为一种公认的先进管理思想、管理制度和管理方法。目前这种管理方法广泛应用于企业和卫生机构管理中,极大地提高了员工的工作积极性和创造性,提高了组织的经济效益和社会效益。

(一)目标管理的概念

目标管理既是一种管理思想,又是一种管理方法。目标管理是组织内管理者与被管理者在具体和特定的目标上达成协议,并形成书面文件,定期以共同制定的目标为依据来检查和评价目标达到情况的一种管理方法。

通过目标管理可以达到:①在工作中,实行员工自我控制,使每位员工知道自己的努力方向;②提供员工参与组织决策的机会,充分发挥每个人的才智和潜能;③客观、公正地评价,使员工有较强的成就感;④管理者与被管理者共同参与目标制订,使经济效益最大化。

(二)目标管理的特点

1.强调员工参与管理

目标管理是员工参与管理的一种形式,目标的实现者同时也是目标的制定者,即由上、下级共同制定目标及目标的衡量方法。上、下级依次确定组织发展总目标、各部门及个人目标;用总目标来指导分目标,分目标来保证总目标的实现,形成目标连锁,使各层次、各部门、各成员都明确自己的任务、方向和考评方式,促进管理者与被管理者之间的配合,共同为实现组织总目标而努力。

2.强调自我管理

目标管理的基本精神是以自我管理为中心,强调以人为中心,用目标激励人。在目标管理中,下级不是按上级硬性规定的程序和方法行动,而是通过成员自主管理和自我控制,来实现组织规定的目标。目标管理用"自我控制的管理"来代替"压制性的管理",不仅提高了员工的工作积极性和创造性,增强员工的组织责任感,而且推动他们尽自己最大的努力把工作做好。

3.强调自我评价

目标管理在确定分目标时,就明确组织未来的考核方法、考核内容和奖惩措施。在执行目标管理的过程中,各级管理人员进行定期评价,通过对员工的工作成果评价的反馈,特别强调由员工进行自我检查,以促进员工更好地发挥自身作用,不断提高工作效益。

4. 重视成果

在传统的管理中,对于员工的评价,往往过多地注重员工的思想、工作态度和付出的劳动等方面,而忽视组织目标实现的程度。目标管理建立了一套完善的目标考核体系,将考核、评价的重点放在员工的工作成效上,按其对组织的实际贡献大小,如实地进行评价,使评价更具客观性和建设性。

5. 强调整体性管理

目标管理将组织的总目标逐层分解落实,每一部门或每一成员的分目标以总目标为导向,使员工明确各自工作目标与总目标的关系,以便更好地完成组织总目标。

6. 具有目标特定性

目标特定性指上、下级目标的一致性。由于目标管理是一个强调上、下级共同参与管理,并将组织目标转换为具体、可行、可测量的部门或个人目标的过程,使目标具有特定性。

(三)目标管理的基本过程

目标管理分为制定目标、组织实施目标和检查评价目标三个阶段(见图2-2)。

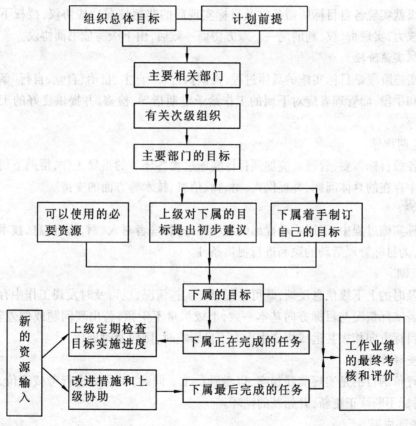

图2-2 目标管理和评价系统

1. 制定目标阶段

制定一套完整的目标体系是组织实施目标管理的第一步,也是目标管理最重要的一步。制订的目标越合理、越明确,则后阶段的具体过程的管理和评价就越容易。这一阶段可分为以下四个步骤。

（1）制定高层的管理总目标

制定总目标既可以由上级提出，再同下级讨论，也可由下级提出，上级批准。无论采用哪种方式，领导必须根据组织的长远计划和客观环境条件，在充分讨论研究的基础上制定出组织发展的总目标。

（2）审议组织结构和职责分工

目标管理要求每一个目标都要有明确的责任主体。因此，在组织总目标制定后，要再次审查现有的组织结构，根据目标要求进行调整，以明确其职责分工。

（3）确定下级和组织成员个人的分目标

在制定分目标时，必须把握"分目标支持总目标，个人目标与总目标相协调"的原则。在制定具体目标时要注意：①要有责任人参与协商分解组织总目标，以明确下级和组织成员个人的职责；②目标应具体化、定量化，以便于考核；③目标的方向明确，既切合实际又富有挑战性，以激励员工士气。

（4）形成目标责任

上下级就实现各自目标所需条件及目标实现后的奖惩情况达成协议，授权下级相应的资源配置权力，实现责、权、利的统一。双方协商一致后，由下级写成书面协议。

2. 组织实施阶段

组织实施阶段是目标实施的具体过程，强调执行者"自主、自治、自觉、自行"解决实现目标的方法和手段，而管理者应对下属的工作给予定期指导、检查，并提供良好的工作环境和信息情报等。

（1）定期指导

根据各级目标需要，管理者应加强目标实施过程各环节的指导工作，帮助下属解决目标实施过程中存在的具体问题，并提供人、财、物、信息、技术等方面的支持。

（2）检查

在目标实施过程中，下属主动提出问题和报告，管理者对人、财、物、信息、技术等进行协调与支持，为目标管理活动的顺利进行提供条件。

（3）反馈

进行及时的上下级信息反馈，既可掌握目标实施情况，也可及时发现工作中存在的问题或偏差。若实际情况与目标方向基本一致，上级尽量不干预；若出现问题或偏差较大，或实际情况与目标方向相去甚远或将产生重大不良影响时，则应及时处理。

3. 检查评价阶段

检查评价的目的是实现奖罚预案，以激励员工。同时，对目标进行考核评价，总结经验教训，使目标不断修正更新，开始新的循环。

（1）考评成果

在预定期限达到后，对目标实施的结果进行考评，评价管理的绩效。评价的方法包括自我评价、同行评价、专家评价、领导评价等。

（2）实施奖惩

按照事先确定的目标成果与奖惩协议，对目标责任单位、部门或个人实施奖惩，如工资、奖金、职务的晋升与降免等。如果单位、部门或个人对奖惩结果有异议，允许其申诉，领导者应认真处理,以增进组织的凝聚力。

（3）经验总结

将目标管理中的经验及教训进行总结,提出存在的问题,同时讨论、制定下一轮目标,开始新的循环。

护士长采用目标管理的五大益处

1. 促使病房的护理人员去了解组织的目标,并计划怎样去达到目标。
2. 人人参与目标设立,易于发掘人才。
3. 目标管理过程中,有持续不断的上级考核、检查等,可促进目标的品质提升。
4. 护理人员与护士长一起来设立目标,他们就会主动地设法搜寻资料,并计划好可行的方案。如此,不但促使护理人员减少对护士长的依赖,同时有充分的动机激发护理人员们的自我认知与成长。
5. 护理人员在与护士长共同设定目标时,由于护士长的重视,激发了护理人员的工作热情;护理人员在设立目标的过程中,大家一起协商、讨论、妥协等,人与人之间的关系变得更加紧密。工作环境的气氛良好,再加上护理人员的热情工作,于是提高了大家的士气。

（四）目标管理的优缺点

1. 目标管理的优点

（1）提高管理效率

目标管理促进管理工作,提高管理效率。首先,目标管理强调成果,管理者制订计划时必须考虑计划的效果,用结果来决定计划工作,使各项工作具有明确的目标、方向,避免了工作的盲目性、随意性和被动性;其次,目标管理中为保证目标的可行性,通过目标管理的系统分析,预测了管理中可以出现的问题,提高了管理工作的科学性和协调性;再次,目标管理也有利于更好地控制,从而提高管理效率。

（2）明确员工职责

目标管理要求管理者明确组织的任务和结构,对组织进行共同协商和讨论后,将目标具体化,并围绕期望的目标确定员工的责任,使上下级员工明确自己的职责范围和工作呈报关系。

（3）促进员工的成长

目标管理过程中,上级管理者适当授权给下级,有助于在保持有效控制的前提下锻炼下属的管理能力,提高工作责任心,也有助于改进组织结构和职责分工。

（4）调动员工的积极性

目标管理制订的目标是经过协商确立的,在整个过程中,员工参与了目标设置,明确自己的地位、作用和职责,明确个人利益和组织利益的紧密联系,明确目标实现后奖励的公正、客观性,这些都有助于调动员工的自觉性,提高员工工作的积极性,激发士气。

(5)保证有效的控制

目标管理的标准是目标,控制的手段是自我控制,评价组织及个人的标准是目标达到的程度,这种评价方式比较客观、公正,有利于提高全体员工的团体合作及组织的凝聚力。同时目标管理中的定期检查可及时发现偏差,便于及时纠正和调整。

护士长在运用目标管理时的注意事项

1.具备相当的目标管理知识。2.实施在职教育。3.组织内目标的选择要恰当。4.定期开会。5.保持坦诚相待的气魄。6.严格地执行控制的步骤。

2.目标管理的缺点

(1)目标制定有难度

目标的确定是一个难度较大的工作。一方面,由于目标是一个组织的宗旨及任务的具体化,在制定目标过程中要考虑许多方面的综合因素,往往多种因素难以协调,多个目标难以平衡,再加上各种情况的迅速变化及预测的困难,因而增加目标确定的难度;另一方面,目标的确定需要上下反复多次讨论及协商,费时费力,并造成了沉重的书面任务。当然,这两个问题恰是目标管理取得成效的关键。

(2)目标管理的短期性

实行目标的组织中,所确定的目标大都是短期的,很少超过一年,常常是一季度或更短。而过于强调短期目标是很危险的,可能会损坏组织的长期目标。因此,为防止短期目标所导致的短期行为,客服目标管理中过分重视短期效应的缺点,上级主管人员必须从长期目标的角度提出总目标和制定目标的指导方针,使短期目标符合组织的长远目标。

(3)缺乏灵活性

主管人员对改动目标往往犹豫不决。因为如果目标经常改变,就难以说明它是经过深思熟虑和周密计划的结果,这样的目标是没有意义的;另外目标改动还会导致目标前后上下不一致,造成一连串的工作困难。但是,计划是面向未来的,而未来存在许多不确定的因素,这要求管理者依据变化了的工作条件修正目标,而管理者有时还害怕改变会产生失误,以至不能适应客观环境的改变。

(4)限制管理者能力的发挥

目标管理过程中,常常重视处理短期的可见性问题,却忽略了管理者制订长期计划、处理危机事件以及协调组织等方面能力的培养。同时目标管理追求目标结果,可能限制管理者日常管理能力的发挥。

(五)目标管理在护理管理中的应用

护理目标管理是配合护理组织系统,将护理部的总目标按组织层次,层层分解,形成各级分目标,构成一个护理目标体系,并落实于行动,最终实现总目标的过程。

1.应用实例

例如某省级综合医院护理部推行目标管理,并根据医院分级管理评审标准要求,经反复调查论证,全年设立三项目标十二项目标值。

(1)护理质量有新起色

包括①全院三分之一以上病房开展责任制护理;②以上科室护理质量考评和管理质量考评达到医院评审标准;③各种护理表格书写合格率达到98%;④杜绝事故,事故差错率不超过接收病人总数的千分之一;⑤院内感染率小于3%;⑥昏迷瘫痪病人压疮率为0;⑦一人一针一管执行率100%。

(2)业务技术有新提高

包括①护理人员理论考试优良率达到76%;②技术操作合格率大于97%;③基础护理、特级及一级护理操作合格率大于92%;④选送12名护理人员出院学习,培养骨干;⑤根据业务技术需要,组织三届短期学习班,护理骨干业务培训,全院性护理座谈会进行护理知识学习。

(3)护理科研有新成绩

包括①取得科研进步奖一项;②完成护理论文23篇,其中在护理杂志上发表5篇;③院外学术会议交流论文6篇以上。

制定目标要经过上下客观分析论证后方可确定,既要有前瞻性,又要有可行性。护理部确定目标后,层层分解为科室和护理单元目标及护理人员的个人目标。然后签订目标责任书,形成合同文件,以便于自控和考核。责任书要求成果的责任单位和执行人、目标项目、时限、奖罚条件,四条都必须清楚,使每名成员均明确承担完成总目标的具体责任,以保证总目标得以实现。

在实施过程中,严格控制,使目标管理成效与个人奖惩相互挂钩,并与岗位责任制相互结合。同时保证目标的数量、质量都得到控制。

通过目标管理实践,增强了责任心和压力感,促进了工作数量和质量的提高。护理部设立的三项目标和十二项目标值均达到或超额完成,获得了目标管理的完满结果与成效。

2.应用中的注意事项

(1)应加强宣传教育;

(2)所确立的目标要明确、恰当;

(3)要有指导及咨询管理体系;

(4)要进行严格控制。

第三节　时间管理

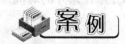案例

合理安排时间

王丽是某医院妇产科新上任的护士长,并且比较年轻。平时一般科室病人较多,护理工作较忙。于是,她每天工作非常努力,也特别辛苦,并且一有时间便帮助

主班护士处理医嘱,帮助治疗护士静脉输液,或者去修理病房里掉下来的窗帘。但是看着她忙碌的身影,病房内的护士们不但不说她的好,反而批评王丽是一名不称职的护士长。

问题:

1.为什么护士长那么辛苦护士们还认为她不称职?

2.王护士长应如何安排自己的时间?

时间是一种宝贵的无形资源,护理管理者要做到有效地管理时间。而要提高时间的利用率和有效性,关键在于能够正确认识时间哲理、增强时间观念和掌握时间管理的艺术。

一、概述

(一)时间的概念

时间(time)是物质存在的一种客观形式,是一种不可再生的、有价值的无形资源,具有恒常性、不可逆性、无法替代性的特点。在管理中对时间的管理,就像对人、财、物、信息的管理一样,是体现有效领导行为的重要特征。

(二)时间的本质及特征

时间的本质是一种有价值的无形资源,它对于每个人来说固定而有限,虽然做任何事情都需要花费时间,但每个人在单位时间内所获得的社会价值与个人价值却是不同的。从管理学的角度来看,时间是分配各种活动过程所需周期的起点与终点,规定各种活动衔接的连续性。因此,在管理活动中,管理者必须考虑时间这一重要资源,并对其作出有效地安排和使用。

时间的特征主要包括①客观性。时间是无形的,但又同物质一样客观存在。②方向性。时间的流逝具有不可逆性,一旦过去,将永远失去。③无储存性。时间虽然是一种宝贵的资源,但这种资源却无法储存。所以不管人们怎样利用时间,时间总在不停地流逝。

(三)时间管理的概念

时间管理(time management)指在时间消耗相等的情况下,为提高时间的利用率和有效性而进行的一系列的活动,包括对时间进行有效地计划和分配,以保证重要工作的顺利完成,并能及时处理突发事件或紧急情况。

二、时间管理的目的和基本程序

(一)目的

时间管理的目的,是让人们在最短时间内实现更多想要实现的目标。时间管理可以使人们自己主宰工作,而不被工作所奴役;可以保证最重要的事情得到解决;并有充分的时间应付紧急情况和处理常规工作。

(二)基本程序

1.评估

进行有效的时间管理,首先必须评估自己使用时间的情况。

(1)评估时间利用情况

　　有专家建议管理者都应备有一本日志或记事本,按时间顺序记录一定时间内(通常为一周)所从事的活动及花费的时间,再将所有活动分为几大类,如拟定计划、决策、指导、评价、建立人际关系等,并计算每一类活动所消耗的时间占整个工作日时间的百分比,如果结果显示时间分配不平衡或与重要程度不相符,则提示管理者需调整时间分配方案。

　　(2)评估管理者浪费时间情况

　　时间浪费是指花费了时间但未能取得对完成组织或个人目标有益的行为。浪费时间的原因有主观和客观两个方面。

表2-2 管理者浪费时间的主客观因素

客观因素	主观因素
1. 意外的电话或来访	1. 工作拖拉,缺乏时间意识
2. 社交应酬过多	2. 计划不周详或缺少计划
3. 会议过多	3. 工作目标不明确
4. 信息不丰富	4. 对下属不能充分授权
5. 沟通不良	5. 不善于拒绝非分内之事
6. 缺乏反馈	6. 处理问题犹豫不决
7. 合作者能力不足	7. 文件、物品管理无序
8. 政策程序领会不清楚	8. 决策能力差
9. 文书工作繁杂	9. 处理问题无优先次序
10. 突发事件	10. 无计划地接待来访者
11. 上级领导工作无序或无计划	11. 工作时精力不够集中

　　(3)评估个人的最佳工作时间

　　时间运用评估中,吉利斯(Gilles)提出应确认每个人在一天中精神状态最佳与最差的时间段,以合理安排工作内容。根据人的生物钟学说,人在每日、每周、每年都有生理功能周期性,一般人感觉精神体力最好的时间段里,宜安排须集中精力及创造性的活动,而在精神体力较差的时间段中从事团体性活动,以通过人际关系中的互动作用,提高时间利用率。此外,从生理角度讲,人在25—50岁是最佳工作年龄时区,一般35—55岁是管理效益最佳时区。

　　2.计划

　　(1)制定具体工作目标及重点

　　设定个人及专业的目标,明确自己每日预期完成的工作及最主要的任务,是进行时间管理计划的第一步。

　　首先,明确管理者及组织单位时间内的具体工作目标,如每日下班前,列出次日必须完成的工作,这种时间表既可防止重要事情被遗忘,又能使大脑得到"解放"。其次,建立优先顺序,找出最重要的事情,放在首位并最先完成,从而可使管理者有更多的时间去从容应对危机。

（2）选择有效利用时间的方法与策略

（3）列出时间安排表

根据目标及完成任务所需的活动来安排时间。注意每天要留出一定的"应对时间"及"自由时间"。因为在管理工作中有80%的时间往往用于与人接触、交往和沟通。

制订时间计划时应注意：①时间计划要有弹性，以应付意外事件。②计划要有领先性，一般制订计划的时机为每年度、每季度初，能初步规划的应预先规划，每月20日左右提出下个月工作计划，每周五安排下周工作计划，每日工作填写在日工作计划表上。③管理者应安排一定的时间休息与放松心情，这样将有助于管理者缓解压力，从而更有信心的投入工作，如可每月选一天去图书馆收集资料或看最新的专业杂志放松心情。

3. 实施

时间管理的关键在于计划制订后能立刻实施，并从最重要的事情做起。实施时间计划时应注意以下几点。

（1）集中精力：完成工作时应集中全力，这样才会节省时间，提高效率。

（2）学会"一次性处理"或"即时处理"：实践证明，集中精力连续工作一个小时顶得上断断续续工作几小时。如果一件事未完又做另一件事，往往重新回到原工作时，又须花费时间和精力以重新进入状态，即所谓的"温习过程"。

（3）关注他人时间：尽量减少拜访次数，当有要事相商，需要见某人时，最好先预约，并事先准备好谈话提纲，这样便能节约双方的时间。重要事情电话商谈时，要预先列出讨论的基本问题，通话时应减少寒暄，迅速进入正题。

（4）有效控制干扰：重要且必须完成的工作，应尽量控制电话、来访、突发事件的干扰。

（5）提高沟通技巧：有计划、有选择地参加会议及社交活动；有意识地锻炼沟通交流能力，包括保持上下沟通渠道畅通、学会倾听等。

（6）处理好书面工作：公文书写应简明、扼要、易懂，节省文字也就节省了时间；文件、案卷及时整理入卷入柜，并编好目录；安排一定时间进行书面工作；及时清理文件，丢弃无用的文件。

4. 评价

实施时间计划的过程中，采取有力的控制手段可达到良好的时间管理。一般情况下，可采取"日回顾""周回顾"以了解任务完成情况。如果未完成，应评价时间安排是否合理有效，活动主次是否分明，有无时间浪费情况，时间管理的过程是否科学等。

三、管理者对时间管理应具备的条件

（一）时间观念

管理者应自觉认识到"时间就是金钱"，特别是对管理者来说，具有管理时间资源的自觉性和提高效率的意识是有效管理时间的基础。强烈的时间观念除来自于社会及环境给予的压力外，更重要的是个人要具有责任感、成就感，具有高尚的人生观、价值观。

（二）时间成本效益观念

时间成本效益观念指的是支出的单位时间所获得的"目标效果"。要考察时间及其有效性，例如把当年度4—10个目标写出来，核算每个目标的实现成本及产生的效益，找出一个核心目的，并依次排列主要性，然后按照目标设定一些详细的规划，并按照方案进行。

（三）时效观念

时效观念即不要错过最佳"时机"。一定的机会是人们达到目标最有利的特殊条件,如果错失良机,会大大减少成功的可能性。我们常说成功等于机遇加努力,足可见把握好时机的重要性。

（四）有定量控制有限时间的能力

有定量控制有限时间的能力亦即具有科学制订计划和保证按计划执行的能力,要主宰时间、把握时间,而不做时间的奴隶。

（五）鉴别关键工作的能力

鉴别关键工作的能力是指具有凭借自己的判断,区别主次,抓重点的自我控制能力。

（六）具备提高工作效率的技巧

提高工作效率的技巧是指人的各种能力的综合,如说服力、规划能力、记忆能力、想象力、思维能力、注意力、理解力、阅读能力、判断能力、头脑使用法、自信力、信息搜集能力、信息处理能力、目标制订能力、创造力、行动能力、脑体并用能力、健康、毅力、洞察力等。因此,提高各种能力可提高时间的利用率和有效性。

四、时间管理的方法

（一）ABC 时间管理法

ABC 时间管理法由美国管理学家莱金(Lakein)提出。他建议,为了提高时间的利用率,每个人都需要确定今后五年、今后半年及现阶段要达到的目标。人们应该将其各阶段目标分为 ABC 三个等级,A 级为最重要且必须完成的目标,B 级为较重要很想完成的目标,C 级为不太重要可以暂时搁置的目标。运用 ABC 时间管理法的核心是抓住重要问题,解决主要矛盾,保证重点,兼顾一般,提高时间的利用率。确定 ABC 事件的思路详见下表:

1.ABC 时间管理法的特征及管理方法

表 2－3　ABC 时间管理法的特征及管理办法

工作类型	比例	特征	管理方法	时间分配
A 类	约占每日工作量的 20%—30%	最迫切、紧急、重要的事情,对实现组织目标影响大	重点管理,亲自、立刻花时间去做好	60%—80%
B 类	约占每日工作量的 30%—40%	迫切、较重要的事情,对实现组织目标有一定影响	一般管理,最好亲自去做,也可以授权下属	40%—20%
C 类	约占每日工作量的 40%—50%	不重要、不紧急的事情,对实现组织目标影响不大	不必管理,授权下属	0

2.ABC 时间管理法的步骤

(1)列出目标:每日工作前列出"日工作清单"。

(2)目标分类:对"日工作清单"分类,对常规工作,如"晨会交接班",则按程序办理。

(3)排列顺序:根据工作的重要性、紧急程度来确定 ABC 顺序。

(4)分配时间:按 ABC 级别顺序定出"工作日程表"及"时间分配情况"。

(5)实施:集中精力完成 A 类工作,效果满意,再转向 B 类工作。对于 C 类工作,在时间精力充沛的情况下,可自己完成,但应大量减少 C 类工作,尽可能委派他人执行,以节省时间。

(6)记录:完成每一事件所消耗的时间。

(7)总结:工作结束时评价时间应用情况,以不断提高自己有效利用时间的能力。

(二)四象限时间管理法

按照重要性和紧迫性把事情分成两个维度,一方面是按重要性排序,以是否符合组织的长、中、短期目标作为价值判断的依据;另一方面是按紧迫性排序,以时间的紧迫程度作为衡量的标准。最后把所有事情纳入四个象限,按照Ⅰ、Ⅱ、Ⅲ、Ⅳ四个象限的顺序灵活而有序的安排工作。

表2-4 四象限时间管理法

	紧迫	不紧迫
	Ⅰ	Ⅱ
重要	1. 紧急情况:抢救病人,病房急需氧气筒等; 2. 护理人员培训与考核。	1. 制订护理科研计划; 2. 护理人员培训与考核。
	Ⅲ	Ⅳ
不重要	1. 按上级要求书写报告; 2. 家属到护士站询问病情; 3. 会议。	1. 病房领取换季被服; 2. 琐碎事务等; 3. 电话会谈,重复性文件等。

(三)记录统计时间管理法

护理管理者为提高时间的利用率,可以通过记录和总结每日的时间消耗情况,以判断时间消耗的整体情况和浪费状况,同时分析时间浪费的原因,并采取适当的措施节约时间,以避免自己掉入时间陷阱。时间的统计应尽量准确、及时。记录方法可以用台历或效率记录手册。

(四)拟定时间进度的方法

护理管理中的工作千头万绪,在时间控制上困难很多,尤其是基层护理管理者,常被一些突发事件打断工作。因此,事先拟定活动安排进度表,可以作为一个解决时间浪费的方法。时间进度表应力求详细、有弹性,要既能保证正常工作进度,又能处理意外事件。

(五)信息法

信息法是指运用现代管理理论,采用各种激励信息,给管理者形成一种节约时间、有效管理时间的外部环境的方法,如格言、警示、广告用语等,要求激励信息具有直观、鲜明、形象、易懂的特性。

有效的时间管理除上述介绍的方法以外,还应该根据具体情况灵活运用一些管理策略。

五、时间管理的策略

巴雷托(Pareto)研究的"巴雷托分析法",在管理学上又称为"20/80 法则"或"二八律"。这个法则的内涵是:如果工作项目以价值排序,一般地说,80% 的价值来自 20% 的项目,剩下的 80% 的项目,只有 20% 的价值。按照这个法则实施时间管理,一般情况下,组织中有一部分任务或团体行为是非常重要的,余下部分是不重要的琐事,管理者应掌握时间管理的策略,集中精力完成最主要的工作,切忌搞时间上的平均主义,防止在次要问题上浪费时间,以提高时间的利用率和有效性。常用的时间管理策略有以下五个方面。

（一）消耗时间的计划化、标准化、定量化

时间管理学家吉利斯指出,要有计划地消耗和利用时间,必须先了解每日的时间消耗情况,以30分钟为一时间单位,详细记录每日时间消耗过程。管理者要将自己的活动时间分类,并对每项工作按先后顺序及重要程度确定具体时间,并严格遵守。

（二）充分利用自己的最佳工作时间

每个人的生物钟不同,最佳工作时间也不一样,有人是清晨,有人是傍晚。因此,应根据体力和精力状况安排工作内容,状态最佳的工作时间内集中精力从事创造性活动或最重要的工作;状态较差的工作时间内处理不重要的工作或团体活动,借助团体活动的人际互动来提高自己的工作效率。

（三）保持时间利用的连续性

心理学研究证明,当人正在集中注意力从事某项活动时,最好不间断地完成此项工作,如果中断,再着手此工作时,需要一定的时间集中注意力,有时甚至在间断后永远达不到先前的效果。因此,管理者在安排时间表时,应将重要事情安排在无干扰时处理,集中完成,减少时间的浪费。

（四）学会授权

作为管理者必须明确,有很多事情不能亲力亲为,通过适当授权他人可增加自己的工作时间。授权是一门艺术,在授权他人时应注意①选择合适的人:授权时应了解下属的能力,做到事得其人,人适其事;②双方约定:授权应是一种法定合约行为,管理者与下属均应了解和同意授权行为及附带条件,并以正式的形式通知相关人员,说明该员工已获得的权力、承担的职责等。

（五）学会拒绝的艺术

为了减少时间管理者的时间浪费,使时间得到有效利用,管理者必须学会拒绝干扰自己正常工作的事,拒绝承担自己职责范围以外的责任,以保证能够顺利地完成自己的工作内容。人们常害怕拒绝别人,怕因此而损害个人形象,影响人际关系。其实,拒绝也是一门艺术,有时巧妙的拒绝不仅不会损害个人形象或人际关系,反而会增加个人魅力。但拒绝时应注意时间、地点及场合,避免伤害别人的自尊心,最好不要解释拒绝的理由,以免别人想出反驳的理由,使你无法拒绝。尤其是出现以下情况时,管理者应巧妙而果断地拒绝:①事情不符合个人专业或职务目标;②非自己力所能及,耗时且不感兴趣;③承担后会影响自己职责范围内的工作。

第四节 决策

决策理论认为,管理工作的核心是决策。决策是各级、各类护理管理者最重要的职责之一。决策是否科学,直接关系到护理事业的兴衰成败,而科学的决策起着避免盲目性和减少风险的导向作用。因此,护理管理者在决策过程中,一定要按科学的决策程序,借助科学的决策方法来达到决策的正确性。

一、决策的概念、作用及特点

(一)概念

决策(decision-making)指组织或个人为了解决当前或未来可能发生的事情,从确定行动目标到拟订、论证、选择和实施方案的整个活动过程。换言之,决策,就是为了实现一定的目标,提出解决问题和实现目标的各种可行方案,依据评定准则和标准,在多种备选方案中,选择一个方案进行分析、判断并付诸实施的管理过程,即决策就是针对问题和目标,分析问题、解决问题。

(二)作用

决策是管理的核心内容;关系到管理的绩效;是管理者的主要职责。

(三)特点

1. 目标性:目标是组织在未来特定时期内完成任务程度的标志。

2. 可行性:不仅考虑采取行动的必要性,而且注意实施行动的限制条件。

3. 选择性:不仅具备选择的可能,而且具备选择的依据。

4. 满意性:用"满意"代替"最优"。

5. 过程性:决策是一系列决策的综合;每项决策都是完整的过程。

6. 动态性:决策是一个过程,又是一种适应。

二、决策的类型

(一)按决策的重要性划分

1. 战略决策(strategic decision-making)

战略决策指与确定组织发展方向和长远目标有关的重大问题的决策,具有全局性、长期性和战略性,解决的是"干什么"的问题,往往与长期计划相联系,常由高层领导作出,如医院机构改革、医疗网络的建立等。

2. 战术决策(tactical decision-making)

战术决策指为完成战略决策所规定的目标而制订的组织在未来一段较短时间内具体的行动方案,常由基层管理者作出,如医院护理质量控制、护理人力资源配置等。

(二)按决策的重复性划分

1. 程序化决策(procedural decision-making)

程序化决策又称常规决策,指对经常出现的活动的决策。处理这类问题可利用惯例、标准、工作程序或采用自动化决策系统作出,一般与战术决策相联系。越是基层管理者,程序化决策所占比重越大。有证据表明,高层管理者作出的程序化决策在40%以上,中层管理者可达60%—70%,基层管理者或操作者高达80%—90%。

2. 非程序化决策(non-procedural decision-making)

非程序化决策又称非常规决策,指涉及面广、偶然性大、不确定因素多、无先例可循、无既定程序可依的决策,一般与战略决策有关。多见于高层管理,其成败与决策者经验、学识、创造力有关,也受决策者主观性和随意性影响。

（三）按决策条件的确定性划分

1. 确定型决策（certain decision-making）

确定型决策指决策者确知环境条件,且决策问题只存在一种已知的自然状态,选中的方案执行后有一种确定结果的决策。如果决策者目标明确,信息齐全,执行结果是有把握的,那么决策者就应该采用最优原则选择最佳方案,并及时行动。

2. 不确定型决策（uncertain decision-making）

不确定型决策指决策者在不能事先预知环境条件,也无法估计发生概率,无法衡量成功概率的情况下的决策。为了增加成功率,决策者应广泛搜集信息资料,运用多种方案,做到灵活应变。

3. 风险型决策（risk decision-making）

风险型决策指决策者不能事先预知环境条件,每种方案都有风险性,但对其发生的可能性可预先估计出来或可利用历史资料查出的决策。决策者一般需要经过周密考虑,并准备好多种应对措施,以防可能发生的不测。

（四）按决策的主体不同划分

1. 个人决策（individual decision-making）

个人决策是领导者个人作出的决策,适用于日常事务性决策。个人决策的效果往往受决策者个人自信心、经验、价值观、专业知识、技术等因素影响。

2. 团体决策（group decision-making）

团体决策由领导者组织集体作出的决策。一般决策较客观,适用于所有的决策活动,尤其是重大问题的决策。

三、决策的基本原则及基本要求

（一）基本原则

决策原则是指决策必须遵循的指导原理和行为准则。它是对科学决策指导思想的反映,也是对决策实践经验的概括。科学的决策是在科学理论和知识的指导下,通过科学的方法和程序所作的符合规律的决策。领导决策过程中所需要遵循的具体原则是多种多样的,如决策过程中的悲观原则、乐观原则、最小后悔值原则,等等。但是,就领导决策的基本原则而言,却有许多是必须共同遵循的。一般来说,决策过程需要遵循以下原则。

1. 目标原则

决策必须具有清晰和实际的具体的方向目标,并且这个方向目标应该具有相对的稳定性,一经确定下来,不宜轻易改动。护理组织各级管理者要根据所处的环境条件,围绕护理组织目标、医院目标、卫生保健目标作出符合实际的决策。

2. 信息真实原则

决策是靠信息来制订的,信息是决策的基础,信息的质量决定着决策的质量。科学决策所要求的信息必须是准确、及时、适用的。进行决策必须广泛搜集与之有关的全面系统的信息资料,然后进行归纳、整理、分析、加工,从而为正确的决策提供基本的条件。护理管理者必须高度重视各项信息工作,确保信息的真实性。

3. 可行性原则

可行性原则的基本要求是以辩证唯物主义为指导思想,运用自然科学和社会科学的手段,寻找能达到决策目标的一切方案,并分析这些方案的利弊,以便最后抉择。可行性分析是可行性原则的外在表现,是决策活动的重要环节。只有经过可行性分析论证后选定的决策方案,才是有较大的把握实现的方案。掌握可行性原则必须认真研究分析制约因素,包括自然条件的制约和决策本身目标系统的制约。可行性原则的具体要求,就是在考虑制约因素的基础上,进行全面性、选优性、合法性的研究分析。

4. 对比择优原则

对比择优原则指决策必须从两个或两个以上可供选择的不同方案中,通过广泛调查,反复对比和全面分析,科学论证后选出最优方案作为对策。这里的"优"主要表现为效益大和效率高。

5. 集体决策原则

集体决策原则是指决策者要充分发扬民主,调动决策参与者,甚至包括决策执行者的积极性和创造性,共同参与决策活动,并善于集中和依靠集体的智慧与力量进行决策。但集体决策并不排斥个人在决策中的重要作用。现代医院护理组织是一个复杂的系统,单凭一个人的智慧难免有不足之处;护理管理者要积极采取集体决策,以保证决策的正确。

6. 系统性原则

系统性原则也称为整体性原则,它要求把决策对象视为一个系统,以系统整体目标的优化为准绳,协调系统中各分系统的相互关系,使系统完整、平衡。因此,在决策时,应该将各个小系统的特性放到大系统的整体中去权衡,以整体系统的总目标来协调各个小系统的目标。

7. 预测性原则

预测是决策的前提和依据。预测是由过去和现在的已知条件,运用各种知识和科学手段来推断出未来可能出现的情况。科学决策必须用科学的预见来克服没有科学根据的主观臆测,防止盲目决策。决策的正确与否取决于对未来后果判断的正确程度;不知道行动后果如何,常常会造成决策失误。所以,领导决策必须遵循预测性原则。

(二)基本要求

(1)决策要求解决问题带有根本性、关键性。

(2)决策要有明确的目标和可行性。

(3)决策前要综合考虑各种因素,确定最佳方案。

(4)决策要集思广益,实事求是。

(5)决策要勇于承担风险。

四、决策的基本步骤

管理决策是一个科学的过程,是由人类认识问题和解决问题的思维工程决定的。决策过程一般可分为七个步骤。

(一)确立问题

决策源于一定的问题,因此,确立问题是决策的前提,是确定目标的基础。

确立问题首先要识别问题,所谓问题就是指现状与目标之间的差距,如某科室护理人员数量不足,护理工作繁重,从而导致护理质量下降。领导者识别问题的关键是将事情现状与标准进行比较,这一标准可以是过去的绩效,或预先设置的目标,也可以是同类行业中已达到的绩效等。问题的识别受到组织文化、现有信息和管理者的经验、感知、注意力、情感等因素的影响。

(二)确定目标

决策目标是指决策实施后在一定时期内所期望达到效果。目标是决策的方向,管理者确立了要解决的问题,就要针对问题确定决策目标。确定决策目标直接影响到方案的选择,所以必须非常慎重。确定合理的目标需要运用调查研究和科学预测技术,也需要管理者有严谨求实的作风和敢于提出问题的勇气。科学调查研究的方法包括①定性分析预测技术,如"专家预测法"和"德尔菲预测法"等;②定量分析预测技术,如"时间序列预测法"和"回归预测法"等。

决策目标确定后,有时还要依据价值准则来对目标进行判定。常用的价值指标有三类:学识价值、经济价值和社会价值。学识价值是指各项性能指标与国内先进指标、国际先进水平相比较,满足用户要求程度等方面的概念;经济价值是指基本投资、回收效益、回收周期等经济与效益指标;社会价值则包括伦理道德、环境保护、风俗习惯等方面的社会影响。决策时应考虑上述三方面的要求,规定这些指标的主次、急缓以及取舍原则,明确目标的约束条件和责任。

(三)拟订方案

决策目标明确后,就应拟定能够达到目标的各种备选方案。方案的拟订必须以问题的性质与决策目标为依据。多方案比较是作出科学决策的基础。因此,备选方案应有多个,而不能只有一个,且方案之间必须要有原则性区别,而不是细节上的差异。拟订方案时应广泛采用各种智囊技术,如"头脑风暴法""德尔菲法"等,尽可能开发创造性思维活动。方案拟订通常有两种途径:一是经验,来自自己或别人以往的做法;二是创造,充分发挥创造力,拟订一个独到、新颖、适应未来发展趋势的方案。

(四)方案评估

方案评估是对方案进行分析和论证,以便挑选最有效、最恰当的解决问题的措施。评价和比较的主要内容包括①方案实施的可行性,包括实施方案所需的条件是否具备,筹集和利用这些条件需要付出各种成本;②方案实施可能带来的影响,分为有形与无形的、长期与短期的、好的与坏的,应尽可能预计到可能发生的各种情况;③方案实施的风险性。通过对各种方案的权衡比较,提出每一方案的执行条件和环境要求,排列他们的优劣顺序,为下一步的方案择优工作做好准备。

(五)方案选择

对各种备选方案进行统一权衡后,进行综合评价,最后由组织决策者选出或归纳出"满意"方案。方案要选择得好,必须具备两个条件:一是有一个合理的选择标准;二是有一个科学的选择方法。

一个令人"满意"的决策应当符合三个标准:①全局性标准,这是选择方案的首要标准;②适宜性标准,不要只追求最优、最佳,而是首先要求合理、适宜,即要符合我国国情,因地制宜,因时制宜;③经济性标准,力求以最小的投入获得最大的产出。对于风险性决策,还应用动态性标准,因为风险决策的主要特征是不确定性。

选择方案的方法包括①经验判断法,是最常用、最容易使用的方法,常用于以定性为主的决策选择。但经验具有局限性,应学会分析环境,正确使用以往的经验和教训,保证决策的有效性和合理性;②研究和分析,如数学模型法,它是一种定量分析法,其目的是运用数学方式简化问题及分析问题的过程;③模拟实验法,如实验室试验、计算机模拟试验等。

(六)方案实施

方案实施是将决策意图传递给有关人员并得到他们采取行动承诺的过程。方案的实施,首先要做好实施的组织工作,有时还需要在方案的全面实施前,进行局部试行,以考察在真正条件下方案的可行性;其次要搞好思想动员,对实施方案的目的、意义、原则、方法、要求等,进行解释、说明、宣传和鼓励;再次要对方案的实施过程进行有效的监督和控制,以便及时发现问题,防患于未然。

(七)追踪评价

方案执行后,应根据决策目标,检查所实施的方案是否达到了预期的目标,以为今后的决策提供信息和积累经验。追踪评价的内容包括决策执行的成果,决策是否按预定计划如期执行完成;预期目标与实际成果有无差异。若反馈信息证明原因决策方案已经脱离实际,甚至危及决策目标的实现,则应停止原方案的实施,组织力量重新调整和修正决策。

五、团体决策(群体决策)

(一)团体决策的概念

团体(group)指两个或两个以上的人,彼此相互影响,互相依赖,为了完成特定的目标而结合在一起。团体决策(group decision-making)指由两个人以上的群体完成决策的决策方式。在团体决策过程中,领导者虽然仍处于中枢地位,或者是决策过程中的组织者和指挥者,但他只是决策中的一个角色,任何决策的有效性都受到决策群体内其他成员的制约。

(二)团体决策的方法

1. 头脑风暴法(brain storming)

头脑风暴法又称"思维共振法",是为了克服障碍,产生创造性方案的一种简单方法。原则是鼓励有创建的思想,禁止任何批评。典型的头脑风暴会议中,成员围桌而坐,群体领导者向所有参加者阐明问题,群体成员畅所欲言,提出尽可能多的方案,不允许任何批评,并将所有方案都记录下来后,再讨论和分析。

2. 名义集体决策法(nominal group technique)

名义集体决策法是指参加集体决策的成员面对面地接触,全部意见提出来之前,成员之间不进行讨论,当方案都提出之后,再进行讨论,直到达成一致意见。

名义集体决策法的主要步骤包括①召开群体会议:参加成员面对面地接触,写出本人对集体面临问题的意见及解决方法;②提交想法:每个成员将自己的意见和方案作公开阐述,全体成员阐述完之前不作讨论;③开始讨论:大家共同讨论所提出的办法,并进行详细的说明和评价;④综合排序:参加成员单独、不记名的给这些意见及解决办法划分等级,交决策者;⑤统计决策:决策方案进行统计处理后,最高等级的方案是最终的决策。

名义集体决策法的主要优点是成员正式参加会议,聚在一起讨论,不限制个人的独立思考。

3. 德尔菲法(Delphi technique)

德尔菲法又称"专家意见法",由美国兰德公司的研究者提出,该法要求参加决策的成员都是专家或内行。

德尔菲法的主要步骤包括①参加成员单独、不记名地写出本人对集体面临问题的意见及解决办法;②将所有成员的意见及方案在一个信息处理中心集中,进行系统化管理;③将除自己以外的所有意见、方案再提交给每一个成员;④每人对他人意见、方案进行分析,并提出新意见,集中送交信息中心处理;⑤信息中心对送交的信息再按上述步骤反复几次,直到基本取得一致意见。

德尔菲法的优点:①避免了集中决策中面对面的争论,有利于表达意见和看法;②避免了面对面的集中决策所造成的崇拜权威、服从权威、抑制创造性思维等缺陷,有利于产生有价值的方案;③能够使参与决策者畅所欲言。

德尔菲法的缺点:决策时间长、信息处理工作量大,不利于直接交流。

4. 电子会议法(electronic meeting)

电子会议法是利用现代计算机技术改善群体决策的一种方法。会议主持者将问题显示给与会者,每个成员将自己的意见输入计算机,个人评论和票数统计都投影在会议室的计算机屏幕上。

电子会议法的主要优点:①匿名、诚实和快速;②有利于人们充分表达信息而不受惩罚;③"发言"不担心被别人打断或打断别人,所需时间短。

(三)团体决策的优点

1. 准确性高

国外研究表明,团体判断问题的正确率一般要比个体高出5—6倍。团体决策可汇集更多的信息情报和广泛的知识、经验和创造性;可以得出更精确的诊断和丰富的备选方案;抉择时考虑更周密,分析更全面,产生漏洞的可能性更小。因此决策质量相对较高。

2. 可接受性强

首先,由于决策的执行者同时也参与了决策的制定过程,他们已经了解决策的背景和细节,无需作过多的说服解释工作,能较好地了解所指定的决策;其次,由于决策执行者参与了决策,获得了较多的信息与信任,满足了人们受尊重的需要,会使更多的人感到对问题的解决负有更大的责任,从而增加了对决策实施的认同感和责任感;再次,他们通过鼓励他人接受决策方案的过程,密切了与他人的关系,有利于调动更多人的积极性,使决策的贯彻能顺利进行。

3. 一贯性好

团体决策过程中,尽管每个人的目标取向是动态的,但因决策过程有许多人参与,并且是多元目标综合起作用,所以就稳定得多,这是个人决策无法做到的,而且团体决策一般采取科学的决策程序,比较理性,因此,使团体决策具有较好的一贯性。

4. 创造性强

一般来说,参与团体决策的人都是专家或内行,他们彼此间的知识互补形成了单个人所不能具备的智力、能力和知识结构,同时通过思想与认识上的相互交流,使决策方案更完善或能够发现更好的方案。

(四)团体决策的缺点

1. 耗费时间

团体组成、决策过程以及反复交换意见均需消耗时间,因此团体决策比个人决策花费更多的时间。由于消耗时间较多,可能会限制管理者做出快速反应的能力。

2. 风险性大

团体决策比个人决策具有更大的风险性。其原因包括①群体决策由大家共同制定、共同承担,但谁对最后结果负责却不清楚,造成责任分散,因此,成员心理压力和束缚较小,而容易做出冒险决策;②个别成员怕别人认为自己懦弱,常提出冒险方案;③团体中具有影响力的领导,常为显示自己才能,而采取风险性较高的决策。以上原因均可使团体中出现"风险转移"现象。

3. 少数人控制

领导出现可导致下级为迎合上级而保留自己的意见;专家型成员的出现可能会因为他们的知识、经验、语言技巧等,使群体讨论被其控制。以上两方面都可能对最终决策产生过度影响。

4. 从众现象

一方面,可能由于群体成员担心自己表示异议会受到孤立与嘲笑,以致不敢公开发表意见;另一方面,也可能由于参与决策的团体成员把保持和谐一致作为目的,而抑制少数派和标新立异的观点以取得表面一致,而使决策质量降低。

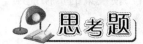

课堂互动

1. 做计划难,按时执行计划更难,所谓的"计划赶不上变化"。如此,制订计划还有实际意义吗?

2. 俗话说"寸金难买寸光阴",我们应该如何有效利用时间?

3. ABC 时间管理法的特点是什么? 结合自身经验谈谈如何用 ABC 时间管理法进行时间管理。

思考题

一、单选题

1. 在宗旨、任务的指导下,组织活动要达到的最终可测量的结果是,体现计划的(　　　)

　　A. 目的　　　　　　　　B. 目标　　　　　　　　C. 策略　　　　　　　　D. 宗旨

2. 用数字表示预期效果的一种数字化的计划是(　　　)

　　A. 宗旨　　　　　　　　B. 预算　　　　　　　　C. 目标　　　　　　　　D. 策略

3. 组织中的长期计划的制订者一般是(　　　)

A. 基层管理者　　　　B. 中层管理者　　　　C. 高层管理者　　　D. 被管理者

二、多项选择题

1. 计划职能的基本含义是(　　　)

A. 分析形势　　　　B. 选择方案　　　　C. 确定目标　　　　D. 发现问题

E. 确定目标实现的途径

2. 计划的形式包括(　　　)

A. 宗旨　　　　B. 目的　　　　C. 任务　　　　D. 目标　　　E. 预算

3. 目标管理的特点包括(　　　)

A、管理者和被管理者共同参与管理　　　　B. 自我管理

C. 自我评价　　　　D. 整体性管理　　　　E. 目标特定性

·参考答案·

一、单选题

1. B　2. B　3. C

二、多项选择题

1. CE　2. ABCDE　3. ABCDE

第三章

组织职能

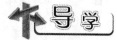

【内容提要】 本章主要介绍组织、组织工作、组织结构、组织设计、组织文化、人力资源管理的概念；组织、组织结构的类型；组织设计的原则、要求与步骤；组织文化的特点、结构、功能；护理组织文化；我国卫生组织系统的分类与任务；医院的类型、分级、功能与特点；我国的护理组织系统；医院护理单元的组成与管理要求；临床护理组织方式；护理人力资源管理的意义及原则；护理人员的选聘、编设、排班、教育培训与绩效考评；护理人员的任职条件与晋升。

【学习要求】 通过本章学习能够解释组织、正式组织、非正式组织、组织工作、组织设计、组织文化、人力资源管理的概念；区分并列出组织结构的类型；说出医院的类型、功能及医院护理管理体制；简述组织设计的原则与步骤；阐述人力资源管理的原则及程序；举例说明护理人员排班的原则、类型、方法和影响因素；熟练掌握并能按照编制原则计算医院护理人员的编设；熟悉组织文化的特点；明确我国卫生组织系统和护理组织系统的分类与任务；阐述医院护理单元的组成、管理要求及临床护理组织方式；理解护理人员编设原则及护理人员教育与培训。

【重点难点】 组织、组织结构、组织设计、组织文化、人力资源管理的概念；组织结构的基本类型、组织文化的特点、组织设计的原则与步骤；人力资源管理和护理人员编设的原则；护理人员编设的计算方法，护理人员的排班、培训和培养；医院护理单元的组成和管理要求。

案例

某医院成立于1999年，是一家中美合资医院，技术力量雄厚，拥有一批国内外知名专家和学科带头人。近年来，医院的效益增长较快，规模也在不断扩大。为了进一步规范管理，为群众提供优质、高效、安全、便捷、经济的医疗服务，医院特聘管理专家对医院现状进行调查。调查后发现医院在组织结构方面存在如下问题：

1. 业务流程不大清晰，导致部门之间的合作不顺畅，病人投诉现象时有发生。

2. 部门职能界定不明确，导致出现职责的真空地带。

3. 辅助职能部门不能为业务科室提供强有力的工作支持。

4. 护理人员配备不能满足临床需要，薪酬体系不健全，尤其是护士的薪酬普遍低于市场薪酬水平。

思考:该医院应采取什么措施来解决存在的这些问题?

组织职能是管理的基本职能之一,是对人力、物力、财力、信息、时间进行有效地组合,为实现组织目标而进行的活动。组织职能是进行人员配备、领导、控制的基础;组织职能对于发挥集体力量,合理配置资源,提高生产效率具有重要的作用。在管理职能中,计划职能的下一步就是组织职能,为了使计划所规定的任务能得到顺利完成,必须进行组织工作,组织的存在对人类的发展起着重要的作用,管理者的主要任务之一就是要使组织职能不断发展、完善,使管理更加富有成效。

第一节 组织结构与组织设计

一、概述

(一)组织的概念及含义

组织(organization)一般被解释为人群的集合体,泛指各种各样的社团、企事业单位。管理学中的组织是指为了实现既定的目标,按照一定的程序和规则组成的一种多层次、多岗位、具有相应人员隶属关系的权责角色结构,是职、权、责、利四位一体(既有职位又有权力,既有责任又有利益)的机构,如医院、学校、军队、护理部、病房、护理小组等。

组织包含有四层含义:①组织是一个人为的系统,即组织是由两个或两个以上的人组成的集合体。②组织有共同的目标。有了共同的目标,才能有统一的指挥,统一的意志,统一的行为。这种共同的目标既为宏观所要求,又能被组织成员所接受,如医院的目标是防病治病,救死扶伤,实行社会主义的人道主义,全心全意为人民的健康服务。③组织内必须有明确的分工和协作,如医院工作主要分医疗、护理、后勤保障等,各系统工作分工明确,但又必须相互协作。④组织及组织的各个成员均有相应的权力和责任。为了实现共同的目标,就必须建立组织机构,并对机构中全体人员指定职位,明确职责,赋予相应的权力。

(二)组织工作的概念及特点

1. 概念

组织工作(organizational work)是指为了实现组织目标而确定组织内各要素及其相互关系的活动过程。组织工作作为一项管理职能,在组织目标已经确定的情况下,将实现组织目标所必需进行的各项业务活动加以分类、组合,并根据管理宽度原理划分出不同的管理层次和部门,确定各部门层次主管人员的职责和职权,以及规定这些层次和部门间的相互配合关系。

2. 特点

(1)组织工作是一个过程

设计、建立并维持一种科学的、合理的组织结构,是为成功地实现组织目标而采取行动的一个连续的过程,这个过程由一系列逻辑步骤所组成。主要包括①确定组织目标;②对目标进行分解,拟定派生目标;③明确为实现目标所必需的各项业务工作或活动,并加以分类;

④根据可利用的人力、物力以及利用人力、物力的最佳途径来划分各类业务工作或活动;⑤授予执行有关业务工作或活动的各类人员以职权;⑥通过职权关系和信息系统,把各层次、各部门联结成为一个有机整体。

(2)组织工作是动态的

通过组织工作建立起来的组织结构不是一成不变的,而是随着组织内、外部要素的变化而变化着的。任何组织都是社会系统中的一个子系统,它在不断地与外部环境进行能量、信息、材料等的输入、输出交换,而这种输入和输出一般都会影响到组织目标。随着时间的推移,原来的目标由于环境变化,可能不再适宜了,那么根据计划工作中的"改航道原理",这时必须根据环境条件的变化来修正目标。而目标的变化自然会影响到组织结构的变化。此外,即使组织的内外要素变化对组织目标影响不大,但随着社会的进步,科技的发展,也需要对原有的组织结构进行调整和变革。

(3)组织工作应重视非正式组织

在组织工作的实施过程中随着组织结构的建立,一个正式组织就形成了,但是任何正式组织中都必然伴随着非正式组织。了解一些非正式组织群体的特点,对管理人员来说,是非常重要的。

(三)组织的类型

组织的类型可以分为:正式组织、非正式组织、实体组织、虚拟组织和学习型组织等。其中第一种组织类型是本章学习的重点。

1.正式组织和非正式组织

组织中一般存在两种组织形式,正式组织和非正式组织(见图3-1)。

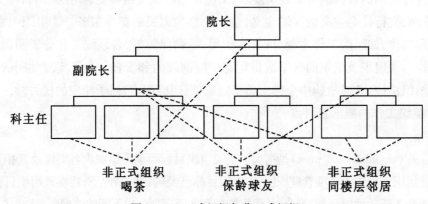

图3-1 正式组织与非正式组织

(1)正式组织

正式组织(formal organization)是通过设计而形成的职务或职位机构,是为了实现组织目标而按一定程序建立的,具有明确职责和协作关系的群体,一般有组织系统图、组织章程、职位及工作标准说明文件。正式组织具有以下特点:①有正式的机构编制;②有明确的组织宗旨和目标;③有组织赋予的正式权力和上下隶属关系;④分工专业化但强调协调配合;⑤讲究效率;⑥不强调工作人员工作的独特性,组织成员的工作及职位可以相互替换。

正式组织必须包括以下几个系统:①职能化系统,人们有可能实行专业分工;②有效的激励系统,引导成员自觉地作出贡献;③权力(权威)系统,导致集体成员去接受管理者的决定;④决策系统,为组织的发展指引方向。

(2)非正式组织

非正式组织(informal organization)不是由管理部门规定,而是由于地理相邻,兴趣相似,或者利益相同等而自发形成的组织,其主要功能是为了满足个人的需要,如单位内的同乡、同学、棋友、牌友、球友等形成的小圈子。这些群体不受正式组织行政部门和管理层次限制,也没有明确规定的正式结构,但在其内部也会形成一些特定的关系结构,自然涌现出自己的"头头",会形成一些不成文的行为准则和规范。非正式组织存在的根本原因是人们为了追求一种在正式组织内无法达到的感情需求的满足。非正式组织具有以下特点:①由成员共同的思想和兴趣互相吸引而形成,不一定有明确的规章制度。②具有很强的凝聚力和行为的一致性,成员间自觉协作,互相帮助。③具有一定的行为规范控制成员活动,有不成文的奖惩办法。④信息沟通程度高,成员之间感情密切,交往频繁,信息传播迅速,成员对信息反应往往具有很大的相似性。⑤自然形成"领导"人物。非正式组织内"领导"的形成,是在发展过程中自然涌现出来的,受成员的拥戴程度比正式组织高,号召力强。

(3)正式组织与非正式组织的关系

任何正式组织之中都有非正式组织的存在,二者常常是相伴而存的,并具有较大区别,同时又有相当密切的联系,往往非正式组织直接和间接地影响成员的行为,对正式组织的工作效率具有重要的影响。在管理中,应重视非正式组织的存在,将非正式组织和正式组织协调起来,互相补充,诱导、支持和发挥其对组织的积极作用。

2. 实体组织和虚拟组织

组织的最初形态是实体组织(physical organization),虚拟组织(virtual organization)是社会及组织发展到一定阶段才出现的产物,特别是数字化网络出现之后,虚拟组织更是成为一般的学术名称及操作术语为大众所认同和接受。虚拟组织的特征以现代通讯技术、信息存储技术、机器智能产品为依托,来实现传统组织结构、职能及目标。在形式上,没有固定的地理空间,也没有时间限制,组织成员通过高度自律和高度的价值取向,共同实现团队目标。

虚拟组织与实体组织的区别主要表现为:①组织结构的虚拟性:实体组织具有组织法人资格,组织结构一般呈金字塔形;虚拟组织一般不具有组织法人资格,组织结构的典型特征是网络型。②构成人员的虚拟性:实体组织的构成人员,主要归属于该组织;虚拟组织的构成人员则一般不归属于该组织。③办公场所的虚拟性:实体组织一般有较为固定的办公场所;虚拟组织基本上没有集中的办公场所。④核心能力的虚拟性:组织核心能力是获得竞争优势的决定因素。组织核心能力的培植和强化,传统的思路和做法基本上靠内部发展,这样必然因速度、资本、技术等条件而制约企业提高核心能力。其实,配置和强化核心能力,可以借助电子信息技术将其他组织的核心能力网罗进来,形成基于自身核心能力之上的网络核心能力。

3.学习型组织

学习型组织(learning organization)是新世纪全新的管理模式,它是一种通过营造整个组织的学习氛围,充分发挥员工的创造性思维而建立起来的一种有机的、可持续发展的组织。学习型组织作为一个整体要具备持续学习的能力。

随着护理事业的不断变革,知识和人才在竞争中将永远处于核心位置,作为领导者要注重知识的学习与人才的培养。首先,要改变过去那种"用人是收益,培养是成本"的错误观念。要认识到对员工的培训是提高人力资本投资回报率的过程,人的素质提高了,提供的服务质量也随之提高,创造的价值也将增加。其次,要依据护理专业的实际情况及发展战略,设计学习体系、安排学习计划和考核学习成果。使学习投入能迅速地、直接地、有针对性地在护理工作中产生效益。

创建学习型组织,提高护理工作水平

某医院心脏中心病区护理小组为进一步提高护理人员专业技术水平,以更好地为患者服务,提出了结合本职工作,加强专业知识学习,创建学习型组织的奋斗目标。他们把学习与工作系统地、持续地结合起来,努力做到在团队共同学习中使学习工作化,工作学习化。

为了检验学习效果,她们建立了护理专业知识月考制度。由护士长出题,每月对全体护理人员进行一次护理专业知识考试。考试采取闭卷形式,由护士长监考,考试分数低于85分者,视为不合格,需进行补考。

心脏中心护理小组通过这种学习形式,不仅促进了护理人员不断学习的积极性,还使大家在掌握本专业基础知识的同时,对专科疾病的病因、治疗、护理观察、疾病对人体的危害等专业知识有了进一步的了解和掌握,做到了既知其然,也知其所以然。由于不断进行知识更新,因而大家对护理工作中遇到的具体问题能够进行具体分析,从而不仅能更好地护理和观察患者,还能为患者做更详细、准确的健康指导,使临床护理工作得心应手,护理水平得到不断提高。

二、组织结构

(一)组织结构的概念

组织结构(organizational structures)是指组织的基本构架,是表现组织各部分的排列顺序、空间位置、聚集状态、联系方式以及各要素之间的相互关系的一种框架体系模式。组织结构对组织行为具有长期性和关键性的影响,它反映了:①关于个人和部门的一系列正式的任务安排,即反映了工作在各个部门与组织成员之间是如何被分配的问题。②正式的报告关系,即反映了谁向谁负责的问题,包括权力链、决策责任、权力分层的数量(管理层次)以及管理人员的控制范围(管理幅度)。③组织的内部协调机制,即反映了组织是如何解决信息的沟通与协调的问题。

（二）组织结构图

不同类型的组织结构可用组织结构图来表示,组织结构图又称"组织树",是用图表的形式表明正式组织的整体结构、各个组织部门的职权关系及主要功能,其垂直形态显示权力和责任关系,水平形态则表示分工与部门化的情况。组织结构图可以为管理者提供组织的相关信息,如①指挥关系:显示组织各部门或各职位之间垂直指挥及管辖关系;②指导关系:显示各部门或各职位之间虽然没有指挥关系,但存在业务上的指导关系;③各部门的水平划分:明确各部门、各职位的分工和各自必须执行的任务;④人、财、物的流向:垂直关系可显示人、财、物的流向;⑤管理的功能与范围:根据组织规模和部门名称,可显示专业化与组织分工,各部门功能与控制范围;⑥集中与分散:组织图反映组织划分的层次、各部门、人员的集中与分散状况;⑦组织的规模:根据组织图的复杂情况和部门分工,可判断组织的规模。

（三）组织结构的基本类型

一般的组织结构有直线型、职能型、直线—职能型、矩阵式、分部制、委员会及其他类型,如团队结构、模拟分权结构、网络型结构、控股型结构等。前三种类型是组织结构基本类型,是本章学习的重点。

1. 直线型

直线型又称"单线型",是最简单的一种组织类型(见图3－2)。其特点是:职权从组织上层"流向"组织基层。上下级关系是直线关系,即命令与服从的关系。其优点包括①结构简单,命令统一;②责权明确;③联系便捷,易于适应环境变化;④管理成本低。其缺点包括①不适用业务比较复杂、规模较大的组织;②有违于专业化分工的原则;③权力过分集中,容易导致权力的滥用。一般适用于规模较小,工作运行和管理比较简单的组织。

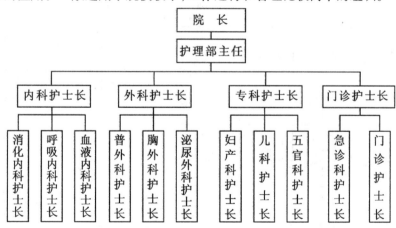

图3－2 直线型组织结构

2. 职能型

职能型又称"多线型"组织结构(见图3－3)。其特点是采用按职能分工实行专业化的管理办法来代替直线型的全能管理者,各职能部门在分管业务范围内直接指挥下属。其优点包括①管理工作分工较细;②由于吸收专家参与管理,可减轻上层管理者的负担。其缺点包括①多头领导,不利于组织的集中领导和统一指挥;②职能机构横向联系不够,往往不能很好的配合;③过分强调专业化,不利于培养全面的管理人才。在实际工作中,纯粹此类型的结构较少见,一般适用于外界环境相对稳定的组织。

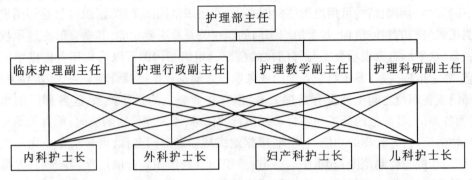

图3-3 职能型组织结构

3. 直线—职能型

直线—职能型又称"直线—参谋型"组织结构(见图3-4)。其特点是:下层成员除接受直接上级的命令外,还可以接受职能参谋人员的指导;直线指挥人员在分管的职责范围内具有一定职权;职能参谋人员可提建议与业务指导,在特殊情况时可指挥下属,并对直线主管负责。其优点包括①直线主管人员有相应的职能机构和人员作为参谋和助手,能进行更为有效地管理;②每个部门都有直线人员统一指挥,可满足现代组织活动所需的统一指挥和实行严格责任制的要求。其缺点包括①部门间沟通较少,协调工作较多;②容易发生直线领导和职能部门之间的职权冲突;③整个组织的适应性较差,反应不灵敏。主要适用于中、小型组织,是采用较为广泛的组织结构。

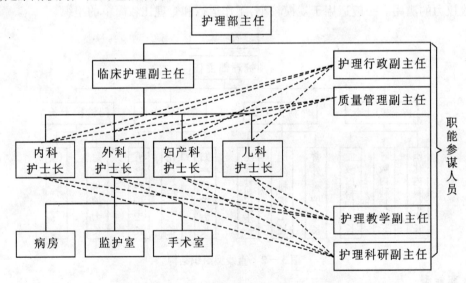

图3-4 直线—职能型组织结构示意图

4. 矩阵式

矩阵式是一种将组织目标管理与专业分工管理相结合的组织结构(见图3-5)。在此组织中,命令线有纵、横两个方面。直线部门管理者有纵向指挥权,按职能分工的管理者有横向指挥权。在一个矩阵式护理组织结构中,按目标负责的护理副主任与护理行政、质量、教学、科研等职能管理的副主任共同负责各护理单位的工作。部门管理者对工作任务的完成负全面职责,职能部门的管理者拥有分管职能的重要领导作用。护理部主任居于矩阵之外,基本职能是全面管理、协调、平衡权力和处理各种关系。其优点包括①实行了集权与分权的优化组合;②有利于培养和使用专业性的人才。其缺点包括①纵向、横向双重管理,容易出现分歧和矛盾;②组织关系、资源管理复杂;③权责不清。一般适用于需要能够对环境变化做出迅速、一致反应的组织。

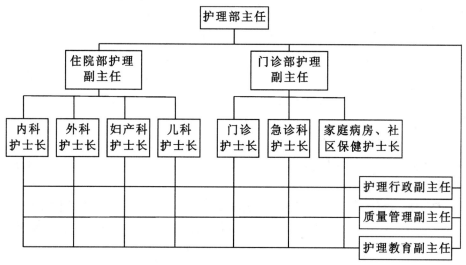

图 3－5　矩阵式护理组织结构示意图

5. 分部制

分部制又称"事业部制"组织结构(见图 3－6)。其特点是:在高层管理者之下,按地区或特征设置若干分部,实行"集中政策,分散经营"的集中领导下的分权管理。其优点包括①

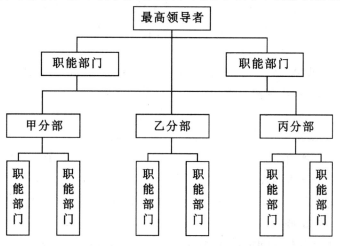

图 3－6　分部制组织结构示意图

可实现高度专业化,整个企业可以容纳若干经营特点有很大差别的事业部,形成大型联合企业;②权力下放,有利于最高管理层摆脱日常行政事务,集中精力于外部环境的研究,以制订长远的、全局性的发展战略规划;③有利于发挥事业部管理的主动权,提高干部的管理水平;

④各事业部经营责任和权限明确,物质利益与经营状况紧密挂钩。其缺点包括①职能机构重叠;②如果分权不当,容易导致各分部闹独立,损伤组织整体利益;③各分部横向联系和协调较难。一般适用于采用多样化、国际化战略的大型企业和医疗机构。

6. 委员会

委员会(committee)是组织结构中的一种特殊类型,它是执行某方面管理职能并以集体活动为其主要特征的组织形式。实际中的委员会常与上述组织结构相结合,起决策、咨询、合作和协调的作用。委员会人员的组成可以是组织内部成员,也可以由来自不同单位的专业人员或专家组成,如医院感染管理委员会、护理继续教育委员会、质量管理委员会、护理职称评审委员会等。其优点包括①可以集思广益;②利于集体审议与判断;③可防止权力过分集中;④利于沟通与协调;⑤能够代表集体利益,容易获得群众信任;⑥可促进管理人员成长等。其缺点包括①责任分散;②容易出现议而不决的情况;③决策成本高;④容易出现少数人专制的情况。

7. 其他组织结构

其他组织结构有团队结构、网络型结构、多维立体性组织结构、模拟分权结构、控股型结构等一些新型的组织结构。

团队结构是当今盛行的一种组织运作形式,团队是由来自同一等级不同工作领域的成员为完成一项任务而组成的,它比传统组织灵活、反应快,可以快速组合、重组、解散,可以作为传统部门结构的补充。

网络型组织结构是由多个独立的个人、部门和企业为了共同的任务而组成的联合体,它的运行不靠传统的层级控制,而是在定义成员角色和各自任务的基础上,通过密集的多边联系、互利和交互式的合作来完成共同追求的目标。这种组织结构在形式上具有网络型特点,即联系的平等性、多重性和多样性。

多维立体型组织结构是由美国道科宁化学工业公司(Dow Corning)于1967年首先建立的。多维立体型组织结构是矩阵型和事业部制结构形式的综合发展,又称为"多维组织"。在这种组织结构形式下,每一系统都不能单独作出决定,而必须由三方代表通过共同的协调才能采取行动。这种组织结构的最大特点是有利于形成群策群力、信息共享、共同决策的协作关系,适用于跨国公司或规模巨大的跨地区公司。

模拟分权制组织结构是一种介于直线制、职能制和事业部制之间的结构形式。所谓模拟分权,就是模拟事业部制的独立经营,单独核算,但却并不是真正的事业部,而实际上是一个个"生产单位"。这些生产单位有自己的职能机构,享有尽可能大的自主权,负有"模拟性"的盈亏责任,目的是要调动他们的生产经营积极性,达到改善企业生产经营管理的目的。

控股型组织结构是在非相关领域开展多种经营的企业所常用的一种组织结构形式。通过企业之间控股、参股,形成由母公司、子公司和关联公司组合而成的企业集团。其优点包括总公司对子公司具有有限的责任,风险得到了控制,大大增加企业之间联合和参与竞争的实力。其缺点包括战略协调、控制、监督困难,资源配置也较难,缺乏各公司间的协调,直接管理的弱化。

案例

某驻地军队医院用医院文化塑造医院品牌

某驻地军队医院,编制床位少、名医名家有限,导致在几家大医院的夹缝中生存。2002 年该院提出了用医院文化塑造医院品牌的口号,积极采取措施改善医院条件。医院领导率先垂范,部门科室齐抓共建,全院人员积极参与,各项文化活动丰富多彩。经过几年努力,逐步营造起健康向上、团结和谐、催人奋进的医院文化氛围。采取的主要措施有如下两个方面:

1. 确立医院发展目标:通过反复论证,制订了切实可行的医院发展十年规划,提出了把医院建设成一座现代化综合性三级医院的战略目标。

2. 塑造医院文化品牌:坚持以人为本,注重人文关怀;鼓励学习,创建学习型医院;提高素质,培育团队精神;改善就医条件,建设绿色医院;完善规章制度,规范医疗行为;打造医院品牌,树立良好形象。

三、组织设计

(一)概念

组织设计(organizational design)是指管理者将组织内各要素进行合理组合,建立和实施一种特定组织结构的过程。组织设计是有效管理的必备手段之一。通过组织设计,可以明确组织各部门、各成员之间的沟通渠道、职责权限、工作程序等,协调内外部环境的关系,减少组织中各部门及各成员之间的摩擦和矛盾,使组织内各级目标、责任、权力等要素发挥最大效应。

(二)组织设计的原则

1. 目标一致的原则

目标一致原则是组织存在的基础,也是组织前进的动力。组织设计的各部门、各成员均要有助于总目标的实现,各部门、各成员的目标与组织的总目标要相一致,并且分目标必须服从于总目标,如急诊、门诊、供应室、手术室、病区护理单元均须成为有助于完成全院护理总目标的分组织。

2. 分工协作的原则

分工协作原则是指组织结构应能反映出为实现组织目标所必需的各项任务和工作分工,以及这些任务和工作之间的协调。分工是根据组织的目标、任务、专业化进行合理地分配,同时必须注重有效的协作。

3. 权责一致的原则

职权是管理职位范围内的权力,是管理职位所具有的发布指令并保证指令得到执行的一种强制权力。职责是担任某一管理职位时应履行的责任。组织对承担任务的部门或人员,应赋予相应的职权,即职权和职责保持对等。也就是说,有什么样的职位,就应拥有相应的权力,而有多大的权力,就应负相应的责任,使它们成龙配套,相互一致,努力做到事有人管,管事有权,权连其责,利益与成绩相关。

4.有效管理幅度的原则

管理幅度又称"管理宽度",是指管理人员有效地监督、指挥、管辖其直接下属人员数量的限度。有效管理幅度原则是指组织中的主管人员直接管辖下属的人数应是适当的,这样才能保证组织的有效运行。

一般而言,高职位的行政管理者管辖幅度应较小,因为最困难、最复杂的决策性和方向性问题往往是由上层领导来承担,所以直接领导的人数不宜多,管理者与受监督者人数之比为1:4—1:8;而基层管理活动属于执行性工作,处理的问题多是日常事情,有较多的重复性质,所以直接领导的人数可以相应多些,约为1:8—1:15,如护理管理中,护理部主任、科护士长、护士长的管辖幅度要适当,如果管理幅度过宽,管理者会感到工作难度较大;如果管理幅度过窄,又会使管理者不能充分发挥作用,造成人力资源浪费。

5.最少层次的原则

管理层次是组织结构中纵向管理系统所划分的等级数量。最少层次原则是指在保证组织合理、有效运转的前提下,应尽量减少管理层次。一般情况下,从高层领导到基层领导以2—4个层次为宜。

凡是组织都有层次结构,组织规模越大,往往层次越多。指令、命令或报告必须通过组织层次逐层下达或上报,如果层次过多,上、下级之间的信息沟通就会受到影响,因此,组织中的层次应越少越好,如护理管理中,护理组织管理体系可划分为"护理部—科护士长—护士长—护士"的垂直四级层次结构。

6.专业化的原则

将全部工作划分成各种专业化的服务,再分配到群体或个人,形成不同的部门,比如随着护理学科的发展,护理进入了一个加速专业化发展的阶段,出现了静脉输液专科护士、伤口专科护士、ICU专科护士、手术室专科护士、肿瘤专科护士、糖尿病专科护士等。

7.集权和分权的原则

集权是指把组织结构中的权力较多地集中在组织结构的较高管理层;分权是把组织结构中的权力适当分散到较低管理层。集权有利于统一指挥,提高组织绩效;分权有利于调动各级人员的积极性。集权应以不妨碍下属履行职责,有利于调动积极性为宜;分权应以下级能够正常履行职责,上级对下级的管理不至于失控为准。集权和分权相结合的原则是指在组织工作中要正确处理好集权与分权的关系,既要有集权,又要有分权。

8.稳定性和适应性的原则

组织结构的稳定性有利于组织的正常运转和协作关系的平稳,但组织结构不可能是一成不变的。而是要随着内外环境的变化,相应的调整组织结构内部构成和分工,这样可以增强组织的适应能力。稳定性和适应性原则是指管理者必须在稳定与动态变化之间寻求一种平衡,既保证组织结构有一定的稳定性,又使组织有一定的发展弹性和适应性。

三、组织设计的要求

(1)精简:组织结构既要健全,又要避免机构重叠。

(2)统一:设计组织机构时应使组织内的权力相对集中,实施"一元化管理",即按管理层次建立统一的指挥系统,各级组织和人员原则上只接受一个上级的命令和指挥,只对一个上级负责。

(3)高效:效能是组织生存的关键。在组织结构设计时要根据组织的实情,使各部门、各环节、组织成员组合成高效的结构形式。

总之,合理的组织结构设计应具有清晰的职责层次、畅通的沟通渠道、及时准确的信息反馈系统、有效协作的部门体系、相对稳定的组织结构、灵活的环境适应性等。

四、组织设计的步骤

(一)组织设计的步骤

组织设计一般分为以下八个步骤(见图3-7)。

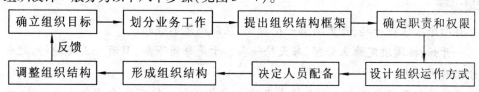

图3-7 组织结构设计的步骤

(1)确立组织目标:组织设计首先要从组织的现状入手,经过调查、收集和分析资料,确定组织目标。在进行组织调查时要注意调查同类组织的结构形式、经营管理思想和人员配备等,同时要分析组织内、外部环境状况,如现有的组织资源、规模、形式、运行状况及存在的问题。通过资料的收集及分析,以确定组织的发展趋向及基本组织结构框架。

(2)划分业务工作:根据组织的工作内容、性质以及工作之间的联系,进行工作划分,形成具体的管理单位,并确定其业务范围和工作量。例如,医院护理任务可按内科、外科、妇科、儿科等专业及消化系统疾病、呼吸系统疾病、内分泌系统疾病、心血管系统疾病等亚专业划分成不同病区,护理工作依次分配到群体或个人。

(3)提出组织结构的基本框架:根据组织结构设计的规范,确定组织的层次及部门结构,进行组织要素的配置,明确机构之间的基本关系。在进行组织设计时,要注意处理好管理幅度和管理层次的关系,纵向和横向的协调关系,信息上下传递及反馈的灵活方便性等,如在进行护理组织结构设计时,依据医院的规模,可设立护理部主任—科护士长—护士长三级管理体制和总护士长—护士长二级管理体制。

(4)确定职责和权限:根据权责一致的原则,按优化的模式设岗,按岗定责,按责定权,明确规定各层次、各部门以及每一职位的权限、责任。一般可用职位说明书或岗位职责等形式表述,如医院组织机构设计,必须设立护理部这一职能部门,还要制订出护理部的职责、权限以及业务关系。

(5)设计组织的运作方式:通过对组织目标的分析,进行运行模式设计,包括①纵向、横向管理部门之间的控制手段和协调方式;②管理规范的设计,如各项管理业务的工作程序、工作标准和管理人员应采用的管理方法等;③各类运行制度的设计,如绩效评价和考评制度、激励制度、人员的培训制度等。

(6)决定人员配备:按职务、岗位及技能要求,选择配备合适的管理人员和员工。

(7)形成组织结构:根据组织目标及设计要求对组织设计进行审查、评价及修改,确定正式组织结构及组织运作程序,并颁布实施。

(8)调整组织结构:针对组织运行中的新问题和社会环境、技术环境、资源环境的变化,不断改进组织的结构体系、责权分配制度和运行管理制度,对组织结构进行调整,使之不断完善。

(二)组织设计的结果

组织设计的结果是形成组织结构。组织结构的模式一般用组织结构图、职位说明书、组织手册来表示。组织结构图我们在前面已经做了描述。职位说明书是说明组织内某一特定职位的责任、义务、权力及其工作关系的书面文件。职能说明书包括职位名称及素质能力要求、工作内容和工作关系等。组织手册是职位说明书与组织结构图的综合,用以说明组织内部各部门的职权、职责及每一个职位的主要职能、职责、职权及其相互关系。

链接

有七个人住在一起,每天共喝一小桶粥,显然粥是不够的。

一开始,抓阄决定谁来分粥,每天轮一人。于是每周下来,只有一天是饱的,就是自己分粥的那一天。

后来他们开始推选出一个道德高尚的人出来分粥。但有权力就会产生腐败,于是大家开始挖空心思去讨好他,贿赂他,搞得整个小团体乌烟瘴气。

然后大家开始组成三人的分粥委员会及四人的评选委员会,互相攻击、扯皮下来,最后吃到嘴里的粥全是凉的。

最终大家想出来一个方法,轮流分粥,但分粥的人要等其他人都挑完后拿剩下的最后一碗。为了不让自己吃到最少的,每人都尽量分得平均,就算不公平,也只能认了。大家快快乐乐,和和气气,越做越好,小团队也越来越好。

第二节 组织文化

文化是人类历史发展过程中精神文明和物质文明的结晶。组织除了要有一定的正式组织、非正式组织以及规章制度等"硬性"的内容外,还需要有一种软性的协调和融合的力量,它是以一种无形的"软约束"力量构成组织有效运行的内在驱动力,这就是组织文化。

一、概念

组织文化(organizational culture)是组织在长期的生存和发展中所形成的价值观、团队意识、工作作风、经营特色和行为准则的总和。组织文化属于管理的软件范围,是以思想观念的形式调控成员的行为,对组织运行结构和制度管理起到补充和强化作用。组织文化不是组织表面的经营活动和文化活动,而是隐藏在背后的价值因素和精神源泉;组织文化不是奖牌,而是奖牌所折射出来的荣誉感;组织文化不是人际关系,而是人际关系中所体现出的为人处世的哲学。

二、组织文化的特点

1.组织文化的意识性

大多数情况下,组织文化是一种抽象的意识范畴,它作为组织内部的一种资源,属于组织的无形资产之列。它是组织内群体的一种意识现象,是一种意念性的行为取向和精神观念,但这种文化的意识性特征并不否认组织文化总是可以被概括性地表述出来的。

2. 组织文化的系统性

组织文化是由共享价值观、团队精神、行为规范等一系列要素构成一个系统,各要素之间相互依存、相互联系。同时,组织文化总以一定的社会环境为基础,组织文化是社会文化影响渗透的结果,并随社会文化的进步和发展而不断地做出调整。

3. 组织文化的凝聚性

组织文化可以向人们展示某种信仰与态度,它影响着组织成员的世界观和处世哲学,也影响着人们的思维方式。因此,在某一特定的组织内,人们总是被自己所信奉的价值信仰所驱使,并起到了"黏合剂"的作用。良好的组织文化同时意味着良好的组织气氛和工作氛围,它能够激发组织成员的士气,有助于增强群体凝聚力和向心力。

4. 组织文化的导向性

组织文化的深层含义规定了人们行为的准则与价值取向,并对人们行为的产生有着最持久最深刻的影响力。因此,组织文化具有导向性。其中,先进人物往往是组织价值观的人格化和组织力量的集中表现,他可以彰显组织内提倡什么样的行为,反对什么样的行为,使组织成员将自己的行为与组织目标的要求保持一致。

5. 组织文化的可塑性

对某一组织来说,其组织文化并不是生来具有的,而是通过在组织运营过程中逐渐总结、培育和积累而形成的。组织文化是可以通过后天人为努力加以培育和塑造的;对于已形成的组织文化来说,它也并非是一成不变的,而是会随组织内外环境的变化而加以调整的。

6. 组织文化的长期性

组织文化的长期性指组织文化的塑造和重塑过程需要相当长的时间,而且是一个极其复杂的过程。组织的共享价值观、共同精神取向和群体意识的形成不可能在短期内完成,在这一创造过程中,往往涉及调节组织与其外界环境相适应的问题,也需要在组织内部各个成员之间达成共识,因而是一个长期的过程。

三、组织文化的结构

从系统的观点来看,组织文化主要由三个层次构成(见图3-8)。

1. 物质文化

物质文化是组织文化的表层部分。存在于物质产品中的文化,是由员工创造的产品和各种物质设施构成的,是形成组织文化精神层面和制度层面的条件。优秀的组织文化是通过重视产品的开发、服务的质量、产品的信誉和组织生产环境、生活环境、文化设施等物质现象来体现的,如医院的环境、设施、医护人员的技术水平等就属于物质文化范畴。

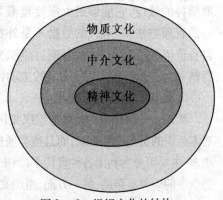

图3-8 组织文化的结构

2. 中介文化

中介文化是由组织制度文化、管理文化和生活文化组成的。制度文化是存在于各种制度中的文化,属于规范性的文化层面,是一种人为制订的程序化、标准化的行为模式和运行方式,如岗位责任制、分级护理制度、交接班制度等;管理文化表现为组织的管理机制、管理手段、管理风格与特色;生活文化表现为组织成员的娱乐活动及组织成员的各种教育培训等。

3.精神文化

精神文化是存在于人自身的思想、观念、言论、行为、习惯中的文化,是组织文化的核心和灵魂,如救死扶伤,尊重患者、全心全意为患者服务的医学精神。

四、组织文化的功能

组织文化的功能是指组织文化发生作用的能力,也就是组织文化在组织的生产、经营、管理中所起的作用。组织文化具有"软性制约"和"内化激励"的特点,其功能主要表现在以下几个方面。

1.组织文化的导向功能

组织文化的导向功能是指组织文化能对组织整体和组织每个成员的价值取向及行为取向起引导作用,使之符合组织所确定的目标。组织文化是一种软性的理智约束,通过组织的共同价值观不断地向个人价值观渗透和内化,使组织自动生成一套自我调控机制,以一种适应性文化引导着组织的行为和活动。

2.组织文化的约束功能

组织文化的约束功能是指组织文化对每个组织成员的思想、心理和行为具有约束和规范的作用。其文化氛围要求组织成员不仅注重自我利益和个人目标,更要考虑组织利益和群体目标。这种软约束等于组织中弥漫的组织文化氛围、群体行为准则和道德规范。

3.组织文化的凝聚功能

组织文化的凝聚功能是指当一种价值观被该组织的员工共同认可之后,它就会成为一种黏合剂,从各个方面把成员团结起来,从而产生一种巨大的向心力和凝聚力。而这正是组织获得成功的主要原因。俗话说"人心齐,泰山移",因为凝聚在一起的员工有共同的目标和愿望,从而推动组织不断前进和发展。

4.组织文化的激励功能

组织文化的激励功能是指组织文化具有使组织成员从内心产生一种高昂情绪和发奋进取精神的效应,它能够最大限度地激发员工的积极性和首创精神。组织文化强调以人为中心的管理方法,它对人的激励不是外在推动而是内在引导,不是被动消极地满足人们对实现自身价值的心理需求,而是通过组织文化的塑造,激发组织员工从内心深处为组织拼搏的献身精神,充分调动了组织成员的主动性、积极性和创造性。

5.组织文化的辐射功能

组织文化的辐射功能是指组织文化一旦形成较为固定的模式,它不仅会在组织内发挥作用,对本组织的员工产生影响,而且也会通过各种渠道对社会产生影响。组织文化向社会辐射的渠道很多,主要可分为利用各种宣传手段和个人交往两大类。一方面,组织文化的传播对树立组织在公众中的形象有帮助;另一方面,组织文化对社会文化的发展了也有很大的影响。

6.组织文化的调适功能

组织文化的调适功能是指组织文化可以帮助新进成员尽快适应组织,使自己的价值观和组织保持一致。在组织变革的时候,组织文化也可以帮助组织成员尽快适应变革后的局面,减少因为变革带来的压力和不适。

五、护理组织文化

(一)定义

护理组织文化(nursing organizational culture)是在一定的社会文化基础上形成的具有护理专业自身特征的一种文化。护理组织文化是被全体护理人员接受的价值观念和行为准则,也是全体护理人员在实践中创造出来的物质成果和精神成果的集中表现。护理组织文化以共同的价值观、道德观和文化信念为核心,可最大限度地调动护理人员的主动性、积极性和潜在能力,通过将护理组织内的各种力量聚集在共同的宗旨和哲理之下,齐心协力的来实现组织目标。

(二)护理组织文化的内容

护理组织文化的内容十分丰富,可以分为显性和隐形两大类。

1. 显性内容

显性内容是可以通过直观的视听器官感受到的,并符合组织文化的内容,主要有以下四点。

(1)护理组织环境:包括内环境和外环境。内环境是指护理人员工作的环境和人际关系。外环境指的是医院所处社会中经济、文化、政治等方面的环境,这也是影响护理组织文化的重要因素之一。

(2)护理组织目标:护理组织目标是在特定的时期内护理质量和数量所达到的标准,是护理服务的最佳效益和护理组织文化所期望的结果。

(3)护理组织制度:护理组织制度规范和约束护理组织成员的行为和习惯,保证护理工作的正常运行。护理组织制度存在着相应的制度文化,是医院文化建设的重要组成部分。护理组织制度文化还包含着护理人员对护理组织制度的认识、学习和执行习惯。

(4)护理组织形象:护理组织形象是社会公众和组织成员对护理组织的整体印象和综合评价,是护理服务、人员素质、技术水平、公共关系等在社会上和病人心目中的总体印象。

2. 隐性内容

隐性内容表现为一种精神活动,包括护理哲理、道德规范、组织精神等,是管理者倡导,护理人员认同的,集中反映了护理人员的思想活动、心理状态和职业精神。隐性内容是组织文化的根本,是其最重要的部分。

链接

如果说护理学生是一件彩陶工艺品,护理组织环境则是制作这件彩陶的作坊、原料和工具。我们可以把护理组织目标比作制作护理学生这件彩陶的初步构想,包括形状、色泽等。护理组织制度则可以看做是制作彩陶的模具,制约着这件彩陶形状的形成。继而言之,护理组织精神是彩陶制作中最为关键的上色部分,护理老师们把一代代传承下来的护理精神通过颜料打磨到护理学生的身上,刻进我们的学生的骨子里。可以说,护理组织精神就是护理学生彩陶的神韵。彩陶制作好后还需润色、加工,最后成形。当然,一批彩陶里面偶尔会有不合格的次品,正如护理学生最后的形象是否符合护理组织形象的要求一样,而这直接决定了她是否能成为一个合格的护理毕业生。

总之,护理组织文化正如护理园丁们一双无形的手,在护理学生这件彩陶上默默的打磨,使之渐渐成形,最后焕发出令人崇敬的光彩。

(三)护理组织文化的建设

护理组织文化建设是医院品牌、医院形象的重要组成部分,是一种不可忽视的无形资产。管理者要根据护理专业的特点,加强护理组织文化建设。一般而言,要注意以下几个方面。

(1)易接受性:护理组织文化应容易被护理人员理解、认同和接受,尤其是制度文化和精神文化的建设,要做深入的宣传、探索和研究,以增进护理管理者和护理人员的认同感。

(2)群众性:护理组织文化要求每一位护理人员都积极参与。达到群众性的共识和行为。

(3)针对性:护理文化建设是一项系统工程,既要考虑共性要求,全面建设,又要从自身情况出发,有所侧重。例如,医院护理人员技术水平较低,则重点加强物质文化建设;制度不健全、秩序混乱,则重点加强制度文化建设;护理人员服务意识不强,则重点加强精神文明建设。

(4)独特性:设计和培育护理文化,首先要体现护理专业的个性,同时又要根据本院的实际情况,设计出符合本院特色的护理组织文化。

(四)营造护理组织文化的形式

营造护理组织文化的形式多种多样,主要包括①言谈举止,高层管理者要通过自己的言谈举止和各种教育活动将护理组织文化内容渗透到护理群体中;②文字、符号,如医德规范、护理人员守则、护理哲理、标语、口号等;③实物形象,如工作服、标牌、南丁格尔塑像、医院标志等;④视听设备,如网络、电视、广告、多媒体等;⑤其他形式,如知识竞赛、礼仪表演、表彰先进等活动。

第三节　我国的卫生组织系统和护理组织系统

一、我国的卫生组织系统

我国的卫生组织是贯彻实施国家卫生工作方针政策,领导全国和地方卫生工作,制定具体政策,组织卫生人员和群众运用医药卫生科学技术,推行卫生工作的专业组织。

(一)分类和任务

按照我国卫生系统的性质和任务,我国的卫生组织主要分为以下三类。

1.卫生行政组织

卫生行政组织是贯彻实施国家卫生工作的方针政策,领导全国和地方的卫生工作,提出卫生事业发展的战略目标、规划,制定具体政策、法规和督促检查机构。目前我国卫生行政组织的体制为中央设卫生部;省、自治区、直辖市设卫生厅(局);省辖市、地区(州)设卫生局;市、县、区设卫生局(科);乡、镇、或街道办事处设卫生专职干部。

各级卫生行政组织的任务包括①贯彻实施国家卫生工作方针、政策;②结合各地的实际情况,制订卫生事业发展规划和工作计划,并督促检查,调查了解实际情况,组织经验交流。

2. 卫生事业组织

卫生事业组织是具体开展卫生业务工作的专业机构。其按工作性能可分为以下六种。

(1)医疗预防机构

以承担预防和诊疗疾病的任务为主,是我国分布最广、任务最重、卫生人员最集中的机构,包括各级综合医院、专科医院、社区卫生院、门诊部、医疗保健院、疗养院、康复医院、护理院等。

(2)卫生防疫机构

以承担预防疾病为主,是对危害人群健康的影响因素(如食品卫生、环境卫生、学校卫生)进行检测和监督的卫生事业组织,包括各级卫生防疫站、地方病、职业病、寄生虫病防治机构及国家卫生检疫机构。

(3)妇幼保健机构

主要承担妇女、儿童的保健任务和优生优育工作,包括妇幼卫生院(所、站)、妇产科医院、儿童医院、计划生育专业机构(计划生育门诊部、咨询站等)。

(4)药品、生物制品、卫生材料的生产、供销及管理检测机构

主要承担发展我国医药学和保证安全用药的任务,包括药品检验所、生物制品研究所等。

(5)医学教育机构

主要承担发展医学教育,培养医药卫生人才,并对在职卫生人员进行继续教育,包括各级各类的医学院校。

(6)医学研究机构

主要承担医药卫生科学研究的任务,为推动医学科学和人民卫生事业的发展奠定基础,包括医学科学院、中医研究院、预防医学中心、各类医学研究所等。

3. 群众卫生组织

群众卫生组织是由专业或非专业卫生人员在政府行政部门的领导下,按不同任务所设置的机构,主要有三类。

(1)由国家机关和人民团体的代表组成,以协调有关方面的力量推进卫生防病的群众卫生组织,如爱国卫生运动委员会、血吸虫病或地方病防治委员会。这种组织由各级党政组织负责人参加,并组织有关单位、部门支持,来共同做好卫生工作。

(2)由卫生专业人员组成的学术性团体,如中华医学会、中华护理学会、中华药学会;还有各地方性的医学分支学科的学术性团体,如眼科学会、消化内科学会等。主要任务是开展各种学术活动和培训、交流经验、提高医药卫生技术等。

(3)由群众卫生积极分子组成的基层群众卫生组织。主要以发动群众开展卫生工作、宣传卫生知识、组织自救互救活动、开展社会服务活动和福利救济工作等为活动内容,如在中国红十字会的统一组织下,遍布全国城乡的基层红十字会。

(二)医院组织系统

医院是以诊治疾病、照顾患者为主要目的的医疗机构。不同级别、不同规模的医院在机构设置上有所不同。根据医院组织中的职能作用,医院一般分为五个组织系统。

1. 党群组织系统

党群组织系统包括党组织书记、党委办公室、工会、共青团、妇联、宣传、统战、纪检、监察等部门。

2. 行政管理组织系统

行政管理组织系统包括院长、院长办公室、医务科(部、处)、护理部、设备科、总务科(部)、信息科、财务科(部、处)、医院感染管理科、预防保健科等部门。

3. 临床业务组织系统

临床业务组织系统包括内、外、妇产、儿、眼、耳鼻喉、口腔、皮肤、麻醉、传染、中医等临床业务科室。

4. 护理组织系统

护理组织系统包括病房、门诊、急诊、供应室、手术室、ICU 及有关医技科室的护理岗位等。

5. 医技组织系统

医技组织系统包括药剂、检验、放射、理疗、超声、心电图、同位素、中心实验室等部门。

在医院的组织系统中,为了进一步协调和联系各部门工作,可增设某些管理系统,如专家委员会、院务会等,这些部门可以为领导的决策提供参谋,或协调各部门的工作。当然,这些组织机构可采取兼职或相应机构兼容,不一定非要独立设置。

(三)医院的类型及分级

1. 医院的分类

根据不同的划分条件,可将医院分为不同的类型(见表3-1)。

表3-1 医院类型

划分条件	类　型
按收治范围	综合医院、专科医院
按特定任务	军队医院、企业医院、医学院校附属医院
按所有制	全民、集体、个体、中外合资医院
按经营目的	非营利性、营利性医疗机构
按地区	城市医院(市、区、街道医院)、农村医院(县、乡、镇医院)
按分级管理	一级医院(甲、乙、丙等)、二级医院(甲、乙、丙等)、三级医院(特、甲、乙、丙等)

综合医院:是设有一定数量的病床,分内、外、妇产、儿、眼、耳鼻喉、皮肤等各专科及药剂、检验、影像等医技部门和相应人员、设备的医疗服务机构,具有综合整体治疗、护理的能力。

专科医院:是为防治专科疾病病人而设置的医院,如传染病院、口腔医院、妇产科医院、肿瘤医院、儿童医院、精神病防治院等。专科医院有利于集中人力、物力,发挥技术和设备优势。

2. 医院的分级

自1989年起,我国医院开始实行分级管理制度。按照医院的功能、规模、服务地域和隶属关系、技术水平、管理水平、服务质量等综合水平,将医院划分为三级(一、二、三级)、十等(每级分甲、乙、丙等,三级医院增设特等)。

一级医院:是直接向一定人口的社区提供预防、医疗、保健、康复服务的基层医院、卫生院,如农村乡镇卫生院、城市街道医院和某些企事业单位的职工医院。

二级医院:是向多个社区提供综合医疗卫生服务和承担一定教学、科研任务的医院,包括一般市、县级医院、直辖市的区级医院和相当规模的企事业单位的职工医院。

三级医院:是国家高层次的医疗卫生服务机构,是省(自治区、直辖市)或全国的医疗、预防、教学、科研相结合的技术中心,提供全面且连续的医疗、护理、康复、预防保健和高水平的专科医疗服务,如省、市直属的大医院和医学院校的附属医院。

(四)医院的功能

医院的功能就是医院的任务。《全国医院工作条例》第二条指出医院的任务是:"医院必须以医疗工作为中心,在提高医疗质量的基础上,保证教学和科研任务的完成,并不断提高教学质量和科研水平。同时做好扩大预防、指导基层和计划生育的技术工作。"在国外,也有将医院的功能分为照料病员,培养医师及其他人员,增进大众健康和推进医学的研究四个方面。一般而言,医院的基本功能主要有以下四项。

1. 医疗

医疗是医院的主要功能。医院的医疗工作是以诊治和护理两大业务为主体,并与医技及医疗辅助部门密切配合,形成医疗整体,为病人服务。医院医疗分为门诊医疗、住院医疗、急救医疗和康复医疗。

2. 教学

医院都有培训医务人员或其他人员的功能。不同专业、不同层次的卫生技术人员,所接受的学校教育只是医学教育最基础的一部分,还要进行临床实践教育和实习、岗前培训、继续教育等。这些实践的学习和教育大部分由医院来完成。不同级别、不同性质的医院承担的教育任务比重不同。

3. 科学研究

科学研究是医院提高业务水平的需要,也是医学科学发展的需要。医院是医疗实践的场所,在临床实践中发现的很多问题都成为医学科研的课题。通过科研不仅解决了临床医疗和护理中的难题,还推动了医学科学和教学的发展。

4. 预防和社区卫生服务

医院不仅诊治病人,更要进行预防保健工作,成为人民群众的健康保健中心。在"人人享有卫生保健"的全球战略目标中,各级医院要发挥预防保健功能,开展社区医疗和家庭服务,通过健康教育,宣传卫生保健知识,强化自我保健意识,提倡健康的生活行为和习惯,并进行疾病普查、体格检查、妇幼保健指导、健康咨询等。

医院应以医疗为中心,医疗与其他三项紧密结合、互相联系、相辅相成,全面、高质量地完成医院的各项任务。

(五)医院的特点

医院是以病人和一定社会人群为主要服务对象,组织医务人员运用医学知识和技能实施诊断、治疗、预防和护理,为病人和社会人群提供服务的机构。为此,管理者应从医院的基本特点出发,在管理上应注意其特殊要求。

1. 医院工作必须以服务对象为中心,提供"人性化"服务

医院的服务对象主体是病人,还有一定的社会人群。人的需求是复杂的、多样的以及具

有个体性的。因此,医院的一切部门都要以服务对象为中心进行工作,既要注重人的生物属性,还要注重人的社会属性,在诊疗护理服务的同时,注重提供全方位的人性化服务,如提供整洁、舒适、优美、安全的就医环境;设立贴心的便民措施等。

2. 医院工作要以医疗质量为核心

医疗活动涉及人的健康甚至生命,因此,一切的诊疗、护理和处置都要保证病人的安全。这就要求医院首先必须提高医疗质量和医疗效果,而医务人员的职业道德水平和技术水平是提高医疗服务质量的核心。

3. 医院工作科学性、技术性强

医院是以医学科学技术为主要服务手段的,而人又是一个非常复杂的有机整体,因此,医务人员必须遵循生物、心理、社会医学模式去开展工作,既要有扎实的医学知识、熟练的技术水平、丰富的临床经验,还要有团结协作的精神。医院也要重视人才的培养和技术建设,同时要发挥仪器设备的效应。

4. 医院工作随机性大,规范性强

医院各科病种复杂繁多,病情千变万化,突发事件和难测性灾害等抢救任务很重。同时,任何医疗行为都关系到人的生命安全。因此,医院必须有应急的能力和条件,规范的诊疗常规操作规程和突发事件应急预案,以及严格的规章制度,明确的岗位责任制,规范合理的工作流程等。

5. 医院工作时间性、连续性强

时间就是生命,在治疗与抢救病人过程中要分秒必争;同时接受病人就诊、病情观察与治疗要求连续不间断。医院管理者的各种工作安排都应适应医疗工作连续性的要求。

6. 医院工作社会性、群众性强

医院是一个复杂的开放系统,服务面广,联系着社会、家庭和个人,医院应尽量满足社会医疗的要求。同时,医院工作受到社会各种条件与环境的制约,也离不开社会各方面的支持,需调动社会各方面的因素为医疗服务。

7. 医院工作要以社会效益为首位

医院工作应使社会效益与经济效益达到有机统一。医院的公益性决定它必须坚持社会效益为首位。同时,也要讲经济效益,以增强医院实力,提高为病人服务的水平与效果。提高经济效益的根本途径在于提高医疗服务的水平与质量,注意投入与产出的合理比例。

二、我国的护理组织系统

由于护士工作的特点和专业需要,应建立健全科学的护理组织和管理系统。目前,我国护理组织系统主要有以下三个。

(一)护理行政管理系统

1. 卫生部护理管理机构

卫生部下设的医政司护理管理处是卫生部主管全国护理工作者的职能部门。其职责是:①负责为全国城乡医疗机构制订有关护理工作的政策法规、人员编制、规划、管理条例、工作制度、职责和技术质量标准等,并组织实施,确保贯彻落实;②配合教育部门、人事部门对护理教育、人事等进行管理;③进行护理质量控制、技术指导、专业骨干培训和国际合作交流等。

2. 各级护理行政管理机构

各省(市)、自治区、直辖市政府卫生厅(局)下设的医政处以及地(市)、自治州政府卫生局下设医政科,一般配备一名护理管理干部(主管护师或主管护师以上级别),全面负责本地区的护理管理工作,有的配备助手;部分县卫生局也配备有专职护理干部。此外,卫生厅(局)均有一名副厅长(副局长)分管医疗和护理工作,对加强护理管理工作发挥了重要的作用。

各级护理管理机构与人员的职责是:①在上级主管护理工作部门的指导下,根据上级的精神和实际情况,负责制订本地区护理工作的具体方针、政策、法规和护理技术标准等;②组织落实上级护理管理部门下达的各项工作任务和规定;③提出并组织实施本地的护理发展规划,制订工作计划,检查执行情况,并组织经验交流;④听取护理工作汇报,研究解决存在的问题;⑤加强与中华护理学会及各分会的沟通联系,相互合作,共同做好护理工作。

(二)护理学术组织系统

中华护理学会(Chinese Nursing Association,网址 http://www.cnabx.org.cn)是中国共产党领导下的护理科技工作者的学术性群众团体,是党联系广大护理工作者的纽带和桥梁。是中国科学技术协会所属全国性自然科学专门学会之一,受中国科协和卫生部的双重领导。中华护理学会成立于1909年,1922年加入国际护士学会,并积极参加其活动,1949年后终止。现出版学术期刊《中华护理杂志》(月刊)、《中华护理学会会刊》(双月刊)和《华护信息》(季刊),与河北日报社联合主办《现代护理报》(半月报)。拥有18个专业委员会(包括内科护理、外科护理、妇产科护理、儿科护理、肿瘤科护理、精神病科护理、五官科护理、口腔科护理、传染病护理、中医护理、中西医结合护理、感染护理、行政管理、急诊护理、骨科护理、手术室护理、老年护理、社区护理、静脉输液护理专业委员会,其中肿瘤护理专业委员会已加入国际肿瘤护士协会),7个工作委员会(组织工作委员会、学术工作委员会、教育工作委员会、科普工作委员会、编辑工作委员会、基金筹备工作委员会、外事工作委员会)。

全国31个省、自治区、直辖市(除台湾省外)均设有分会,建立了直接的业务指导关系。各省、自治区、直辖市亦普遍设有地(市)、县分会。香港特别行政区和澳门护理学会亦与本会有相应的工作联系。中华护理学会的主要任务是:①组织广大护理工作者开展学术交流和科技项目论证、鉴定;②编辑出版专业科技期刊和书籍;③普及、推广护理科技知识与先进技术;④开展对会员的继续教育;⑤发动会员对国家重要的护理技术政策、法规发挥咨询作用;⑥向政府有关部门反映会员的意见和要求,维护会员的权利,为会员服务。

(三)医院护理组织系统

我国医院内的护理组织系统经过了多次变更。20世纪50年代初,医院护理工作为科主任负责制,没有护理部。20世纪50年代末60年代初建立护理部。1978年卫生部发布《关于加强护理工作的意见》后,开始逐步完善了护理管理组织。1986年,卫生部在全国首届护理工作会议上提出《关于加强护理工作领导,理顺管理体制的意见》后,全国各级医院健全了护理管理指挥系统,贯彻实施"护理部垂直领导体制"的规定。此后,医院相对独立的护理管理体制开始逐步完善,护理部从医务部中独立出来,成为医院的一个重要的职能部门。另外,一些医院设了护理副院长,专门分管护理工作。与此同时,护理部的职权不断扩大,护理部主任进入医院领导层,开始参与医院的管理活动。

1.医院护理管理体制

卫生部在《医院工作人员职责》(1982年版)中明确规定了护理部主任对各科护士长直线领导的体制。护理部主任直接领导各科室护理工作,各科科主任对护士长是业务指导关系。

医院护理管理体制主要有两种类型:①三级管理体制,在院长领导下,设护理副院长、护理部主任、科护士长、病区护士长或在医疗副院长的领导下,设护理部主任、科护士长、病区护士长的三级垂直管理体系,即护理部主任—科护士长—病区护士长;②二级管理体制,在上述总体框架的基础上,规模较小的医院,可以减少层次,如在院长(副院长)领导下的护理部主任或总护士长、护士长的二级垂直管理体系,即护理部主任(总护士长)—护士长。

2.医院护理管理组织系统

护理管理组织系统是医院管理系统中的一个分系统。在医院管理机构设置中,护理管理机构不仅领导临床各病区、手术室、门诊、供应室等护士工作,发挥指挥效能,同时还与医院行政、医务、医技、科教及后勤等部门处在并列地位,相互配合共同完成医院的医疗、护理、预防、教学和科研等工作。

根据医院不同的规模和任务,设立不同的护理组织结构(见图3-9和图3-10)。

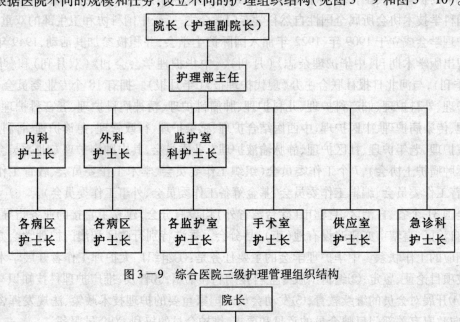

图3-9 综合医院三级护理管理组织结构

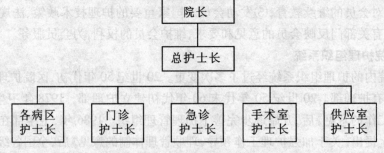

图3-10 综合医院二级护理管理组织结构

(四)医院护理单元的组成及管理要求

医院一般按护理工作内容和性质的不同,把护理组织划分为各种护理单元,从而构成功能齐全、劳动组合合理、有效运转的基层护理组织结构。护理单元是相对固定的护理人员集体发挥功能的基层护理组织形式。

1. 门诊部(outpatient department)

门诊部是病人或特殊人群接受检查、诊断和治疗的场所,是接触病人最早、数量最多的部门,是医院对外服务的窗口。门诊部的特点是病人多,病种不一,要求多样,病人易发生交叉感染。门诊部医护人员的工作可直接反映医院的医护技术、医德医风和科学管理水平。因此,加强门诊部的组织管理和护理服务是护理管理者的重要职责。

(1)布局

门诊部一般分为三部分。①辅助部门:设有分诊台(导医台)、挂号室、收费室、门诊办公室等。②医疗部门:包括内、外、妇产、儿科及眼科、口腔科、耳鼻喉科、皮肤科、中医科等多种专科。设有服务台、候诊室、诊查室,按需要设专科治疗室、门诊手术室、换药室、门诊中心治疗室(输液室)、传染病诊断室(如发热门诊室、肠道门诊室、肝炎门诊室)等。③医技部门:包括药房、化验室、X线室、B超室、心电图室、CT室、内镜室等功能检查室。

门诊护理人员主要分布在分诊台、各科服务台、治疗室、换药室、门诊手术室、中心治疗室及协助功能检查等岗位,接受门诊部护士长和相应科室护士长的双重领导。

(2)管理要求

①建立健全各项规章制度,落实岗位责任制;②做好分诊管理,维持就诊秩序,进行严格消毒隔离和预防交叉感染的管理;③严格执行查对制度和护理操作规程,防范护理纠纷,保证治疗安全;④积极开展健康教育工作;⑤做好门诊部的流程管理和服务管理。

2. 急诊科(室)(emergency room)

急诊科(室)是对急症病人进行诊治、抢救、护理的场所,是医院急危重症病人集中、病种多样、病情复杂、抢救任务繁重的科室,是体现医院医疗质量和管理质量的重要部分,也是医疗事故和护理纠纷的易发之地。因而要求工作人员具备高度的责任心、熟练的急救技术、一定的临床经验、较强的应急能力和争分夺秒、救死扶伤的精神。护理管理要达到规范化、标准化、程序化和制度化。

(1)布局

环境要求宽敞、整洁,光线明亮,有专用的通道和出入口,门前回车道通畅,标志和路标醒目(夜间灯光明显),利于急症病人就诊,争取抢救时间。设置有分诊台、接诊室、抢救室、监护室、治疗室、小手术室、创伤处置室、观察室等,还配有挂号室、收费室、化验室、心电图室、药房、放射室、超声室等附设单位,形成一个相对独立的单元。

抢救室内设有多功能抢救床、心电监护仪、除颤仪、起搏器、呼吸机、麻醉喉镜、麻醉面罩、心电图机、洗胃机、氧气装置和负压吸引等设备,以及各种抢救物品(如气管插管和切开用物、深静脉置管包、缝合包及各种穿刺引流包等)和各种抢救药品。

观察室主要收治病情危重、尚未确诊、需短期治疗和观察的病人,按医院总床位的3%—5%设置。急诊留观时间不应超过48小时。

(2)管理要求

①护理人员要经过急诊专业和抢救技能的专科培训,要有高度的责任心和较强的应急能力,要有敏捷的工作作风和优质的服务意识;②急救设备、用物和药品管理做到"四定",急救设备完好率为100%;③做好分诊管理,准确率须达95%以上;④严格执行急救工作制度,

熟练掌握急救技术和急救设备操作与维护,熟悉抢救流程,抢救成功率须大于80%;⑤认真做好入院前急救和突发事件的管理,做好护理纠纷的防范工作。

3.病区(ward)

病区是病人接受诊治和体养的场所。一般分为内科、外科、妇产科、儿科等病区;而随着现代医学的发展,又分为若干亚科,如内科进而分为呼吸、心血管、神经、血液、内分泌、消化等专科病区。各专科病种不同,检查与治疗方法各异,护理要求也不相同。

(1)布局

分为病室和附设房间两部分,一般普通病区设床位30—50张。有些专科(如产科、儿科)可设30—40张。

①病室:按病情轻重不同可设普通病室、危重病室和抢救病室。普通病室一般放置2—6张病床,每张病床应配有中心供氧、负压吸引及输液轨道、对讲器等设备。现代化医院的病室向家庭化发展,设计更人性化,并配有电话、电视、卫生间等生活设施。一般抢救病室内放1张抢救床,危重病室放置1—2张病床,均应设在护士站附近,除与普通病室设置相同外,还应增设抢救药柜、设备和仪器等。

②附设房间:内科系统一般设医生办公室、护士站、治疗室、会议室(示教室)、值班室、配膳室、洗漱室等;外科系统另设换药室、处置室等;妇产科病区另设待产室、分娩室、母婴室等;儿科病区另设新生儿室、娱乐室、配奶室等。

护士站尽量与治疗室、医生办公室相通,一般设在病区中央,要求视野宽阔,采光好,以便随时观察病人情况并能迅速到达各病室,便于进行病区管理。配备有办公设备、病历车(架)、住院病人一览表、病人呼叫装置、悬挂式书写板、电话机、体重计、挂钟及洗手设施等。

治疗室内划分为清洁区和半污染区。清洁区内设配药台、冰箱、药柜、无菌物品柜、护理物品柜、治疗车、服药车、空气净化器、药物配伍禁忌表、药物振荡器、熏蒸柜等;半污染区内有洗手设施、烘手器、一次性物品浸泡消毒容器等。

(2)管理要求

病区护理管理目的是为病人创造一个整洁、安静、舒适、安全的疗养环境。具体要求:①实行病区护士长负责制,建立健全各项规章制度;②保持病室内适宜的温度和湿度,注意通风,照明要好;③床位单元陈设统一,保证安全、舒适,力求美观;④加强预防医院内感染的管理;⑤认真落实陪护、探视等各项规章制度;⑥做好对病人及其家属的健康教育。

病区管理制度

1.病房由护士长负责管理,科主任及病区工作人员需积极协助。

2.保持病房整洁、舒适、安全,避免噪音,工作人员要做到走路轻、关门轻、说话轻、操作轻。

3.统一病房陈设,室内物品和床位要摆放整齐,固定位置,精密贵重仪器有使用要求并由专人保管,不得随意变动。

4.定期对患者进行健康教育。定期召开患者座谈会,并广泛征求意见,改进病房工作。

5.保持病房清洁整齐,布局有序,注意通风。

6.医务人员必须按要求着装,佩戴有姓名胸牌上岗。

7.护士长全面负责保管病房财产、设备,并分别指派专人管理,建立账目,定期清点,如有遗失应及时查明原因,按规定处理。管理人员变动时,应做好交接手续。

8.做好陪护的管理工作,严格控制陪护人数。

9.病人出院后,及时更换被服,消毒病人的床单及用品。

4.监护病房(intensive care unit,ICU)

监护病房是对危重病人集中监护的单元。通过应用各种现代化的诊疗设备,对危急重症病人的重要脏器进行严密监测,连续获取各种参数,不间断地观察病情,利用先进的医疗技术分析病情,及时做出最有效的处理,使病人度过危险期。面对不能自理、处于脆弱心理状态的危急重症病人,护理人员应具备较高的专业素质,迅速准确做好监测、治疗、抢救和心理支持工作,严格控制院内感染,降低死亡率,减少并发症的出现。

目前已发展有多种监护病房,如重症监护病房(ICU),具有综合收容性质,如休克、多器官功能衰竭等重症病人以及各种复杂的大手术或新开展手术后的病人;此外还有具备专科性质的监护病房,如心血管病监护病房(CCU)、新生儿监护病房(NICU)、病理产监护病房(OICU)、癌症监护病房(CICU)、呼吸监护病房(RICU)、神经、烧伤等多种监护病房。

(1)布局

常以护士站为中心,呈圆形、扇形、长方形或回形布局。一般用透明玻璃分隔为半封闭单元,便于观察抢救。划分有清洁区与非清洁区,并有清洁通道与污物通道,且流程合理,可避免交叉感染。有固定放置急救仪器、物品及药品的场所。病室内有恒温、恒湿及正压通气设备,每个床位配有洗手设施,床上方放置有监护仪、氧气和负压吸引及输液轨道装置。护士站设有中心监护台,可监测每个病人的病情变化。

(2)管理要求

①不同类型的监护病房,应配备相应经验丰富、有较高护理水平并经过专科培训的护理人员;②建立健全一系列规章制度与流程(如交接班制度、急救物品管理制度、病人入室与出室程序、抢救程序与原则等);③护理人员要熟悉危重患者抢救程序,熟练掌握各种急救技术,正确应用抢救设施;④认真落实抢救监护常规管理、感染控制管理、仪器设备管理、护理安全管理等工作。

5.手术部(室)(operating room)

手术部(室)是对病人进行手术诊疗和急救的主要场所,是医院的重要技术部门。手术部的设计应有医院感染科、手术部护士长的参与。建筑布局应符合国家卫生学标准。

(1)布局

手术部(室)的建筑布局应当遵循医院感染预防与控制的原则,做到布局合理、分区明确、标志清楚,符合功能流程合理和洁污区域分开的基本原则。设置应与手术科室临近,周围环境清洁,无污染源,有迅速送检及供血条件。设专用的供电、供水系统及隔音、空气过滤、温度湿度调节装置。设有工作人员出入通道、患者出入通道,物流要做到洁污分开,流向合理。为有效控制无菌范围和必要的卫生程度,减少各区之间相互干扰,严格划分为以下三个区。

污染区:在最外侧,包括接送病人区、污物处理间、更衣室、卫生间、值班室、办公室等。

清洁区:设在中间,主要有洗涤室、敷料器械准备室、麻醉仪器室、复苏室、消毒室等。

无菌区:设在最内侧,包括无菌物品间、药品室、洗手间、污染手术间(供感染手术使用,如阑尾炎穿孔等)、相对无菌手术间(供可能污染的手术使用,如胃肠道手术等)、无菌手术间(供心血管、颅脑、甲状腺等手术使用),手术间内设万能手术床、大小器械台、无影灯、高频电刀、除颤仪、麻醉呼吸机、器械车、升降托盘、中心供氧与吸引装置、药品柜、输液架、观片灯、转凳、脚踏凳等设备。

(2)管理要求

①手术室人员应严格执行无菌技术操作规范,加强专业技能培训;②按手术类别实行分组定人,采取合理分工,有利于专科配合,确保手术的安全和高效;③严格执行有关规章制度,如岗位责任制、查对制度、手术物品清点制度、消毒隔离制度、参观制度等;④认真落实手术配合管理、感染控制管理、安全管理、器械管理等工作。

6.分娩室(即产房)(delivery room)

分娩室是产妇顺利完成分娩过程的关键部门,有利于保证产妇和胎儿的生命安全。具有"四多"(紧急入院多、急症手术多、抢救工作多、临产和分娩变化多)和随机性强的工作特点。

(1)布局

布局要求与手术室相同,分为无菌区、缓冲区。

缓冲区:在外侧,包括待产室、隔离待产室、洗手间、准备室、办公室、更衣室等。待产室内有待产床、胎心监护仪等设备。

无菌区:在内侧,包括生理产分娩室、病理产分娩室、隔离分娩室、手术室等房间。生理产分娩室内应设有产床、操作台及附属设备;病理产分娩室内应设手术床、器械台、常用病理产手术器械、抢救器械及急救药品等。

(2)管理要求

①建立健全各项规章制度,明确岗位职责;②严密观察产程,熟练掌握产科监护及急救技术;③严格查对,及时向产妇和家属说明新生儿性别、安全、有无畸形等情况,防范护理纠纷发生;④认真落实感染控制管理、安全管理和器械设备的管理等工作。

7.消毒供应中心(室)(central supply service department,CSSD)

消毒供应中心(室)是医院内承担各科室所有重复使用诊疗器械、器具和物品清洗消毒、灭菌以及无菌物品供应的部门。承担大量医疗物品的清洗、包装、灭菌及低值易耗物品的供应,具有物品种类多、数量大、周转快、灭菌质量要求严格等特点,因而加强其护理管理是防范医院感染、保障病人安全、提高医疗护理质量、减少物资消耗的重要环节。

(1)布局

应设置在相对独立、环境清洁、无污染源的区域,临近临床科室,便于收送路线的设计,有通风、防虫、污水排放及净化设施。工作区域划分应遵循物品由"污"到"洁"、空气流向由"洁"到"污"的原则。严格划分为污染区、清洁区和无菌区,从物品回收到发放采取强制性、不逆行路线。

　　污染区:在外侧,主要包括污物接收室、初洗间。应由专人、专车从专用通道或"传送带"回收各种污染物品,并分类放置,将一次性污染物品进行毁形和无害化处理,将重复使用的污染器械进行浸泡消毒、洗涤。

　　清洁区:在中间,主要包括精洗间、包装室、敷料室、灭菌室及储藏室(或称洁库)、办公室、更衣室等。主要是将已清洗过的物品进行检查、妥善包装并灭菌。

　　无菌区:在内侧,包括无菌物品存贮室和发放室。是物品经灭菌处理后的存贮和发放区。无菌物品应按灭菌的先后顺序排列于存贮柜或架内,原则上采用分发车按照专人、专车、专用路线进行分发,分发余下的物品视为已污染,不可再进入无菌物品储存区。

　　(2)管理要求

　　①应成立消毒供应中心质量监督组,定期对消毒供应中心的工作进行检查、评定;②应建立健全岗位职责、操作规程、消毒隔离、质量管理、监测、设备管理、器械管理及职业防护等管理制度和突发事件应急预案;③建立质量管理追溯制度,完善质量控制过程的相关记录,保证供应物品的安全;④要密切联系并配合临床,合理准备充足物资,保证供应。

　　8.血液透析中心(室)(hemodialysis centre)

　　血液透析中心(室)是利用血液透析的方式,对因相关疾病导致慢性肾功能衰竭或急性肾功能衰竭的患者进行肾脏替代治疗的场所。设置肾病内科的二级以上医院可以设置血液透析室。

　　(1)布局

　　血液透析中心应设置在环境清洁、安静、空气清新、光线充足的区域。要设置治疗区、水处理区、候诊区、接诊区、库房和患者更衣室等基本功能区域,各功能区域应当合理布局,区分清洁区、半污染区、污染区,清洁区包括治疗室、透析准备间、储存室、工作人员休息室和水处理间;半污染区包括透析间、隔离透析间、病人通道(更鞋)、工作人员更衣室、复用间、办公室等;污染区包括医用污物通道及医用污物间。

　　血液透析室应当配备符合规定的透析机、水处理装置、基本的抢救设备、供氧装置、中心负压接口或可移动负压抽吸装置、双路供电系统和通风设备。

　　血液透析室应当配备护士长或护理组长,三级医院血液透析室护士长或护理组长应由具备一定透析护理工作经验的主管护师担任,二级医院血液透析室护士长或护理组长应由具备一定透析护理工作经验的护师担任。护士的配备应当根据透析机和患者的数量以及透析环境等合理安排,每名护士负责操作及观察的患者应相对集中,且数量不得超过4个。设置10台以上透析机的血液透析室应当配备1名具备机械和电子学知识及一定的医疗知识,熟悉透析机和水处理设备的性能结构、工作原理和维修技术且具有技师或工程师资质的专职技师。根据工作需要,还可配置其他工作人员。

　　(2)管理要求

　　①血液透析室护士必须经过专科培训,能熟练掌握血液透析机及各种血液透析通路的护理、操作,严格执行各项操作规程,定期巡视患者及机器运作情况,做好相关护理记录;②建立健全消毒隔离制度、透析液及透析用水质量检测制度、相关诊疗技术规范和操作规程、设备运行记录与检修等制度;③对血液传播性疾病要进行隔离透析;④工作人员要求相对固定;⑤严格执行一次性使用物品的规章制度,经国家食品药品监督管理局批准的可以重复使用的血液透析器应当严格遵照卫生部委托中华医学会制定的《血液透析器复用操作规范》进

行操作。

(五)临床护理组织方式

随着医学的发展和护理管理的演变,医院临床护理组织方式也在不断发展。目前,护理分工方式有以下六种。

1. 个案护理

个案护理(case nursing)也称为特别护理或专人护理,是一名护理人员在其当班期间承担一名病人所需要的全部护理的护理方式。其组织形式是一对一的关系,主要适用于危重、大手术后及监护室内的病人。由于病情危重、复杂、变化快,需护士24小时进行观察、护理。其优点包括①护士及时、全面观察病人的病情变化,实施有计划、细致、高质量的护理服务。②护患间沟通的机会多,能及时发现并解决病人身心方面的问题。③护士职责、任务明确,责任心强。④有利于培养护士发现问题、解决问题的能力。其缺点包括①护士轮换频繁,护理缺乏整体性。②护士需要量大,人力消耗多,费用高。③对负责护士业务要求较高,其中包括护士的医学知识及相关学科知识、技能和解决问题的能力。

2. 功能制护理

功能制护理(functional nursing)是以工作为中心的护理方式,护士长按照护理工作的内容分配护理人员,每1—2名护士负责其中一个特定任务,如主班,治疗班,护理班,大、小夜班等,各班护士相互配合共同完成病人所需的全部护理,各班的职责根据不同医院规定执行,护士长监督所有工作(见图3-11)。其优点包括①节省人力、经费、设备、时间,尤其在护理人员配备不足的情况下;护士长便于组织工作。②有利于提高护士技能操作的熟练程度;同时工作效率也较高。③分工明确,有利于按护士的能力分工。其缺点包括①护理人员对患者病情无法获得整体概念,忽略患者的心理和社会因素,护理缺乏整体性。②分工细,患者所获护理连贯性差。③护患之间缺乏沟通和理解,易发生冲突。④护理人员被动进行技术性、重复性工作,不能发挥主动性和创造性,易产生疲劳、厌烦情绪,工作满意度低。

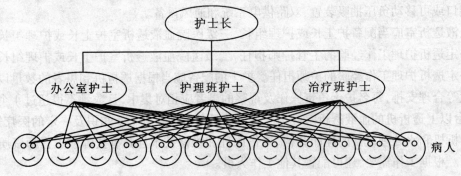

图3-11 功能制护理组织形式图

3. 小组护理

小组护理(team nursing)是将护理人员分成若干小组,每组由一位管理能力和业务能力较强的护士任组长,在组长的策划和组员的参与下,为一组病人提供护理服务的护理方式(见图3-12)。小组成员由护师、护士、护理员组成,约3—5名,每个护士负责6—15位病人的护理,成员之间相互合作,按护理计划对本组病人实施护理,并评价护理效果。其优点包括①小组成员协调合作,相互沟通,减少垂直控制,加强下属水平沟通,工作气氛好。②小

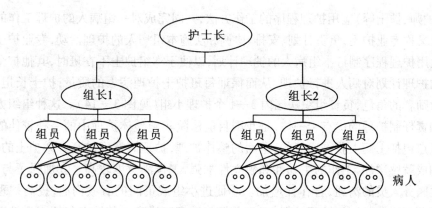

图 3 - 12 小组护理组织形式图

组成员集思广益,护理工作有计划、有评价,患者能得到系统、连续性的护理,有利于提高护理质量。③充分发挥各组员的能力、经验与才智,工作满意度较高。其缺点包括①护理只是责任到组,而不是责任到人,患者无固定的护士负责,接受的仅是片断的整体护理。②所需人力较多,对组长的管理技巧和业务能力要求较高。

4. 责任制护理

责任制护理(primary nursing)是在生物—心理—社会医学模式的影响下产生的一种新型的临床护理模式。是由一位责任护士运用护理程序的工作方法,对其主管的病人从入院到出院提供连续的、全面的、整体的护理组织方式,见图 3 - 13。我国在 20 世纪 80 年代初推行责任制护理。在责任制护理中,责任护士是主导,8 小时上班,24 小时负责,与其他医护人员、家属沟通配合,全程参与患者的诊疗过程。责任护士不在班时,由辅助护士代为负责。其优点包括①病人获得相对连续的、整体的护理,安全感与归属感增加。②处理患者问题更直接和迅速,工作效率较高。③护士工作的独立性增强,可充分运用专业知识发现和解决病人生理、心理、社会方面的护理问题。④护士的责任感、求知感、成就感、工作兴趣和满意度增加。⑤增加了护士与病人、家属及其他医务人员的沟通交流,合作性增强。其缺点包括①对责任护士的业务知识和技能水平要求高,需接受专业培训。②所需人力、物力多,费用较高,并常受人员编设、素质等方面的限制。③辅助护士参与制订护理计划和直接护理病人的机会减少,不利于护理人员整体水平的提高。

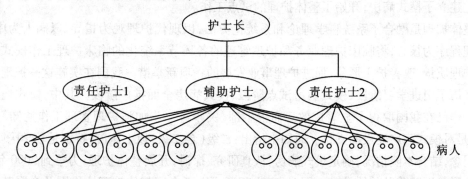

图 3 - 13 责任制护理组织形式图

5. 综合护理

综合护理(modular nursing)是将责任制护理和小组护理结合起来,由一组护理人员(主管护师、护师、护士等)应用护理程序的工作方法,共同完成对一组病人的护理工作的护理方式。组长又称专业护士,负责计划、安排、协调和实施本组病人的护理活动,专业护士指导辅助护士运用护理程序制订本组病人的护理计划,以便于本组护士不在班时,其他护士能根据所制订的护理计划对病人进行护理,从而保证每班护士护理病人的质量;护士长担任咨询、协调和激励者的角色,负责组织病区内 3—4 个护理小组(见图 3 - 14)。这种组织方式集小组护理和责任制护理的优点于一体,是我国目前医院实施整体护理中的一种较佳的组织结构。其优点包括①病人获得连续的、全面的整体护理,护理满意度较高。②护士的责任感、求知感和成就感增加,工作的主动性和独立性加强,工作满意度较高。③加强了与病人、家属及其他医务人员的沟通,合作性增加。④促进小组成员间的有效沟通,提高护理服务质量。⑤辅助护士参与制订护理计划,工作兴趣与满意度增高。其缺点包括①受护理人员编制的影响,白天按这种方式组织安排工作较为现实,大小夜班人员力量则相对薄弱。②护理工作任务繁重,节奏快,护士工作压力较大。

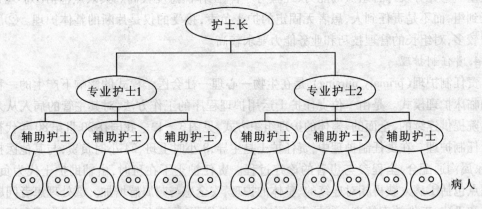

图 3 - 14　综合护理组织形式图

6. 整体护理

1994 年 7 月美国弗吉尼亚州乔治梅森大学护理博士袁剑云教授,为促进我国护理事业的发展,缩短我国与国际先进国家护理水平的差距,在总结国外近 20 年的先进护理经验的基础上,将系统化整体护理引入我国。从此,我国护理界便掀起了一场改革的浪潮,很多医院率先建立了模式病房,开始了整体护理的试点工作。

整体护理是融合了系统科学理论和系统论方法,以现代护理观为指导,以病人为中心,以护理程序为核心,将临床护理业务和护理管理的各环节系统化的临床护理工作模式。是提高护理质量、改善护士形象、促进护理事业发展的一项新举措。我国在实施这一护理新模式时经历了引进学习阶段、模式病房试点阶段、模式病房全面推广阶段。其中,模式病房的试点工作已在我国取得了显著成效。而卫生部《关于进一步加强护理管理工作通知》的下发,更是对模式病房建设的支持。通知中指出:二级(含二级)以上医院,特别是教学医院,要更新观念,结合本院情况,确定模式病房,认真研究、探讨,开展整体护理;力争到 2000 年,二级以上甲等医院普及整体护理。同时,卫生部还成立了全国整体护理协作网及全国整体护理专家指导组,对具体工作进行指导,以确保整体护理的顺利进行。于是,整体护理模式病房的开展已由三级医院推广到二级甲等医院,并由临床科室向手术室拓展。

伴随护理人员对护理观念的转变和整体护理病房的建立,护理工作在服务功能、服务范畴与服务质量等方面均发生了较大改变。在实施中通过设立护理理念,制订标准护理计划、标准健康教育计划,不断改进、简化护理表格等措施,提高了护士的成就感和价值感,密切了护患关系;在管理工作上得到医院各部门的大力支持与配合,初步建立了整体护理管理体系;又通过开展护士的在职教育和继续教育,并通过实行按职上岗,充分发挥不同职称护士的作用;通过加大医疗教育投资,优化教育环境,同时促进了护理高等教育的发展。整体护理在组织形式及优缺点方面与综合护理相似,在这里不作详细的介绍。

第四节　护理人力资源管理

人力资源管理是在经济学与人本思想的指导下新兴起来的一门学科,问世于 20 世纪 70 年代末。人力资源管理的历史虽然不长,但人事管理的思想却源远流长。从 18 世纪末开始的工业革命到 20 世纪 70 年代,被称为传统的人事管理阶段。从 20 世纪 70 年代末以来,人力资源管理取代了传统的人事管理。

任何组织的发展和成功,都离不开对人的管理。医院要生存、发展,也必须重视对人的管理。只要有了素质好、学识广、技术硬的医护人员,医院的技术质量和水平才能不断提高和发展。护理人力资源管理是护理管理职能的核心任务之一,在护理管理中具有举足轻重的地位,直接关系到护理质量的提高和护理专业的发展,影响着整个医疗卫生服务的水平。因此,护理人力资源管理是护理管理者的主要职责,也是护理事业发展的需要。

链接

现代人力资源管理与传统劳动人事管理的区别

	现代人力资源管理	传统劳动人事管理
观念	员工是具有主观能动作用的资源	员工是投入的成本负担
内容	不仅仅是人员配备,而且是人力资源管理	人员与扩大力的简单管理
范围	扩大到非正式组织、乃至组织外人力资源	正式组织内部
性质	战略性	战术性
深度	主动、注重开发	被动、注重控制
地位	从决策层到全员	人事部门
功能	系统、整合	单一、分散
工作方式	参与	封闭
协调关系	合作、和谐	监督、对立

一、概述

(一)人力资源管理的概念及意义

1. 概念

人力资源管理(human resource management)是对人力资源进行有效开发、合理配置、充分利用和科学管理的制度、条例、程序和方法的总和。可以从两个方面来理解人力资源管理：一是对人力资源外在要素——量的管理，是运用现代化的科学方法，对与一定物力相结合的人力进行合理的培训、组织和调配，使人力、物力经常保持最佳比例；二是对人力资源内在要素——质的管理，是对人的思想、心理和行为进行恰当的诱导、控制和协调，充分发挥人的主观能动性，使人尽其才，事得其人，人事相宜，以实现组织目标。

护理人力资源管理是运用护理学与相关学科的知识对护理人员的选聘、使用、考评、培训和开发等方面进行管理。

2. 意义

人力资源管理是管理的关键职能。通过人力资源管理，在组织内部，可以发现、选聘、使用和培养最优秀的人才，充分调动人的主动性、积极性和创造性，促进组织与人员的协调发展，为组织提高服务质量，降低服务成本，实现组织目标提供有力的保证；在组织外部，人力资源管理充分体现了"以人为本"的现代管理理念，是加强组织间竞争力的支撑点。科技进步、经济发展、社会进步最终将聚焦于"人才"的开发和利用，所以，人力资源管理在现代社会中将发挥越来越重要的作用。

（二）护理人力资源管理的基本原则

1. 职务要求明确原则

职务要求明确亦即对组织设置的职务及相应的职责要求明确。若不明确，则使人员不能了解特定职务的重要性和任务，影响工作效果，也无法有目的的培训人员并依据标准考评人员。因而各级护理管理和临床护理岗位，都要有条文规定的明确的职务和岗位职责，如护理部主任及各级护士长职责、各班护士职责等。

2. 责、权、利一致原则

为充分发挥人的积极性和主动性，实现管理的最优化，应使人员的职责、权力和利益（物质和精神上的待遇）相一致。足够的权力是履行职责的有力保障，而利益可调动人的积极性，促使人员认定目标，履行自己的职责，竭尽全力完成组织赋予的使命。

3. 公平竞争原则

公平性对人员的积极性和工作态度影响非常重要，因此，管理者在选拔人才、利益分配、奖励、考评聘用、推荐进修、晋升职称等环节都要遵循公平的原则。

4. 用人之长原则

管理者要知人善任、用人所长、扬长避短，只有这样才能充分发挥人员的才能，取得最佳效果，获得最大效益。例如有的护士长办事干练、反应敏捷、技术熟练、应急能力比较强，可安排在急诊科或抢救室；而有的护士长专业理论知识扎实，耐心细致，可安排在内科病房。

5. 系统管理原则

对人员的管理要综合考虑，不仅是对其进行使用，同时要注意对其进行培训和考评。将人员的选拔、使用、考评和培训作为紧密联系的整体。

二、护理人员选聘

人员选聘是在人力资源规划后，根据规划选择合适的护理人员，补充组织内部的空缺的过程，包括内部人员的调整、选拔、和外部人员的招聘。

（一）护理人员选聘的要求

（1）根据医院技术建设发展的要求和护理任务，按照功能需要选聘各类人才；

（2）要考虑年龄、学历、资历的合理搭配；

（3）要留有适当的余地，并能随着情况的变化及时调整选聘条件，使人员的管理始终与医院发展的要求保持一致。

（二）护理人员选聘的程序

护理人员选聘的程序主要包括职务分析、寻找候选人、招聘测试、录用测试、招聘工作评估五个步骤。

1.职务分析

职务分析又称工作分析或岗位分析，是指对某特定工作岗位或职务的目的、职责、隶属关系、工作环境、任职资格等相关信息进行搜集、分析、评价，做出明确规定，并确定完成这一职务的行为规范的过程，最终会形成职务说明书。

2.寻求符合要求的候选人

招聘决策做出后，在职务分析的基础上，寻求并吸引足够数量符合岗位标准的申请人供组织和部门挑选。招聘的途径可多种多样，如员工推荐、职业介绍机构推荐、招聘广告、直接申请等。

3.招聘考评和面试

为保证应聘人员的质量能满足岗位的需求，进行知识和技能考评是必要的选聘环节。考评包括理论知识考评、工作相关技能考评、面试、真实工作考评等。

4.录用体检和试用考查

通过对应聘者的资格认定、理论和技能考评、面试等综合分析后，对于合格的应聘人员要进行体格检查，确认其身体状况是否达到岗位的要求。

通过上述程序后做出初步录用决策，但并不马上签订聘用合同，而是要在实际工作中对拟聘人员的真实工作能力进行考核。试用时间一般为三个月，试用期满后，根据表现决定是否录用。

5.录用决策及招聘工作评估

录用的过程是对应聘者筛选的过程，通过将应聘人员与任职岗位要求比较和应聘人员之间的相互比较，使候选人的数量逐步接近组织或部门需要的数量。在人员录用中，为了避免错误的录用和错误的淘汰，参与和做出用人决策的人应当是熟悉护理人力资源的管理部门和人事部门的管理人员。

护理人员招聘过程的最后一步是评价，包括测算获得的求职护理人员数量和质量、受聘人员的工作胜任和工作成功程度，以及对整个招聘过程投入和产出效率的总结分析等。

链接

护理人员招聘面谈主要内容构成

姓名： 申请单位：

1.工作兴趣

你为什么想做这份工作？

你为什么认为自己能胜任这方面的工作?

2. 目前的工作状况

你以前的工作单位是? 你以前担任过什么工作职务?

3. 工作经历

目前获得的最后一个工作的职务(名称)?

你为什么要辞去那份工作?

4. 教育背景

你认为你所受的哪些教育或培训将如何帮助你胜任你申请的工作?

请对你受过的所有正规教育进行说明。

5. 工作以外的活动(业余活动)

工作以外你喜欢做些什么?

6. 个人问题

你能加班吗?

你能上夜班吗?

7. 自我评估

你认为自己最大的优点是什么?

你认为自己最大的缺点是什么?

8. 你认为你在上一个工作单位的主要工作成绩是什么?

9. 你认为你有哪些有利条件来胜任将来的职位?

10. 你对我们医院的印象怎样?(包括规模、特点、竞争地位等)

三、护理人员编设

护理人员编设是为医院各护理岗位提供适当数量和相应类型的护理人员,使人员与护理服务合理匹配的过程。由于医院类型、规模、等级、护理工作量的不同,人员编设的数量和层次也有所不同。

(一)护理人员编设的意义

护理人员在医院中比例大、数量多、工作范围广,因而往往医院对人员的管理很大一部分其实是对护理人员的管理。护理人员编设是否合理、比例是否适当,直接影响到护理工作效率、护理质量、服务质量、成本消耗,甚至影响着护理人员的流动和流失率。因此,重视和加强对护理人员的编设,是护理系统人员管理的重要组成部分。

(二)护理人员编设的原则

1. 适应目标原则

人员编配的目的是为了实现组织目标。所以,适应和满足组织目标对人员的需要是人员编设的首要原则。医院护理人员编设的数量、质量、结构等应满足患者的护理需要,有利于护理目标的实现。

2. 合理结构原则

护理人员编设不仅要考虑数量和个人的素质和能力,而且要考虑人员群体的结构比例,包括从事行政管理、教学科研与临床护理人员的比例,以及不同学历和专业技术职称的比例,以形成稳定的塔式结构或梯队,从而实现优势互补,并能各取所长。

3.优化组合原则

对于不同层次结构的护理人员,管理者要在分析个人特点与岗位要求的基础上,实现个体与具体岗位的最佳组合,进行人才组织结构优化,做到人尽其才,才尽其用,使不同年龄阶段、个性、特长的护理人员充分发挥个人潜能。

4.成本效率原则

人力资源管理的出发点及最终目的都是为了提高组织效率。医院管理体制的改革和自身发展,要求护理管理者对人力、物力、财力、时间、信息等资源进行有效核算、监测和控制,因而编设和使用护理人员时,应在保证优质、高效的基础上减少人力成本的投入。

5.动态调整原则

随着科学技术和医疗护理技术的飞速发展,医学仪器设备不断更新,服务对象不断变化,医院体制、制度、机构等方面不断变革,人员编制也要适应发展的需要,不断地进行动态调整。

(三)影响护理人员编设的因素

1.工作量和工作质量

工作量和工作质量是影响护理人员编设的主要因素。工作量主要受床位数,床位使用率,床位周转率,门诊、急诊患者人次,手术开出率等因素的影响;工作质量与护理业务范围的广度和技术难度有关,不同类型与级别的医院、不同护理方式(如功能制或整体护理)、不同护理级别病人,所要求的护理质量标准不同。整体护理病区的建立、专科特色的发展和新的诊断治疗仪器设备的使用,对护理人员的数量和质量提出了更高的要求。

2.人员素质

护理人员的素质包括职业素质、知识技能素质、心理素质和身体素质,这些都直接影响护理人员的编设。若护理人员训练有素、能力强,并能得到充分发挥,编设可以少而精,且有利于提高工作质量和效率;反之,素质、能力与工作职责不适宜,不仅需要的人数多,而且会影响工作质量和效率。

3.管理因素

人员编设往往受管理因素的制约。在宏观上,国家政策及制度影响编设;微观上,护理管理者的组织、计划、决策能力也影响编设。同时,医院行政、医技、后勤等部门的相互协调,也影响护理工作的效果和护理人员的编设。

4.环境条件

环境条件可分为硬件环境和软件环境,硬件环境指护理服务所需要的建筑、设施、设备、后勤保障等条件,如医院建筑布局的分散与集中,工作条件的自动化、现代化程度等。软环境指的是护理服务所面对的社会、人为环境,包括医院在社会中的地位、卫生服务部门的竞争、医疗保险制度和护理对象的经济状况、社会背景、文化层次、年龄特征等。

5.政策法规

一些政策法规也影响护理人员的编设,如公休日、产假、病事假、劳保、教育培训等。

随着社会的不断发展,还会产生新的影响因素,在进行护理人员编设时,应综合考虑多方面的影响因素。

(四)护理人员编设的计算法

1.按卫生部《编制原则》计算

卫生部1978年颁布的《综合医院组织编制原则试行草案》(【78】卫医字第1689号文件,以下简称《编制原则》),对城市综合医院、医学院校的综合性附属医院和县医院的人员编设做出了明确规定,按此原则计算医院人员编设的方法沿用至今。

(1)医院各类人员总编设

①病床与工作人员之比:根据医院规模和所担负的任务,将医院分为三类:300张床位以下的医院,按1:1.30~1:1.40计算;300~500张床位的,按1:1.40~1:1.50计算;500张床位以上的,按1:1.60~1:1.70计算(见表3-2)。

表3-2 综合医院人员编设表

适用范围(床)	计算基数(床)	床位与工作人员之比	工作人员总数(人)	卫生技术人员数(人)	护理人员数(人)
80—150	100	1:1.3~1:1.4	130—140	91—98	46—49
151—250	200	1:1.3~1:1.4	260—280	182—196	91—97
251—350	300	1:1.4~1:1.5	420—450	294—315	147—158
351—450	400	1:1.4~1:1.5	560—600	403—432	201—216
451人以上	500	1:1.6~1:1.7	800—850	576—612	288—306

注:①护理人员内包括助产士名额;②病、产假等预备名额已计入总编设内。

②各类人员的比例:卫生技术人员占医院总编设的70%~72%,其中护理人员占50%,医师占25%,其他卫生技术人员占25%;行政管理和工勤人员占总编设的28%~30%,其中行政管理人员占总编设的8%~10%(见表3-3)。

表3-3 医院各类人员比例

卫生技术人员	其中						行政管理人员	工勤人员
	医师	护理人员	药剂人员	检验人员	放射人员	其他医技		
70%~72%	25%	50%	8%	4.6%	4.4%	8%	8%~10%	18%~22%

【例1】某医院有病床400张,根据卫生部《编制原则》,其工作人员的编设约为多少人?其中卫生技术人员最多可配备多少人?护理人员多少人?

根据卫生部《编制原则》,351~450张床位医院工作人员的编设按1:1.4~1:1.5计算,即400×1.4~400×1.5=560~600(人)。

卫生技术人员占总编设的70%~72%,则最多配备560×72%~600×72%=403~432(人)。

护理人员占卫生技术人员的50%,即为403×50%~432×50%=202~216(人)。

(2)工作量及人员编设

①每名护理人员承担的床位工作量(见表3-4)。

表3-4 每名护理人员承担床位数

科　别	每名护理人员承担床位数		
	白班	小夜班	大夜班
内、外科	12~14	18~22	34~36
妇产科			
结核科			
传染科			
眼、耳鼻喉、口腔科	14~16	24~26	38~42
皮肤科			
中医科			
小儿科	8~10	14~16	24~26

注:护理人员担当的工作量不包括给药及治疗工作,给药及治疗工作,每40~50张床位设护士3~4名。

②病区护理人员的编设

病区护理人员包括护士和护理员,护士和护理员之比以3:1为宜;每6名护理人员(助产士)另增加1名替班。

【例2】某医院内科病区有病床40张,按卫生部《编制原则》,可配备护理人员多少人(给药及治疗工作按4名护士计算)?

按卫生部《编制原则》,内科每名护理人员担当的病床工作量为:白班12~14人,小夜班18~22人,大夜班34~36人,则40张病床的内科病区分管床位的护理人员为:

按低标准计算:$\frac{40}{12}+\frac{40}{18}+\frac{40}{34}\approx6.73$(人);

按高标准计算:$\frac{40}{14}+\frac{40}{22}+\frac{40}{36}\approx5.79$(人)

另外,给药及治疗护士应加4名,则:

6.73+4≈10.73(人);

5.79+4≈9.79(人)

根据文件规定,每6名护理人员增加替班1名,则该内科病区护理人员的编设应为:

$10.73+\frac{10.73}{6}\approx12.52$(人);

$9.79+\frac{9.79}{6}\approx11.42$(人)

即:12~13(人)

③非病区科室护理人员的编设

门诊护理人员与门诊医师之比为1:2。

住院处护理人员与病床之比为1~1.2:100。

急诊室护理人员与医院总床位之比为1~1.5:100。

急诊观察室护理人员与观察床位之比为1:2～1:3。

婴儿室护理人员与病床之比为1:3～1:6。

注射室护理人员与病床之比为1.2～1.4:100。

供应室护理人员与病床之比为2～2.5:100。

手术室护理人员与手术台之比为2:1～3:1。

助产护士与妇产科病床之比为1:8～1:10。

以上各部门每6名护理人员(助产护士)另增加替班1名。

【例3】某医院有病床400张,根据卫生部《编制原则》,急诊室、供应室各需配备护理人员多少人? 若该院手术室有10张手术台,则应配备多少护理人员?

按卫生部《编制原则》,急诊室护理人员与床位之比为1:100～1.5:100,则应配备护理人员:

$$\frac{400}{100} \times 1 \sim \frac{400}{100} \times 1.5 = 4 \sim 6(人)。$$

供应室应配备护理人员为:

$$\frac{400}{100} \times 2 \sim \frac{400}{100} \times 2.5 = 8 \sim 10(人)。$$

手术室10张手术台应配备护理人员为20～30人。

④护理管理人员的编设

300张病床以上的医院可配备专职护理副院长,护理部主任1名,副主任2～3名;300张病床以下的医院,如县和县以上的医院,可设总护士长1名,但如果医疗、教学、科研任务繁重的专科医院,可设护理部主任1名,副主任1～2名。每个病房设护士长1名,如果病床多,任务重的可设副护士长1名;100张病床以上或3个护理单元以上的大科室及任务繁重的手术室、急诊科、门诊部设科护士长1名。

(3)护师以上专业技术职务的岗位设置及编设比例

1985年,卫生部在试行专业技术职务聘任制中,对护师以上专业技术职务的岗位设置做出如下规定。

①一般病区

护师:每15～20张病床设1名;主管护师:每30～40张病床设1名;正、副主任护师:在医教研任务较重,护理专业技术要求较高,具有3种专业和床位在150张以上的大科,设1～2名。

②手术室

护师:每2张手术台设1名;主管护师:在开展4种以上专科(普外、胸外、脑外、泌尿外、骨科、妇产科、五官科等)的手术室,每6～8张手术台设1名;副主任护师:在开展专科手术种类多,技术复杂(如体外循环),8张手术台以上的手术室设1名。

③特种病房(ICU、CCU、血液透析、烧伤等)

护师:每张病床设1～2名;主管护师:每4张病床设1名;正、副主任护师:重症监护中心设1名。

④急诊室(科)

以急诊室(科)护士的比例计算,护师:每5名护士设1名;主管护师:在有内、外、妇、儿等4科以上的综合急诊室,每2~3名护师设1名;正、副主任护师:急诊科设1名。

⑤供应室、营养科(室)

300张床以上的医院,任务繁重,设备复杂,需开展多种消毒灭菌业务、卫生监测和营养技术工作,设护师或主管护师1~3名;300张床以下的医院,仅需完成一般消毒灭菌、供应和营养技术工作,设护师1~2名。

⑥门诊各科

一般根据不同科别的护理任务确定。凡具有较复杂的护理、治疗技术,开展卫生宣教、咨询和护理管理任务较重的科别,可设以下各级护师:以与全门诊护士的比例计算,每3~4名护士设护师1名;以与全门诊护师的比例计算,每3~4名护师设主管护师1名,每2~3名主管护师设正、副主任护师1名。

⑦护理部

设正、副主任护师1~3名;设主管护师若干名。

2. 按实际工作量计算

按工作量编设护理人员的计算公式很多,各有特点,但在实际应用中由于受到多种因素的影响,很难实施。其主要方法是根据分级护理标准要求,计算每名病人在24小时所需的直接护理和间接护理的平均时数,再以"平均护理时数"确定实际工作量,然后推算出护理人员编制人数。

【例4】某病房病人总数为40人,其中一级护理6人,二级护理12人,三级护理22人。根据江苏省1980年测算结果,一级护理每名病人每日直接护理所需时间为4.5小时,二级护理2.5小时,三级护理0.5小时;间接护理时数为每名病人每日约13.3小时。机动数按20%计算。

公式Ⅰ:应编护士数 $= \dfrac{各级护理所需时间总和}{每名护士每天工作时间} + 机动数$

应编护士数 $= \dfrac{4.5 \times 6 + 2.5 \times 12 + 0.5 \times 22 + 13.3}{8} \times (1 + 20\%) = 12.2 \approx 13(人)$

公式Ⅱ:应编护士数 $= \dfrac{病房床位数 \times 床位使用率 \times 平均护理时数(分)}{每名护士每天工作时间(分)} + 机动数$

公式Ⅱ中:平均护理时数 = 各级病人护理时数的总和/该病房病人总数

床位使用率 $= \dfrac{占用床位数}{开放床位数} \times 100\%$(一般按93%计算)

每名护士每天工作时间以有效服务时间计算,即除去法定公休和学习时间,一般按每名护士每天工作时间约400分钟计算。

平均护理时数 $= \dfrac{4.5 \times 6 + 2.5 \times 12 + 0.5 \times 22 + 13.3}{40} = 2.03(小时) \approx 120(分钟)$

应编护士数 $= \dfrac{40 \times 93\% \times 120}{400} \times (1 + 20\%) = 13.4 \approx 14(人)$

3. 按卫生部《医院分级管理标准》计算

1989年,卫生部关于《医院分级管理办法(试行草案)》和《综合医院分级管理标准(试行草案)》中,提出医院各级人员编设标准(见表3-5)。

项　目	标　准		
	一级医院	二级医院	三级医院
总人员编制(床:职工)	1:1 ~ 1:1.4	1:1.3 ~ 1:1.5	1:1.6
卫生技术人员比例(%)	80 ~ 85	75	72 ~ 75
护理人员占卫技人员比例(%)	38	50	50
医师(含医士)与护理人员之比	1:1	1:2	1:2
病床与病区护理人员之比	—	1:0.4	1:0.4
护师以上人员比例(%)	—	≥20	≥30
护理员占护理人员比例(%)	≤30	≤25	≤20
大专以上护理专业学历占护士总数(%)	—	≥40	≥50

【例5】某三级甲等医院设病床1000张,依据卫生部《医院分级管理标准》,全院工作人员的编设应为多少人? 护理人员的总编设最多可为多少人? 其中大专以上学历的护理人员最少应为多少名?

按照《医院分级管理标准》,三级医院工作人员的总编设(床:职工)为1:1.6即1000 × 1.6 = 1600(人);卫生技术人员占总编设的72% ~ 75%,护理人员占卫技人员的50%,则护理人员的总编设最多为:

1600 × 75% × 50% = 600(人);

大专以上学历的护理人员≥50%,最少为:600 × 50% = 300(人)。

四、护理人员的排班

给护理人员排班是病区护士长的一项经常性工作。一般根据本科室的专业特点、护理目标、工作量、人力、时间等进行科学、系统的安排,使护理人员明确职责、任务,以确保病人安全和护理工作的优质、高效。

(一)护理人员排班的原则

1.以病人需要为中心,确保24小时连续护理

按照护理工作24小时不间断的特点,要使各班次互相衔接,保证护理工作的连续性和整体性。

2.掌握工作规律,保持各班工作量均衡

根据护理工作量和病人需要,合理安排人力,保持各班工作量均衡,必要时适当调配。并注意尽量使医疗、护理、清洁工及后勤人员的工作互不干扰重叠,从而提高工作效率。

3.人员结构合理,确保病人安全

排班时应根据病人情况,结合护理人员的数量、知识技能水平等进行有效组合,做到新老搭配、优势互补,消除排班的薄弱环节,保证病人安全,防范护理纠纷。

4.保持公平原则,适当照顾护理人员的特殊需求

排班时,应以一视同仁的态度,爱护、体谅所有护理人员,使护理人员产生公平感和满意感,对于有特殊需求的人员在不违反原则的情况下可适当给予照顾。

5.有效运用人力资源,充分发挥个人专长

通过按职上岗,将护理人员的专长、优势与病人的护理需要相结合,提高工作成就感,增

加病人及其家属的安全感和信任感。

6. 常备机动人员,以便随时调整

有紧急事情或遇到突发事件需要人力时,要能对护理人员做出适当的调整。

总之,护理人员排班应做到:人力配备适当;保证护理质量;相对稳定,并有一定的弹性;公平;节省人力;能做到随时调整。

(二)影响排班的因素

1. 医院政策

排班与人员编设数量、群体结构组成情况有密切关系,受医院相关政策影响。

2. 护理分工方式

不同的护理分工方式,人力需求和排班方法也不同。

3. 护理人员素质

护理人员的教育层次、临床经验、工作能力、心理素质、家庭及身体状况等是排班时均需考虑的因素。

4. 部门的特殊需求

监护病房、手术室、门诊、急诊等护理单元的工作具有特殊性,人员需求量和排班方法与普通病区不同。

5. 工作时段的特点

每天24小时的护理工作量不同,白班工作负荷最重,小夜班、大夜班依次减轻,人员数量安排也由多至少。

6. 管理方式

各医院因机构、人力配备、政策、工作目标和管理方式不同,排班的方法也不同。

(三)排班的类型

排班的类型依照排班权力的归属分为三类:

1. 集权式排班(centralized scheduling)

排班者为护理部或科护士长。其优点包括为管理者了解护理人员的整体情况,掌握全部护理人力,可根据各部门工作需要,灵活调配合适的人员,避免忙闲不均;其缺点包括没有顾及护理人员的个别需要,易降低工作满意度或不能真正了解各部门的需求。

2. 分权式排班(decentralized scheduling)

排班者为病区护士长。一般护士长在广泛征求护理人员的建议后进行排班,是目前最常用的排班方式。其优点包括能使管理者充分了解本部门的人力需求,依据病人的需要并充分考虑护理人员的合理愿望和特殊要求来进行有效的安排;其缺点包括受病区护士长职责范围的限制,无法调派其他病区的人力。

3. 自我排班(self-sheduling)

由护理人员自行排班。其优点包括①提高护理人员工作积极性;②增强护理组织的团体凝聚力;③护士长与护理人员关系融洽;④护理人员调班少;⑤护士长节省排班时间。其缺点与分权式排班类似。当然,自我排班在采用前,应先集体讨论排班方案,拟定排班原则,并在实行过程中不断修改完善。

某医院自我排班方案

1. 委员会征集护士要求,提出自己要求的工作日、班次和休息日。

2. 委员会汇总,订出一张排班表,突出强调尚待安排的班次与工作日。

3. 张贴公布尚待安排的班次10天,以便护士自愿改变工作日,填补未被安排的班次。

4. 委员会调整排班,填补空缺的班次。在一个排班周期内,一个护士最多被调班1次;护士轮流调班,保证被调班护士在下一排班周期内不再被调班。这样可使护士在每4—6个月内的自选班次中,最多轮到被动调班1次。

5. 张贴最终病区排班表,若再有任何改动则通过护士私人间协商解决。

(四) 排班的方法

排班的方法多种多样,没有固定的模式,管理者可根据自己医院的政策、护理方式、护理人员的数量与素质、各部门病人的特点及护理工作量等灵活安排。比较常见的排班方法有如下两种。

1. 每日三班制排班法

即将一日的24小时分为三个基本班次,按照早班、小夜班、大夜班等进行安排,(见表3-6);每班工作8小时,一般由7~8名护士按固定的模式进行轮换(见表3-7),人员多时可依据班次的实际工作量增加帮班。其优点包括①护理人员熟悉排班规律和休假时间,既利于相互之间的合作与配合,又便于安排个人生活;②护理人员均有公平而预知的休假时间;③上班人力固定,班次与时间变化少;④减少了排班所花费的时间。可以使用的方法包括①单人三班制:三班固定安排一名护士,适当安排白班,根据工作量配备帮班,主要适用于病人数量和危重程度变化不大、夜班工作量较少的病区。②双人三班制:三班固定安排两名护士,适当安排白班,主要适用于危重病人多、护理工作量大、专科性强(如心血管内科、神经内科、胸外科等)的病区。

表3-6 每日三班制排班表

分 工	早 班	小 夜 班	大 夜 班
护士长	7~12,3~6		
主班	7~3		
治疗班	7~11,2~6		
治疗班	7~3		
责任护士(1)(2)	7~3		
责任护士(3)(4)	7~12,3~6		
小夜班(1)(2)		3~11	
大夜班(1)(2)			11~7
两头帮班		6~10	5~9
机动班(1)(2)	替休息		
总务护士	7~12,3~6		

表 3－7 四周固定周期排班表

●/× \ 星期 护士	1	2	3	4	5	6	7	1	2	3	4	5	6	7	1	2	3	4	5	6	7	1	2	3	4	5	6	7
护士1	×	×	●	×	×	●	●	×	×	×	●	×	×	●	×	×	×	●	×	×	●	×	×	×	●	×	×	●
护士2	×	×	×	×	×	●	×	×	×	●	×	×	●	●	×	×	×	×	×	●	×	×	×	×	●	×	×	●
护士3	×	●	×	×	×	●	×	×	×	×	×	×	●	×	×	●	×	×	×	●	×	×	×	×	×	●	×	×
护士4	×	×	×	●	×	×	●	×	●	×	×	×	●	×	×	×	×	×	●	×	×	×	×	×	●	×	●	●
护士5	×	×	×	×	●	×	×	×	×	×	●	×	×	●	×	●	×	×	×	●	×	×	×	×	×	●	×	×
护士6	×	×	×	●	×	×	●	×	×	×	×	●	×	×	×	×	×	●	×	×	●	×	×	×	×	●	×	×
护士7	●	×	×	×	●	×	×	×	×	×	×	×	●	×	×	×	×	●	×	×	×	×	×	×	●	×	×	●
护士8	×	×	×	×	●	×	×	×	×	●	×	×	●	×	×	×	×	×	×	×	×	×	×	×	×	×	×	×

注:①●表示休假,×表示上班;②最长上班天数4天,最短上班天数2天;③最长休假天数2天,最短休假天数1天;④每隔一星期,周六日休假。

2.每日二班制排班法

将一日的24小时分为两个基本班次,按白班、夜班排班(见表3－8);每班安排一个或多个护士,由6~8名护士进行轮换,可根据工作量配备帮班。同样设定固定的排班模式,主要适用于产房、手术室及眼科等小病区。其优点包括上班与休息时间集中,便于路途较远的护士上下班;节约人力。其缺点包括连续工作时间过长,易疲劳。

表 3－8 每日两班制排班法

分工	日班	夜班
护士长	7~12,3~6	
主班	7~3	
治疗(1)	7~3	
治疗(2)	7~11,3~7	
责任护士(1)(2)	7~3	
责任护士(3)(4)	7~12,3~6	
夜班(1)(2)		7~1,5~7
夜班(3)(4)		7~9,1~7
两头帮班		7~11,5~9
机动班(1)(2)(3)	替休息	
总务护士	7~12,3~6	

注:夜班12小时,中间休息4小时。

五、护理人员的教育与培训

社会的发展和科学技术的进步,促进了护理专业的发展,尤其是医学模式的转变,拓宽了护理工作的范围。人们健康需求的不断提高,以及新护理模式、新技术、新仪器的广泛使用,都对护理人员的素质提出了更高要求。因而,重视和发展护理教育,特别是重视在职人员的继续教育和培训,成为护理人力资源管理的重要内容,并且直接关系着人力资源管理的效果。

(一)护理人员教育与培训的作用

通过对护理人员的教育与培训,可以帮助护理人员适应组织内外环境的变化,满足市场人才竞争和护士自身发展的需要,提高部门和组织的效率。具体表现包括①帮助护理人员掌握工作所需要的基本方法;②帮助新上岗的护理人员尽快适应角色;③帮助护理人员了解组织和护理工作的宗旨、价值观和发展目标;④改善护理人员的工作态度,强化护理人员的职业素质;⑤提高护理人员对组织的认同感和归属感;⑥提高护理人员的工作效率;⑦帮助护理人员结合个人特点制订职业生涯规划,使护理人员在完成组织任务的同时个人素质也不断得到提高。

(二)护理人员教育与培训的原则

1.按需施教,学用一致的原则

护理人员教育与培训要从护理人员的知识结构、能力结构、自身需要与兴趣、年龄和岗位等的实际需要出发,并注重将培训结果转化为实际的工作效果。

2.与组织战略发展相适应的原则

护理人员教育与培训要从组织的发展战略出发,结合组织和部门的发展目标来进行培训内容、培训对象、培训模式、培训规模、培训时间等综合方案的设计。

3.专业素质与综合素质培训相结合的原则

护理人员教育与培训的内容除了包括与护理专业相关的知识和技能,如护理基本知识、基本理论、基本技能、护理专科知识、与护理相关的人文科学知识等,还应包括组织文化建设的内容,使护理人员从工作态度、文化知识、理想、信念、价值观等方面符合组织的要求。

4.重点培训和全员培训相结合的原则

虽然组织中的每一个护理人员都有接受培训和教育的权利,但因医院的培训往往需要投入较大成本,因此在进行全员培训的基础上,培训更要有侧重点;这个重点就是培养对医院护理工作发展影响力大的护理技术骨干,特别要重视对护理管理人员的培训。

5.当前需要与长远需要相结合原则

组织对人员的培训是一个长期性的工作,为了保证护理专业适应发展的要求,对护理人员的培训计划和目标,不仅要满足当前护理工作的需要,还要结合本部门的长远规划合理安排。

(三)护理人员教育与培训的方式

1.岗前培训

岗前培训又称定位教育,是对护理专业毕业生上岗前的基本培训。岗前培训可使新护士尽快熟悉工作环境、工作内容和工作要求,以便早日独立、安全地进行工作。岗前培训的内容主要包括①公共部分:由护理部制订培训计划并组织实施,时间一般为1—2周。培训内容主要包括医院简介、医院环境、医院组织体系、职业道德、有关规章制度、护士仪表与行为要求、有关法律法规及护理纠纷的防范、基本护理技术、急救技术(如心肺复苏)、院内感染预防、护理文书书写等,有些医院还会组织新护士的授帽仪式。②专科部分:由各临床科室分别制订计划并逐项落实,时间需求普通科室一般为3—4周,ICU、CCU、急诊科一般为6—8周。培训内容主要包括熟悉科室环境、人员结构、各类人员职责、各班工作要求、质量控制标准以及本科室常见病和常见急症的主要临床表现、救治原则、护理措施、主要专科检查和特殊诊疗技术的临床应用及护理措施(如各种造影检查、心电监护、呼吸机的应用)。培训方法可采用讲授、视听、练习、实地参观、临床带教等多种形式。岗前培训结束后,针对培训的内容要进行考核,考核合格后方能上岗。

2.在职培训

护士在职培训是指在日常护理工作中一边工作,一边接受指导、教育的学习过程。在职培训可以是正式的,也可以是非正式的。在职培训主要包括护士规范化培训(附录1)和继续教育(附录2)。

(1)护士规范化培训:是分层次、分阶段进行的在职培训。培训内容主要包括政治思想、职业素质、医德医风、临床操作技能、专业理论知识、外语等。培训方式以临床实践为主,包括科室轮转。其中理论知识和外语以讲座和自学为主。

(2)继续教育:是继护士规范化专业培训之后,以学习护理学科发展中的新技术、新理论、新知识、新方法为主的一种终生性护理学教育方式。教育活动内容主要包括学术会议、讲座、专题讨论、调研考察报告、疑难病例讨论、技术操作示教、短期或长期培训、参与教学、发表论文和著作等。教育方式可根据不同内容和条件灵活制订,一般以短期和业余学习为主。

3.脱产培训

脱产培训是一种较正规的人员培训方式,由医院根据护理工作的需要选派有培养前途的护理骨干,让他们在一定时间内离开工作岗位,到专门的机构进行学习或接受教育。脱产培训是一种有深度、系统的培训方法,但培训成本较高,在人员数量上受到限制。

六、护理人员的绩效考评

绩效考评是指组织按照预先确定的目标或标准及一定的考评程序,运用科学的方法,对组织成员的工作绩效进行考察和评价。绩效考评是了解人力资源管理现代化、合理化所不可或缺的重要方法,主要通过一定的方式来对护理人员的德、能、勤、绩几方面进行地客观公正的评价。

(一)护理人员绩效考评的意义

绩效考评的目的是如何才能使员工发挥能力,积极推进工作,从而改善组织的整体绩效。因此,绩效考评是解决人力资源管理课题的一种重要手段,对有效实施人力资源管理具有重要意义。

1.人事决策作用

通过绩效考评,有利于护理管理者对护理人员做出客观公正的评价,为护理人员的调资、聘任、晋升、奖惩等提供依据。

2.诊断作用

通过绩效考评,管理者可以发现护理人员的素质、实际工作知识和技能与岗位任职要求之间的差距,并进行原因分析,确定培训目标和内容,制订有针对性的培训计划。

3.激励作用

奖优罚劣是在护理人员管理中起重要作用的激励和约束机制,对调动人员的积极性具有很大的促进作用。绩效考评可以帮助管理人员确定护士对组织的贡献,可以此作为组织对之进行奖惩决定的依据。

4.教育和管理作用

护理人员绩效考评的主要目标是促进与维持组织的高效率。通过对护理人员的工作评价,管理部门可以采取人员调整、培训、转岗、留聘等多种措施,以保证用较少的人力资源获得较大的劳动成果,使各护理岗位的人员配设更加合理、有效。

5.沟通协调作用

在员工绩效考评过程中,加强了上下级之间的沟通,建立起相互信赖的关系,有利于及时发现工作中的问题并解决问题,排除了很多不必要的误解,改善了上下级关系。

(二)护理人员绩效考评的原则

1.全面考评的原则

对各级技术职称、不同行政职务的护理人员按照不同岗位职责的要求,在政治和业务上全面考评,包括政治思想、道德品质、工作态度、专业知识和技术水平等。

2.有效性的原则

即效度。要求在考评时根据考评的目标选择合适的测量工具,包括考评的内容、标准、方法等。例如考评的标准要根据不同人员的岗位职责和工作要求制订,要基于工作实际;而同时不同的岗位考评标准也不同。考评标准应尽量使用可衡量的描述,以提高标准的可评价性。

3.可靠性的原则

即信度。是指考评结果的可重复性。用一种测量工具(如考评表)由同一考评人员或不同考评人员,在不同时间和地点对同一目标进行测量,均应得到相同的结果。

4.复合测量的原则

即对同一领域的考评采用几种方法同时进行测量,当一种方法存在缺陷时,可通过另一种方法弥补。

5.公开化的原则

一是考评标准的公开化。制订的考评标准应尽量具有客观性,经相关专业人员审订后公之于众,使护理人员在日常工作中明确知道组织对他们行为的期望和业绩水准。二是考评结果的公开化。因为大多数护理人员都渴望知道自己的业绩如何,以及组织对自己的评价如何;同时,他们也想了解组织对他人的评价情况。

6.反馈与调节

绩效考评结果应向人事部门、被考评者及其直接领导反馈,以为组织的人事决策、培训、继续教育和管理提供依据。向被考评者反馈时,最好采用面谈的方式。面谈一般包括三方面内容:讨论被考评人的工作业绩;帮助被考评人确定改进工作的目标;提出实现目标所采取措施的建议。面谈一般应安排在考评结束后不久进行。

(三)护理人员绩效考评的方式

护理人员绩效考评采用的方式应根据考评对象、考评目的合理选用。选择评价方法时要考虑:①要体现组织的目标与评价目的;②要对护理人员的工作起到积极的正面引导和激励作用;③使用的评价方法能客观真实的评价护理人员的工作;④评价方法简单易操作,节约成本。目前运用的绩效评价方法较多,主要有以下七种。

1. 绩效评价表

绩效评价表是一种根据限定因素对员工表现进行考评的工作效率衡量表。其具体操作是根据评定表上所列出的指标(评价要素),对照被评定人的具体工作进行判断并记录。选择的指标一般具有两种类型:一是与工作相关的指标,如工作质量和数量;二是与个人特征相关的指标,如积极性、主动性、合作精神、适应能力、应急能力等。

2. 评分法

评分法是按照护理人员岗位职责和操作技能的行为活动和工作绩效,设计不同的分数进行评定,可采用百分评定、五分评定或等级评定(A、B、C、D、E),也可设计成图表式或文字描述评价等级,如"从不使用、偶尔使用、经常使用、坚持使用"。

3. 行为特征评定法(评语法)

行为特征评定法是评价者用陈述性文字对组织人员的能力、工作态度、工作业绩、优势和不足、培训需求等方面做出的评价方法,是一种较为常用的评定方法。其优点是简单易行;其缺点是易受评价者主观因素、写作能力与写作技巧的影响。

4. 实绩记录法

实绩记录法是以被考评者实际工作情况的记录作为考评依据的评价方法。一般是发放统一的表格,按日或按周记录实绩,定期进行考评评价,如参加危重抢救的次数、完成各项技术操作次数、夜班的次数、出勤情况等。

5. 关键事件法

关键事件法是将被评价者在工作中的有效和无效行为或错误行为记录下来作为评价依据的评价方法。当护士的行为对部门或组织的工作和效益产生积极或消极影响时,管理人员应当及时记录下来,如积极方面有参与护理科研或开发成果,开展新技术、新业务,受到上级、组织或服务对象的表扬;消极方面有出现严重差错、事故等。使用这种方法进行绩效评价应贯穿于整个评价过程,而不仅仅集中在工作的某一个时段内。

6. 目标管理评价法

目标管理评价法即管理者和护理人员共同制订工作和行为目标,定时按目标考评的评价方法。其优点是护理人员参与目标值和标准的制订,激励自我认识和成长,同时以目标达到的程度为基准来评价,比较具体和客观;其缺点是目标的设计需上级和下属统一意见,比较费时。例如,年内护理理论考评成绩达 85 分以上,技能操作考评达 90 分以上,便可作为一种目标考评的标准。

7. 360 度绩效评价方法

360 度绩效评价方法又称全视角评价法,是由被评价者的上级、同事、下级和(或)客户(包括内部和外部客户)以及评价者本人从多个角度对被评价者工作业绩进行全方位衡量并反馈的方法(见图 3-15)。此种方法强调反馈,以达到促进其行为改进、提高绩效的目的,因此,360 度绩效评价法又称为 360 度绩效反馈评价法、全方位反馈评价法或多源反馈评价法。360 度绩效评价扩大了评价者的范围和类型,使评价结果公开全面,保证了评价的准确性和客观性。

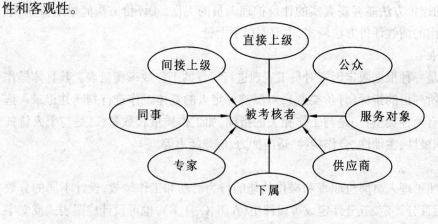

图 3 - 15　360 度绩效评价示意图

（四）护理人员绩效考评的程序

绩效考评是一个系统的过程，一般包括了"确定目标→制订方案→实施方案→反馈与应用"四个阶段。

1.确定目标

确定目标即考评的目的是什么。往往考评目标不同，考评内容、标准和实施方法也不相同。

2.制订方案

制订方案即考评的总体规划，包括确定考评对象，制订考评标准，拟定考评的时间、程序和步骤，选定考评的方法等。

3.实施方案

实施方案即考评工作的实际过程。在实施的过程中，尽可能地收集信息和反馈信息，针对出现的具体问题，采取相应的措施，并做好记录。

4.反馈与应用

在绩效评价结束后，将整体评价结果提供给人力资源管理部门，作为组织人事决策的依据，同时将评价结果告知被考评者。管理者在反馈信息时要讲究艺术性，即要强调护士工作表现积极的一面，又必须就护士工作中需要改进的方面进行讨论，并共同制订改进计划。

（五）奖惩

护理人员绩效考评的目的是激励下属更加努力的工作，而不是让组织成员丧失工作热情。对工作出色的护理人员要进行肯定奖励，以巩固和维持组织期望的业绩；对工作表现不符合组织要求的护理人员要给予适当的批评教育或惩罚，帮助其找出差距，建立危机意识，促进其改进工作。

绩效评价后的思考

李护士长是某医院外科的护士长，她不仅理论知识丰富，操作技能熟练，在日常的管理工作中能以身作则,吃苦在前,却往往把荣誉让给别人,而且她还是一个随和且乐于助人的人,她总是尽最大努力在生活和工作上帮助她的下属。科室绝大部分护理人员喜欢她并给予她很高的评价。科室护士小陈最近遇到了很多麻烦,她和丈夫离婚了,儿子又诊断患有先天性心脏病,在精神和经济的双重压力下,她对自己整个现状感到沮丧和无奈。李护士长看在眼里,急在心里。就在这时,科室护理人员绩效评价开始了,护士长决定尽自己最大努力帮助小陈。由于医院的奖金分配与科室和个人的绩效考评结果紧密挂钩,虽然小陈在许多方面都比不上其他护士,但她还是将评价项目的所有指标都给小陈评了优秀。当然,护士长向科室护理人员解释自己给小陈那么高评价的原因,其他护理人员也就没有什么意见了。而小陈更是满怀感激之情,庆幸遇到这样的好护士长。

七、护理人员的任职条件与晋升

根据卫生部 1986 年发布的《卫生技术人员职务试行条例》的规定,卫生技术职务是以医药卫生技术应用为主要职责,根据医药卫生工作的实际需要而设置的专业技术工作岗位。卫生技术职务有明确的职责和履行相应职责必须具备的基本任职条件,在定编定员的基础上,高、中、初级专业技术职务有合理的结构比例。

(一)技术职务

卫生技术职务分医、药、护、技四类(见表 3-9)。

表 3-9 卫生技术人员职务序列

类别	高级技术职务	中级技术职务	初级技术职务
医疗、预防、保健人员	主任医师 副主任医师	主治医师	医师、医士
中药、西药人员	主任药师 副主任药师	主管药师	药师、药士
护理人员	主任护师 副主任护师	主管护师	护师、护士
其他卫生技术人员	主任技师 副主任技师	主管技师	技师、技士

(二)任职条件

1.护理专业技术职务的任职条件

(1)护士的任职条件

①取得护理中专以上学历,见习期满考核成绩合格,通过国家护士执业考试;

②了解本专业基础理论,具有一定的专业知识和技能;

③在上级护理人员的指导下,能胜任基础护理工作和一般的技术操作;

④具备基础的计算机应用能力。

2010 年护士执业资格考试报名条件

按照《护士条例》，凡符合以下条件之一，并在教学、综合医院完成 8 个月以上护理临床实习的毕业生(包括 2010 年应届毕业生)，可报名参加护理初级(士)专业技术资格考试：

1. 获得省级以上教育和卫生主管部门认可的普通全日制中等学校护理、助产专业学历；

2. 获得省级以上教育和卫生主管部门认可的普通全日制高等学校护理、助产专业专科学历；

3. 获得国务院教育主管部门认可的普通全日制高等学校护理、助产专业本科以上学历。

考生的报名资格由省级卫生行政部门负责审核，考试合格者由卫生部人才交流服务中心发给考试成绩合格证明，作为申请护士执业注册的有效证明。

2010 年度护理学(士，专业代码 003)各科目成绩当年有效，不再进行滚动管理。

(2)护师的任职条件

①熟悉护师专业基础理论，具有一定的专业知识和技能；

②能独立处理本专业常见病或常用专业技术问题；

③通过借助工具书，能阅读一种外文的专业书刊；

④具备一定水平的计算机应用能力；

⑤取得护理中专学历，从事护士工作满 5 年者，或取得护理大专学历，从事护士工作满 3 年；取得护理本科学历，从事护士工作满 1 年者，可报名参加护师资格考试，经考核合格取得护师资格者。

(3) 主管护师的任职条件

①熟悉主管护师专业基础理论，具有较系统的专业知识，能熟练掌握护理基础和专科技术操作，能处理较复杂的专业技术问题，能对下一级护理人员进行业务指导；

②能够撰写具有一定水平的科学论文或经验总结；

③能较顺利阅读一种外文的专业书刊；

④具备较熟练的计算机应用能力；

⑤取得护理中专学历，从事护师工作满 7 年者，或取得护理大专学历，从事护师工作满 6 年者，或取得护理本科学历，从事护师工作满 4 年者，或取得护理专业硕士学位，从事护师工作满 2 年者，或取得护理专业博士学位者，可报名参加主管护师资格考试，经考核合格取得主管护师资格者。

(4) 副主任护师的任职条件

①具有本专业较系统的基础理论和专业知识，熟练掌握各项护理技术操作，具有较丰富的临床工作经验，能解决本专业复杂疑难问题或具有较高水平的科学论文或经验总结，掌握或了解护理专业国内外发展趋势及新技术信息；

②能顺利阅读一种外文的专业书刊；

③具有指导和组织本专业技术工作和科学研究的能力，具有指导和培养下一级卫生技

术人员工作和学习的能力；

④大学本科学历(学士学位)，取得主管护师资格后，从事本专业技术工作5年以上者，或硕士研究生学历(硕士学位)，取得主管护师资格后，从事本专业技术工作4年以上者，或博士研究生学历(博士学位)，取得主管护师资格后，从事本专业技术工作2年以上者，可申报副主任护师资格的评审和考核，经考核合格者可取得副主任护师资格。

(5) 主任护师的任职条件

①精通本专业基础理论和专业知识，掌握本专业国内外发展趋势，能根据国家需要和专业发展确定本专业工作和科学研究方向；

②工作成绩突出，具有丰富的临床或技术工作经验，能解决复杂疑难的重大技术问题或具有较高水平的科学专著、论文或经验总结；

③能熟练阅读一种外文的专业书刊；

④能指导和组织本专业的全面业务技术工作，具有培养专门人才的能力；

⑤大学本科以上或大学普通班毕业，取得副高级资格，并任现职满5年者，可申报主任护师资格的评审和考核。

2.行政职务的任职条件

(1) 护理部主任任职资格

①学历及经历要求：具有护理专业大专以上学历，副主任护师以上技术职称，在护理管理岗位上工作五年以上，且担任科护士长3年以上，并经过省级相应职务护理管理岗位脱产培训1—3个月者。

②知识要求：精通护理学理论和人文学科等相关学科知识；熟练掌握护理技术，并保持与护理专业发展的相应水平；掌握或了解护理专业国内外发展趋势及新技术信息；能够处理护理专业复杂疑难护理问题；掌握现代护理管理学知识、理论，并能结合本院护理专业的管理特点有效地进行应用。

③能力要求：具有较强的组织能力；具有较强的理解判断能力，能对重大问题果断做出决策；具有组织重大临床抢救和特殊护理的能力；具有独立开展护理课题研究的能力；具有较好的人际关系和处理技巧；具有语言、文字表达能力和教学能力。

④基本素质要求：具有高尚的职业道德，为人正直、待人诚恳、豁达；有创新意识和较强事业心和责任感；身心健康。

(2) 科(总)护士长任职资格

①学历及经历要求：具有护理专业大专以上学历，主管护师任职3—5年以上，担任过护士长工作3年以上，并经过省级相应职务护理管理岗位培训。

②知识要求：掌握护理学理论和相关学科知识；熟练掌握护理技术，并保持与本科护理专业发展的相应水平；了解与专科护理有关的国内外发展趋势及新技术信息；能处理本专科专业复杂疑难的护理问题；掌握了解现代护理管理学知识并能应用。

③能力要求：有一定的组织协调能力，理解判断力强，具有一定的分析问题、解决问题的能力；对重大问题能较果断做出决策；具有开展护理课题研究的能力；具有语言、文字表达能力和教学能力。

④基本素质要求：应具有高尚的职业道德；为人正直；待人诚恳；有一定的进取心和事业

心;身心健康;工作积极向上,不断创新。

（3）护士长任职资格

①学历及经历要求:护理大专以上学历,具备主管护师及护师5年以上技术职称,并经过护理管理岗位培训和脱产学习1个月者。

②知识要求:掌握护理学理论和相关学科知识;熟练掌握基础护理及本专科护理技术操作,并保持与本专科护理发展的相应水平;了解与本专业护理有关的国内先进发展趋势及新技术、信息;能处理本专科内复杂疑难护理问题;初步掌握现代护理管理学知识。

③能力要求:在本病区有一定的组织协调能力,思维敏锐,有分析、解决问题的能力;有开展护理课题研究的能力;具有较好的语言、文字表达能力和带教能力。

④基本素质要求:应具有高尚的职业道德;为人正直;待人诚恳豁达;有一定的进取心和事业心;身心健康。

(三)考核晋升

按照不同职称的晋升条件和要求,先由本人申报,经考试或评审、考核,然后审批聘用。

1. 本人申报

凡符合晋升条件的专业技术人员,可自愿申报,填写《专业技术人员考核登记表》《专业技术职务任职资格评审表》《专业技术资格评审量化考核表》等并上交任职期间发表的论文或专著、获奖证书、学历证明等相关资料。

2. 考试

护士执业资格、"护师""主管护师"资格的取得,必须参加全国卫生专业技术资格考试（含专业理论、外语、专业技能等）。考试合格者可直接进入考核、审批聘任程序。

3. 评审

对于晋升技术职称的专业技术人员,由单位组织对晋升专业技术职务的对象进行个人述职、群众评议,然后由专业技术职务评审委员会进行评议,并向上级专业技术职务评审委员会提出推荐意见,最后由上级专业技术职务评审委员会评审。

符合高级专业技术职务任职资格的,由评委主持专业理论和实践问题答辩,然后进行集体评议,按任职条件,对干部的思想表现、工作业绩、业务水平进行综合衡量比较,最后以不记名投票方式,评定干部的任职资格。

4. 考核

按照岗位职责和拟任职务条件的要求,对拟任职对象任职以来的政治思想表现、工作业绩和业务能力进行综合考核,做出"优秀、称职、基本称职、不称职"的基本评价。凡考核评定为"基本称职"或"不称职"的,不得晋升专业技术职务。

5. 审批聘任

对评审委员会通过的,人事机关进行审核,按照任务权限审批任命。

课堂互动

1. 如果你要到某医院参加应聘,你要从哪些方面做准备?

2. 如果你是一名护士,你希望护士长怎样给你排班?

3. 假如你应聘到一家新的医院,从事护理工作,你有什么困惑,你希望得到哪些方面的培训?

4. 如果你是一名护士,当管理人员对你进行绩效考评后,你希望得到什么样的结果? 为什么?

思考题

一、填空题

1. 一般而言,高层管理者管理幅度_____,直接领导的人数不宜多,管理者与受监督者人数之比为_____。

2. 当前,我国护理管理体系是护理部主任、_____、护士长三级负责制,或_____、护士长二级负责制。

3. 按卫生部医院分级管理标准,二级以上医院的床护比为_____。

4. 护理人员的在职培训包括_____和_____。

二、选择题

1. 护理人员编配原则中合理比例原则是指（   ）

A. 护理人员的资历、能力、思想品质等与所担负的工作职务相适应

B. 所配置的护理人员在数量、质量、整体结构等应满足病人的护理需求

C. 高、中、初级专业技术职务人员的比例应设置合理

D. 护理人员应按职上岗

2. 护士一般应占医院卫技人员总数的（   ）

A. 75%　　　　　　B. 25%　　　　　　C. 30%　　　　　　D. 50%

3. 根据管理宽度原则,一般病房设病床的数量是（   ）

A. 10—20 张　　　B. 20—30 张　　　C. 30—50 张　　　D. 50—70 张

4. 医院护理指挥系统的基层干部是（   ）

A. 护理副院长　　　B. 护理部主任　　　C. 科护士长　　　D. 护士长

5. 在职护理人员专业技术培训的主要方法是（   ）

A. 脱产学习　　　　B. 半脱产学习　　　C. 进修学习　　　D. 自学或在临床实践中培训

6. 根据编制原则,大科可设立科护士长 1 名,包含的护理单元的数量是（   ）

A. 2 个　　　　　　B. 3 个　　　　　　C. 4 个　　　　　　D. 5 个

7. 确定护理人员编制的主要依据是（   ）

A. 满足病人护理需要　　　　　　B. 满足护理人员自身需要

C. 医院经济状况　　　　　　　　D. 医院规模大小

8. 一般手术台与护士之比为（   ）。

A. 1:1—1:3　　　B. 1:2—1:3　　　C. 1:1—1:1　　　D. 1:2—1:2

·参考答案·

一、填空题

1.较小,1:4～1:8

2.科护士长,总护士长

3.1:0.4

4.护士的规范化培训,继续教育

二、选择题

1.C 2.D 3.C 4.D 5.D 6.B 7.A 8. B

第四章

领导职能

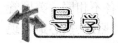

【内容提要】 本章主要介绍领导的概念、作用、权力、影响力及相应的工作原理和要求;着重强调了领导职能的相关理论及其在护理管理中的应用;阐述了激励理论在护理管理中的作用及激励理论的相关内容;讲述了授权的概念、原则、意义和步骤;针对护理领导者应具有的素质,才能及职责要求,具体说明了护士长岗位职责和素质要求;介绍了领导工作方法及艺术;对组织沟通、冲突与协调等内容做了详尽的阐述。

【学习要求】 通过本章学习能够解释领导、激励、影响力、授权、沟通、冲突、协调等概念;说出领导相关理论及在护理管理中的应用;理解授权的方法及重要意义;简述领导者应具备的才能及素质;灵活运用护理领导者的工作方法和领导艺术;明确组织沟通过程及冲突与协调的处理方法。

【重点难点】 领导职能的相关理论及其在护理管理中的应用;授权的意义、组织沟通过程及冲突与协调的处理方法;护理领导者应具备的素质;领导艺术的基本内容。

案例

护士长的选拔

某市级中医医院为二级甲等医院,医院各病区护理人员的专业技能和服务水平差别较大,为了提高全院护理质量,该医院护理部近期提拔了一批具有较高个人素质和较强业务能力的护士长取代了一些工作热情低、学历不达标的护士长。这批新护士长上任后,积极组织各病区护理人员学习临床护理知识,加强护理服务理念,鼓励护理人员团结协作。经过一段时间的实践,病区的护理工作质量明显得到提高。

问题:

1. 护理部这样做的意义有哪些?

2. 新任护士长是如何发挥其领导作用的?

3. 新任护士长怎样才能巩固和发扬已取得的工作成效?

领导职能是管理工作中的一项重要职能,是联结计划、组织、控制等管理职能的桥梁与纽带,是实现组织目标的关键。护理管理者要与所属成员之间保持和谐的人际关系并提高组织的工作效率,就必须具备良好的领导作风与方法。

第一节 领导基本理论

一、概述

(一)领导的概念

领导(leadership)是一种复杂的社会现象,不同的学者对领导的解释各不相同。美国管理学家孔茨认为:"领导是一种影响力,是引导人们的行为,从而使人们情愿地、热心地实现组织目标的艺术过程。"而管理学家戴维斯(Davies)却说:"领导是一种说服他人专心于一定目标的能力。"目前大多数学者认为:"领导就是指挥、带领、引导和鼓励下属为实现目标而努力的过程。"此定义说明了领导的三个要素:一是领导者必须有下属或追随者;二是领导的本质是人际影响,即领导者应拥有影响追随者的能力或力量;三是领导的目的是群体或组织目标的实现。

领导是一个人际交往的过程,也是一个社会组织系统,该系统由领导者、被领导者、群体目标和客观环境四个要素组成,只有这四个要素有效地结合在一起,才能成为领导活动成功的关键。因此,领导在引导下属实现组织目标的同时,要注意满足其各种需要,为他们提供施展才华的机会。

(二)领导的作用

领导在带领、引导和鼓励下属为实现组织目标而努力的过程中,要发挥以下作用:

1. 指挥作用

指挥是组织中领导者的一项基本工作。在组织活动中,领导者需要大胆谨慎、胸怀全局、高瞻远瞩、运筹帷幄,帮助人们认清所处的环境和形势,指明活动的目标和达到目标的途径。在指挥的过程中,领导者要敢于争取、敢于取胜,使指挥具有魄力;要善于学习、建立威信、创出成绩,使指挥具有权威;更要悉心听取他人意见、集思广益,使指挥保持正确。

2. 协调作用

协调也是一项重要的领导职能。协调的本质,就是协调各种关系,解决各方矛盾,使整个组织内部和谐一致。领导者在协调中需要遵守以下原则:

(1)关键性原则,即抓住根本或重大问题;

(2)及时性原则,即及时解决问题与矛盾;

(3)激励性原则,即使用合理有效的激励手段,预防问题的发生;

(4)沟通性原则,即及时、准确、全面地沟通,保证信息的传递。

3. 激励作用

激励员工是领导者有效领导的重要法宝。领导的职能使领导者要为员工排忧解难,要满足他们的需要,激发和鼓励员工的工作热情,让每一位员工的工作潜能得到最大限度的发挥,并为实现组织目标而努力工作。

4. 沟通作用

良好的沟通可以使领导者确定的组织发展理念、工作计划等准确地传达给员工,获得员工的配合;员工也可将自己的工作成果、对组织的意见和建议及时向领导者汇报。同时,有效的沟通也可促进员工之间的相互理解与信赖,消除隔阂与分歧,增强组织的凝聚力,提高工作效率。

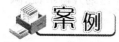 案例

领导人员及领导职能的重要性

美国福特汽车公司的兴起、衰落和复兴,是一个典型的反映领导重要性的案例。福特公司的创始人亨利·福特有着精明强干的头脑和丰富的技术经验。自从1896年制造出第一辆福特汽车,到1923年的204万辆,最终在美国汽车生产中形成垄断的局面。福特从而建立起世界上最大和盈利最多的汽车制造业企业。可是,福特坚信企业所需要的只是主管企业家和他们的一些"助手",他认为公司组织只是一种"形式",企业无需管理人员和管理。但仅仅过了几年,到了1927年的时候,福特就已丧失了市场领先的地位,而之后的20年都在逐年亏本。当时它的强劲对手通用汽车公司,则从20年代开始走着与福特经验相反的路子。"通用"原是由一些竞争不过福特的小公司拼凑起来的,新接任通用汽车公司总裁艾尔弗雷德·斯隆在大整顿、大改组过程中建立起一套组织结构作为处理问题的方法,如根据市场不同层次顾客的需要,确定产品方向,加强专业化协作,谋取大规模生产,按照分散经营和协调控制的原则建立管理体制。从而于1926至1927年使"通用"的市场占有率从10%一跃而达到43%,此后多年均占50%以上,而"福特"则每况愈下,甚至到1944年福特的孙子——福特二世接管时公司已濒于破产。后来,当时26岁的福特二世向他的对手"通用"学习,着手进行斯隆在"通用"所做的事,创建了一套管理组织和领导班子,5年后就在国内外重新获得了发展和获利的力量,成为通用汽车公司的主要竞争者。

问题:

1. 福特汽车公司在20年代初期为何能获得成功? 而后又为何濒于破产?

2. 从福特汽车公司的复兴和通用汽车公司的兴起来看,领导人员和领导工作如何发挥作用? 分析在哪些方面必须有专业管理?

(三)领导的权力

领导权力(authority)既是一种控制力又是一种影响力。领导权力主要表现在以下五个方面。

1. 用人权

领导者有权对下属按德、能、勤、绩进行考察,并做出聘任或免去其职务的决定。选拔合适的人到合适的岗位发挥其特长是领导者的重要职责。

2. 决策权

决策权就是行动的选择权。领导者有权确定组织目标和实现目标的途径,这是领导者完成工作的重要权力。

3. 指挥权

领导者在日常工作和突发事件中,有权调度人、财、物、时间和信息,以达到最有效地

利用所有资源。

4. 经济权

领导者有权支配自己范围内的财物,以求更合理的使用物力、财力,并达到开源节流,减少消耗,增加效益的目的。

5. 奖罚权

奖罚权是指领导者对下属拥有奖励和处罚的权力。对于工作优秀者,给予奖励可以调动积极性;对于没有工作成绩或违反规章者,给予相应的处罚。这对于引导和规范员工的行为是不可缺少的手段。

(四)领导的影响力

影响力(power)是指一个人在与他人交往中,影响和改变他人心理、行为的能力。领导者的影响力根据其性质可分为权力性影响力和非权力性影响力。其中,与职位权力(authority)有关的影响力是权力性影响力,与个人权力(private authority)有关的是非权力性影响力,这两种影响力对领导者都是十分重要的。

1. 权力性影响力

权力性影响力(authority power)是领导者运用上级授予的权力,强制下属服从的一种能力。这类影响力对于被领导者具有强迫性和不可抗拒性,常以奖惩等方式发挥作用,属于外推力,由外界授予,随地位而产生。被领导者的心理、行为一般表现为被动与服从。构成权力性影响力的因素有三个方面。

(1)传统因素:指长期以来人们对领导者所形成的在传统认识基础上的历史观念。即认为领导者不同于普通人,他们有权、有才干,比普通人强,从而使人们产生了对他们的服从心理。这种影响力在领导者还没有确定之前就已经存在了,只要成为领导者就自然而然地获得了这种影响力。

(2)职位因素:是由于组织授权,处于某一职位的领导者具有的强制下属的力量。领导者的职位越高,权力越大,影响力越强,从而使下属产生的敬畏感越强。在实际生活中,职位因素的影响是很深刻的,是行使权力的有利条件,如护理部主任比科护士长的影响力大,科护士长比护士长的影响力大。

(3)资历因素:资历是指领导者的资格和经历,也是领导者产生影响力的因素,资历的深浅在一定程度上决定着影响力。人们往往尊重资历较深的领导者,如有多年工作经验的护士长,由于在一线管理职位上资历较深,其言行易使下属产生心理上的信服,往往比新任护士长的影响力要大。

2. 非权力性影响力

非权力性影响力(non-authority power)是由领导者个人素质和现实行为形成的自然性影响力。它既没有正式规定,也没有合法权利的约束,但其产生的基础比权力性影响力更广泛,作用较稳定持久,而且是潜移默化地起作用,被领导者更多地表现为顺从和依赖。构成非权力性影响力的因素有四个方面。

(1)品格因素:一个人的品格主要包括道德、品行、人格、作风、修养等方面。具有优秀品格的领导者会对被领导者产生巨大的感召力和吸引力,诱使人们模仿,使人产生敬爱感。所谓"榜样的力量是无穷的"说的其实就是这个道理。优秀的品格是领导者应具备的基本素质,也是构成领导影响力的重要组成部分,如有影响力的护士长要求护士做到一分,自己则要做到十分,以获得更大的感召力。

(2)才能因素:领导者的才能主要反映在工作成效和解决问题的有效性方面。一位有才能的领导者不仅会给组织带来成功,还能增强下属工作成功的信心,使人产生敬佩感。敬佩感是一种心理磁力,会吸引人自觉接受领导者的影响。

(3)知识因素:领导者掌握的丰富知识和技术专长更易于赢得被领导者的信任和配合。领导者掌握的知识越丰富,对下属的指导越正确,下属就越容易对对领导者产生信任感,如一位护士长在病房的护理管理中,可能会遇到业务技术或行政管理方面的诸多问题,如果她拥有丰富的知识,能够对问题做出正确的判断,采取合理有效的措施,使下属更信任她,则其具有的威信就越高。所以,提高业务知识是提高医院护理管理者影响力的有效途径。

(4)感情因素:感情是指人们对外界事物的内在心理反应。如果领导者与下属能进行良好的感情沟通,可使下属产生亲切感,增大相互之间的吸引力,提高其影响力;如果领导者与下属关系淡漠、紧张,易拉大相互之间的心理距离,从而使下属产生心理排斥力、对抗力,降低其影响力。因此,优秀的领导者会从感情入手,动之以情、晓之以理,以取得上下级之间的感情沟通。

3.权力性影响力和非权力性影响力的特点与应用

(1)权力性影响力的特点

①对下属的影响带有强迫性,不可抗拒性,以外推力的形式发挥作用;②下属被动地服从,激励作用有限;③不稳定,随地位的变化而改变;④靠奖惩等附加条件起作用。

(2)非权力性影响力的特点

①对下属的影响不带有强迫性,无约束力,以内在感染的形式发挥作用;②下属主动随从和自觉服从,激励作用大;③比较稳定,不随地位而变化;④对下属态度和行为的影响起主导作用。

若领导者能合理使用这两种影响力,可取得良好的领导效果。在使用权力性影响力时应注意保持谨慎态度,尤其在奖惩时更应注意。一般非权力性影响力能激发下属的工作热情和积极性,在影响力中占主导地位,影响力持久,可以起到潜移默化的作用。因此,提高领导者影响力的关键在于不断提高其非权力性影响力。

(五)领导工作的原理及要求

1.领导工作的基本原理

(1)指明目标原理:让全体成员充分理解组织的目标和任务,这是领导工作的重要组成部分。这一工作越有效,就越能使组织成员了解其组织的目标,明确自己的职责,并为实现组织目标作出自己应有的贡献;同时,也可以更好地满足组织成员的个人需要。

(2)协调目标原理:个人目标与组织目标协调一致,人们的行为就会趋向统一,从而实现组织目标并取得成效。

(3)命令一致性原理:领导者在实现组织目标过程中下达的各种命令越一致,个人在执行命令中发生的矛盾就越小,越易于实现组织目标。

(4)直接管理原理:上级与下级的直接接触越多,领导所掌握的各种情况就会越准确,从而可使领导工作更加有效。

（5）沟通联络原理：上级与下级之间及时、准确、有效地沟通联络，整个组织就成为一个真正的整体。通过沟通联络，领导者向全体成员包括环境施加个人影响力，促使目标得以实现。

（6）激励原理：上级越是能够了解下级的需求和愿望并给予满足，就越能够调动下级的积极性，使之能为实现组织目标自觉地作出贡献。

2.领导工作的要求

（1）不断鼓舞下属的士气：作为领导者，一方面要有实现目标的坚定信念，要有坚持不懈的精神和百折不挠的意志，并把自己的信念、精神和意志体现在行为上，从而对组织中全体成员产生强大的影响力。另一方面，要经常反复地向下属宣传，帮助他们不断理解组织目标，激发下级的热情、忠诚感和信心，从而即使面对极端困难，他们也会始终全心全意地支持所信赖的领导的各项工作。

（2）了解人们的工作期望：领导者应不断设计和维持一个良好的集体形象和环境，引导和促使人们对激励因素发生兴趣，使其发挥最好的作用。

（3）注意社会环境对人的影响：人们在组织中工作，都希望拥有一个交际、交谈、友好的社会环境。因而为下属创造一个良好的工作交流与沟通的社会环境是领导者的基本职责。

（4）进行合理安排：领导应设法创造一种内部环境，以促使下属全力以赴地进行工作。而最好的方法是根据下属的能力和才智，给予他们相对艰巨的工作，经过努力并能够完成，从而发挥其潜能，增长其才干。

（5）综合运用：领导应综合运用经济、行政、法律的手段，这是领导工作达到目标的重要手段。

二、领导理论及应用

（一）领导作风理论

领导作风就是领导者进行活动时，对待下属态度行为的表现。领导的基本作风大体上有三种类型：专权型领导、民主参与型领导和自由放任型领导。

1.专权型

专权型又叫命令型、权威型、独裁型领导方式，是指领导者个人决定一切，布置下属执行。其特点是：权力定位于领导者，很少听取下属的意见。适用于紧急情况及缺乏决策能力的群体。例如2003年全国预防控制"非典型性肺炎"时，政府就采用这种方式。而在护理管理中，当遇到救护大批伤病员时，护理领导者就可以采用这种方式。

2.民主参与型

民主参与型是指领导者发动下属讨论，共同商量，集思广益，然后决策，要求每个人各尽所能，分工合作。其特点是：权力定位于群体，下属在一定范围内可以决定自己的工作方法和内容，有一定的自主权。适用于知识、技能比较成熟，能参与决策的群体。例如，护理部对护士长的领导、制订工作计划以及进行重大决策时，就可采用这种方式。

3.自由放任型

自由放任型是指领导者给予每个成员高度的自主权，只对下属提出工作目标，但对下属完成任务的各个阶段的活动不加干涉，除非下属要求，否则不做主动的指导。该类型的特点是：权力定位于成员，领导很少运用权力。适用于知识、技能成熟，能制定决策、执行任务、自我指挥与控制的少数专业人员。例如微软公司的研究开发组就采用这种方式。而护理领导者对于护理研究与开发人员可以采用这种领导方式。

当然,选择何种领导方式应因人、因事、因地、因时而异,在实际管理工作中,三种单纯的领导方式并不多见,多数为混合型领导方式。三种领导方式的特点、优缺点和适用情况(见表4-1):

表4-1 领导方式的类型

领导作风类型	特点	优点	缺点	适用情况
专权型	1. 领导者一个人做决定责权分明。 2. 关心的重点是任务,而不是下属。 3. 制定制度比较严格。 4. 通过强制性的力量使用权威。 5. 发布命令的方式,解释较少。	1. 行动快。 2. 控制力强。 3. 效率高。	1. 反馈信息差,很少听下属意见。 2. 领导者因自己做决定,所以工作压力大。 3. 下属受控制,自尊感和工作满意度有所下降。 4. 信息少,不能集思广益。	适用于缺乏参与能力的下属。
民主参与型	1. 领导者重视员工参与信息交流,及关心任务又关心下属。 2. 下属的意见得到体现于决策当中,体现了对员工的尊重。 3. 员工的参与可以把任务授权给其他人。	1. 参与可以使下属容易接受领导,组织成员友爱团结,为了最终的目标而努力。 2. 成员的满意度强。 3. 提高工作质量和效率。 4. 成员清楚了解完成任务的意义及目的。 5. 领导者的信息通,可以集思广益。	1. 浪费时间较多。 2. 员工运用不当时(如以个人利益或局部利益为目的)影响决策的正确制定。	适用于非紧急情况下。而且下属能够以全局利益为目的。
自由放任型	1. 小组或个人做决定。 2. 领导不运用权力。	1. 能发挥成员的聪明才智。 2. 促进新观念、新设想、新技术。	1. 领导放弃权力。 2. 控制少。 3. 只适用于少数人或小组。	适用于少数具有专家水准的专业人员可以使用。

(二)领导生命周期理论

领导生命周期理论(life cycle theory of leadership)又称情景领导理论,这是一个重视下属的理论,它把研究的重点放在被领导者与领导方式之间的关系上,认为最有效的领导风格应随着员工"成熟度"的变化而变化。

成熟度(maturity)是指个体完成某一具体任务的能力和某一意愿的程度。成熟度包括两个要素:工作成熟度和心理成熟度。工作成熟度是指一个人从事工作所具备的知识和技术水平。心理成熟度是指一个人从事工作的动机和意愿。下属的成熟度是决定领导风格有效性的重要变量,科学的领导就是依据下属的成熟度水平选择正确的领导风格。

领导生命周期理论认为,随着下属由不成熟走向成熟,领导的行为应按下列程序逐步推移:高工作与低关系;高工作与高关系;低工作与高关系;低工作与低关系。职工成熟度与领导行为关系(见图4-1)。

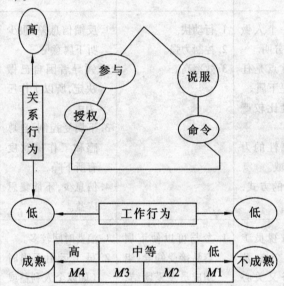

图4-1 职工成熟度与领导行为关系

(三)领导行为理论(管理方格理论)

1964年美国布莱克(Black)和穆顿(Mouton)提出的管理方格理论(theory of managerial grid),这属于领导行为理论。如下图所示:管理方格是一张方格图,横轴表示领导者对生产的关心,纵轴表示领导者对人的关心,每个周划分为9小格,第一个表示关心程度最低,第九格表示关心程度最高,整个方格图共有81个方格,每1小格代表对"生产"和"人"关心的不同程度组合形成的领导方式(见图4-2)。

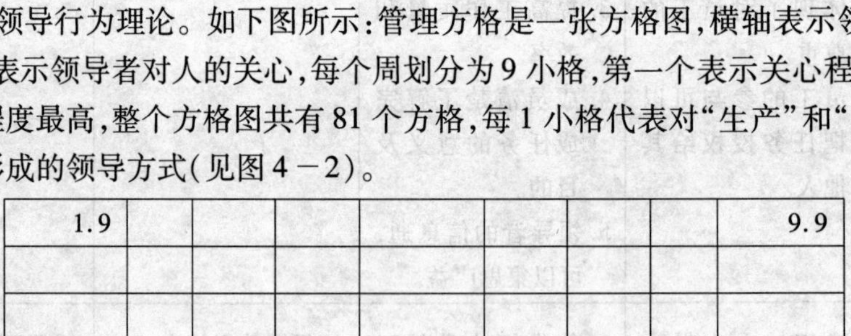

1.9								9.9
			5.5					
1.1								9.1

图4-2 领导行为理论(管理方格理论)

布莱克和穆顿在提出管理方式时,列举了五种典型的领导方式。

1.1型:贫乏型 这种类型的领导者对人、对工作都不关心,只是以最小的努力来完成必须做的工作及维持人际关系。

9.1型:任务型 这种类型的领导者高度关心生产和效率,而不关心人,很少注意下属们的发展和士气,也称为权威—服从型领导。

1.9型:乡村俱乐部型 这种类型的领导者只关心人而不关心生产,十分注意搞好人际关系,对下属迁就,做老好人,从而维护和谐的组织气氛,但对生产任务不够重视。

5.5型:中间型 这种类型的领导者对人和生产有适度的关心,保持工作和满足人们需要的平衡,维持一定的工作效率和士气。

9.9型:集体合作型 这种类型的领导者既关心生产又关心人,通过综合和协调各种活动,促进工作和生产的发展,使职工利益与组织目标互相结合,从而职工士气旺盛,在和谐的气氛中齐心协力地完成工作任务。此类型为最理想的领导方式。

案例

三个20世纪60年代的名牌大学生,毕业后各奔前程,少有来往,某天在党校学习时不期而遇,想不到由于工作的需要,他们都被推上了领导岗位,分别在三个局担任局长工作。B约A、C两位老同学星期天到家一叙。老同学聚会,自然而然地谈起了各自走马上任后的情况。

A说,他上任后做的第一件事是,分头召集机关处室负责人的座谈会,通过这种座谈形式,让大家了解自己,也使自己熟悉各处室负责人,从而对局内的整个情况有个大概了解。

B与A的情况不同,他上任后选择做的第一件事,是与局领导班子的其他成员逐个谈心,向他们了解局里的情况,同时也谈了自己新上任的一些想法,借以沟通思想,使彼此有所了解,为今后顺利开展工作打下了基础。

C走马上任后做的第一件事,是通过多种渠道,采取各种形式,广泛地开展调查研究,在较短的时间内,基本上掌握了该局的历史、现状,特别是当前面临的问题,同时与上下左右沟通了思想,建立了感情,密切了相互之间的联系。

C接着说,他上任后做的第二件事,是要求全局各处室,群策群力,拿出"两制一规范"的方案。所谓"两制",就是岗位责任制、奖惩制;所谓"一规范",就是职位分类规范。

C上任后做的第三件事,是提议创办一张(快讯)小报,他与大家一起讨论办报方针和信息输入、信息输出渠道等事宜。其中,涉及有关经济、科技、规划、管理等方向新动向的信息,要及时反映给局领导。

请根据上述情况,回答下列问题。

(1)A、B、C三位局长上任后所做的事情,你认为哪种方式最好?

(2)总结C的经验,你认为哪件事最难实施?

(3)从管理知识和实际经验看,你认为C上任后做的三件事中哪一件是最根本的?

（4）A、B、C三位局长之所以都被推上局级领导岗位，不是偶然的。从上述案例提供的信息分析，你认为其中哪一条最重要？

（5）如果你参加三位局长的讨论，从领导职能出发，你认为C在其所做的三件事之后还应该做的一项工作是什么？

第二节 激励理论及应用

一、激励理论的概念、作用及过程

激励（motivation）是现代管理的核心问题。在组织活动中，只有使所有参与活动的员工都保持高昂的士气和工作热情，才能取得最好的效果。

（一）激励的概念

从词义上看，"激励"就是激发、鼓励的意思。"激励"本来是心理学的一个术语，指的是激发人动机的心理过程，即通过激发人的动机，使被激励者产生一种内在的动力，并向所期望的目标前进的心理过程。"激励"是指影响人们的内在需求或动机，从而加强、引导和维持行为的活动过程。将激励这一概念运用到管理中，就是通常所说的调动人的积极性。由于激励的对象是人，或者准确地说，是组织范围中的员工或被领导对象。因此，首先要正确地认识人，管理者只有在对人的本性有深刻理解的基础上，才能进行有效的激励。

（二）激励的作用

一个人的能力，在大多数情况下，实际上并未完全发挥出来，而能力发挥的程度越高，其工作效果越好。往往一个人能力的发挥，在很大程度上取决于激励。哈佛大学威廉·詹姆士通过对员工激励的研究发现，在按时计酬制度下，一个人要是没有受到激励，仅能发挥能力的20%—30%；如果受到有益的、充分的激励，就能发挥其能力的80%—90%。用公式表示是：工作绩效 = f×（能力 × 激励）

这一公式表明：在能力不变的条件下，工作绩效的大小，取决于激励程度的高低。激励程度不断提高，工作绩效就会愈来愈大；激励程度低，工作绩效也会随之下降。

激励是调动人的积极性的重要方法，是提升人的价值的有效措施，是增强组织凝聚力的根本途径。

（三）激励的过程

1. 洞察需要

这是激励机制的源头。只有那些未满足的需要，才能成为激励的切入点。因此，领导者要实施激励，首要的前提是洞察下属的需要，因为人的动机与行为主要根源于他的需要。领导者能否洞察下属的需要，就成为激励是否成功的决定性要素。

2. 明确动机

这是激励机制的前提。动机是指推动人们进行各种活动的愿望和理想，是行为的直接原因。它驱动和诱发人们从事某种行为，指明了人们行动的方向。

3. 满足需要

这是激励机制的核心。满足人的需要，实际上就是将个人目标和组织目标统一在一起，这是现代管理和现代领导的一个极为重要的特征。

4.激励与反馈、约束相互补充

激励行为必然会对下属产生一系列影响,而且不同的人对激励的评价也是不同的,激励的结果是否符合领导者的意图,这些要素都需要在反馈过程中加以明确,从而为领导者的递进式激励提供必要的信息。

激励和约束是对立的,然而它们又是统一的。有时激励可以强化约束的效果,甚至本身就是最有效的约束;在许多情况下,离开了激励,约束就变得孤掌难鸣,难以奏效。因此,激励必须与约束相结合,才能有效地发挥其功用。

(二)激励理论简介

1.需要层次理论

需要层次理论(the hierarchy of needs theory)由美国社会心理学家亚伯拉罕·马斯洛(Abraham Maslow)提出来的,因而也称为"马斯洛需要层次理论"。马斯洛的需要层次理论有两个基本前提:

(1)人是有需要的动物,其需要取决于它已经得到了什么,还缺少什么,只有尚未满足的需要才能影响其行为;

(2)人的需要是有层次的,某一层次需要得到满足后,另一层次需要才会出现。

在这两个前提下,马斯洛认为,在特定的时刻,人的一切需要如果都未能得到满足,那么满足最主要的需要就比满足其他的需要更迫切。只有前面的需要得到充分的满足后,后面的需要才能显示出激励作用。

马斯洛在《人类动机理论》一书中,把人的各种需要归纳为五大基本需要(见图4-3)。

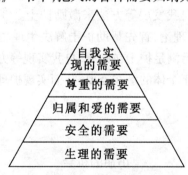

图4-3 马斯洛五大基本需要

(1)生理的需要:包括人类最原始的基本需要,如衣、食、住、用、性,即人类繁衍的最基本的物质需要。如果这些基本的需要不能满足,生存就要发生问题。因此,人的需要首先是这些生理需要的满足。

(2)安全的需要:是指对人身安全、就业保障、工作和生活的环境安全、经济保障等的需求。当一个人生活或工作在惊恐和不安的环境中时,其积极性是很难被调动起来的。

(3)社交需要:是指人们希望获得友谊、爱情和归属的需要。人们希望与他人建立良好的人际关系,希望得到别人的关心和爱护,在他所处的群体中占有一席之地。爱的需要比生理、安全的需要来得细致,不同的人之间的需要差别较大。

(4)尊重的需要:即人的自尊、尊重别人和被别人尊重的心理状态。具体地说,尊重的需要包括自尊心、自信心、威望、荣誉、表扬、地位等。

(5)自我实现的需要：是指促使自己的潜在能力得到最大限度的发挥,使自己的理想、抱负得到实现的需要。这种需要往往是通过胜利感和成就感来满足的。当人的其他需要得到基本满足以后,就会产生自我实现的需要。马斯洛认为自我实现是人最高层次的需要。

以上五个层次的需要,为领导者用人提供了一幅清晰的画面。领导者必须对下属需要层次的提升及实现的程度能有透明的了解,从而才可以有的放矢、分门别类地给予激励。

在马斯洛看来,人类价值体系中存在着两类不同的需要:一类是沿生物谱系上升方面逐渐变弱的本领或冲动,它被称之为低级需要和生理需要;另一类是随生物进化而逐渐呈现的潜能或需要,它被称之为高级需要。这两类需要在关系上一般表现为:生理、安全、爱与归属感是基础层次需要;尊重、自我实现是高层次需要。只有基础层次需要满足之后,高层次需要才会出现。

需要层次理论是激励理论的基础,该理论简单明了,易于理解,应用广泛。它对护理管理者的基本启示是:①需要是分层次的,管理者首先要满足最迫切的需要;②对下属的需要不能一下子全部满足,因为需要一旦得到满足就丧失了它的激励功能;③激励是没有终点的,管理者应奉行"连续激励"的原则,使下属的潜能得以递进式的发挥。

激励理论在护理管理中的启示:①认真了解分析护士的需要。护士的需要具有复杂性和动态性。首先,护士由于文化背景、学历层次、年龄阶段不同,其需要有很大的差异。其次,护士的行为动机在不同的时间和不同的情况下是不一样的。因此认真分析了解护士的真实需要是激励的第一步。②采用多种方式满足护士的需要。激励的方式通常有物质激励和精神奖励两种。护理管理者要不断与护士沟通,全面了解护士的情况,通过经济报酬、优惠贷款、旅游奖励、满足自尊、自我发展等方法来激励护士。③满足护士应注意序列性和潜在性。按照马斯洛的需要层次理论,首先帮助护士解决生理、安全等方面需要,对于这些需要的关注应该是持续性的,然后满足护士在归属、自我实现等方面的需要。护士长要善于激发护士的既有利于集体,又利于个体的潜在需要,从而实现护理目标。

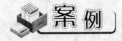案例

小胡的机会

护士小胡,对待病人真诚,工作能力强,受到病人和同事的一致好评。然而即使如此,但由于小胡曾经的学习成绩并不是很优秀,所以她从未想过担当领导角色。不过护士长认为她的工作能力强,人际关系佳,于是在征求了她的意见后,让她担任了护理小组组长。小胡很意外,也很高兴地接受了这个任务。一段时间后,她的工作干得非常出色,她对自己的新角色也很满意。通过角色的转变,护士长成功的引导了小胡的成就需要和权力需要,为病房成功的选出了一位优秀的组长,同时小胡也得到了很好的个人发展。

问题：

1.本案例给了你什么样的启示?

2.试分析自己都有哪些潜在的需要?

2. 激励—保健理论

激励—保健理论(motivation-hygiene theory)简称双因素理论(two-factor theory),是由美国心理学家费德里科·赫茨伯格(Frederick Herzberg)提出来的。赫茨伯格调查了这样一个问题:人们想从工作中得到什么? 结果表明:人们对工作满意时的回答和对工作不满意时的回答差别很大。因此,不满意的对立面并不是满意。

由此,赫茨伯格提出影响人们行为的因素主要有两类:保健因素和激励因素。

(1)保健因素:是指与人们不满情绪有关的因素,是属于工作环境或工作关系方面的因素,如组织的政策、管理和监督、人际关系、工作条件、工资等。若保健因素处理不好,就会引发对工作不满情绪的产生;若处理得好,就可以预防或消除这种不满情绪,但这类因素并不能对员工起到激励作用,只能起到保持人的积极性,维持工作现状的作用。所以保健因素又称为"维持因素"。

(2)激励因素:是指与人们满意情绪有关的因素,是属于工作本身或工作内容方面的,这类因素主要包括工作再现机会和工作带来的愉快,工作上的成就感,由于良好的工作成绩而得到的奖励,对未来的期望,职务上的责任感等。若激励因素处理得好,便能够使人们产生满意情绪;若处理不当,就不能产生满意感,但也不会导致不满。

双因素理论对护理管理者的启示是:①提供充分的保健因素,可以消除不满,但不要认为这样就能明显提高工作的积极性。②提供充分的激励因素是激发积极性的有效途径。护理管理者对工作内容进行多样化、丰富化设计,使员工在工作中体验到一种责任感、成就感,激起员工对工作的兴趣,从而可以使综合能力得到提高,例如整体护理的工作设计。同时对于成绩突出的员工给予表扬、奖励、提升或晋升的机会,以不断激发员工的工作热情,提高工作效率。③注意化保健因素为激励因素,保健因素和激励因素不是绝对的,是可以转化的,要注意发挥两种因素的激励作用。

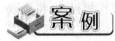 案 例

护士节的奖金

某医院妇产科在每年护士节的时候,护士长都会给护士发放300元的奖金。但几年下来,护士长越来越感觉到这笔奖金正在丧失它的作用,因为往往护士领取奖金时就像领取自己的工资一样自然,并且在随后的工作当中也并没有因为得到这300元的奖金而更加的努力。既然奖金起不到激励的作用,于是护士长决定停发,与此同时也可以减少科室的一部分开支。然而结果大大出乎意料,科室上下几乎一致抱怨该护士长的决定,有些员工情绪低落,工作效率不同程度地受到了影响。

问题:

1. 有奖金的时候,为什么该科护士没有表现出相应的积极性呢?

2. 取消奖金后,为什么大家一致报怨并影响到了工作的积极性呢?

3. 行为改造理论

行为改造理论(behavior modification theory)认为激励的目的是为了改造和修正行为。

该理论研究如何通过外界刺激对人的行为进行影响和控制。行为改造理论主要包括强化理论和归因理论。

（1）强化理论（reinforcement theory）

强化理论是由美国心理学家斯金纳（B. F Skinner）提出的操作条件反射理论中的核心。该理论认为：人们为了达到某种目的,都会采用一定的行为,这种行为将作用于环境。当行为的结果对他有利时,这种行为就会重复出现;当行为的结果对他不利时,这种行为就会减弱或消失。

根据强化的目的,强化分为正强化和负强化两种。

①正强化：在管理上,正强化就是通过肯定、表扬、认可、晋升等途径,奖励那些组织需要的行为,从而加强这些行为,例如,对于工作优秀者给予表扬和奖励。

②负强化：负强化就是通过批评、处分、降级等手段惩罚那些与组织要求不相容的行为,从而削弱这些行为,例如,对于考试作弊的学生,记为零分并取消其学位。

根据强化的方式,还可将强化分为连续强化和间歇强化两种,

强化理论对护理管理者的基本启示是：①要针对强化对象的不同需要,采取不同的强化措施;②分阶段设立目标,及时给予强化;③正强化和负强化都有激励作用,但应以正强化为主,负强化为辅,才会收到更好的效果。

（2）归因理论（attributional theory）

归因理论认为：人的行为的发生或多或少与自身内部原因和外界环境因素有关。美国心理学家维纳（Weiner）将成功与失败归为四种可能性：①能力（稳定的内部因素）;②努力（不稳定的内部因素）;③任务的难度（稳定的外部因素）;④机遇（不稳定的外部因素）。

归因理论特别强调成就的获得有赖于对过去工作成功或失败的不同归因。不同的人对成功和失败有不同的归因,并导致出现不同情绪反应和行为表现,如将成功归因于能力强,会增强个人信心和对工作的胜任感;将成功归因于个人努力会激发人的工作积极性;将失败归因于个人能力不足或工作难度太大,会使人产生不胜任感,对工作丧失信心;将失败归因于能力不够,会使人产生羞愧而努力工作。

归因理论对护理管理者的基本启示是：①了解与分析护理人员对行为的不同归因,掌握其态度与行为方向;②引导护理人员将成功归因于个人的能力和自己的努力,增强她们的自信;③改变护理人员对失败的消极归因,调动下属的主观能动性,如将失败归因于机遇不佳或努力不够时,可能会使人产生更强的动机,为争取成功可以再试一试。

4. 公平理论

公平理论（equity theory）也称为社会比较理论,是美国心理学家亚当斯（Adams）在1963年首先提出来的。其基本观点是：当一个人做出了成绩并取得了报酬以后,他不仅关心自己所获得报酬的绝对量,而且关心自己所获得报酬的相对量。因此,他往往要进行种种比较来确定自己所获得报酬是否合理,而比较的结果将直接影响到其今后工作的积极性。如果得到了公平待遇,就会心情舒畅,保持旺盛的工作热情。反之,就会产生心理压力而影响工作情绪。所以说,公平是激励的动力。

公平理论的不足之处在于,员工本身对公平的判断往往是极其主观的,这种行为对管理者施加了比较大的压力。

公平理论对护理管理者的基本启示是:①影响激励效果的不仅是报酬的绝对值,还有报酬的相对值;②激励时应力求客观上公平,尽管主观判断上有差异,也不致造成严重的不公平感;③激励过程要注意对被激励者公平心理的引导,使其树立正确的公平观,认识到绝对公平是不存在的,不要盲目或无理攀比,不要按酬付劳;④应当注意实际工作绩效与报酬之间的合理性,并注意留心对组织有特别贡献的护理人员的心理平衡。

5. 期望理论

期望理论(expectancy theory)是美国著名心理学家和行为科学家维克多·弗洛姆(Victor Vroom)于 1964 年在其《工作与激励》一书中首先提出来的。该理论认为,某一活动对某人的激励取决于他所能得到的成果的全部期望价值与他认为达到该成果的期望概率。用公式表示就是: $M = V \times E$

公式中:M 表示激励力,指调动一个人的积极性、激发出人的内部潜力的强度;V 表示效价,指某项活动成果所能满足个人需要的程度;E 表示期望值,指一个人根据经验判断的某项活动导致某一成果的可能性的大小,即数学上的概率,数值在 0—1 之间。

期望理论具有较大的综合性和适用性,把握这一理论应注意如下几点:①对于效价应理解为目标的综合效价。即某目标给某人带来的好处、效益是多样的,它既可以是物质的,也可以是精神的,效价应指各种效价之总和。②同一事件或同一目标对不同人的效价是不一样的;同一人在不同时期效价也不一样。③期望概率是指当事人主观判断的概率,它与个人能力、经验以及愿意付出的努力程度有直接关系。④效价与平均期望概率相互影响。平均概率小,效价相对增大;平均概率大,效价相对减小。

期望理论对护理管理者的基本启示:①管理者不要泛泛地抓各种激励措施,而应当抓多数成员认为效价最大的激励措施。②设置激励目标时,尽可能加大其效价的综合值。③适当控制期望概率与实际概率。期望概率要适当,太小,激励力量也小;太大,激励效果也不好(即目标没经过多大努力就实现了)。实际概率在很大程度上是由组织或管理者决定的,它最好大于平均的个人期望概率,这样能收到更好的效果。④重视下属的个人效价。下属对报酬持有不同的价值观,管理者应重视下属对报酬反映的个人倾向性,最大限度满足他们的愿望。

(三)激励的艺术

激励艺术是领导艺术的重点,是激励的执行者在实施奖励和惩罚的过程中,创造性地运用激励理论和方法,为最优化、最经济、最迅速地实现激励目标所提供的各种技巧和能力。激励艺术包括以下三个方面。

1. 了解人的真实需要

需要是激励的起点,是人们行为产生的原动力,也是提高人们积极性的原动力。人们的需要是多种多样的,既有物质的需要,又有精神的需要;既有合理的需要,也有不合理的需要。在这些需要中总有一种优势需要占主导地位,起支配作用。领导激励的切入点应放在人们的合理化需要和优势需要上。绝大多数员工具有以下六点需求。

(1)愿意保持一致的心理:在不涉及重大原则问题和切身利益时,员工绝不愿意与上级发生矛盾。因此,领导者可以通过树立良好的榜样,激励下属自觉自愿地完成上级所交给的任务。

(2)希望得到承认的心理:员工希望自己的劳动、成绩、艰辛得到领导的承认。因此,领导者在员工取得成绩时,要及时表扬;出现困难时,要积极创造条件给予解决。

(3)追求平等和公平的心理:员工希望领导能够尊重他们的人格,听取各方面的意见,公正地处理问题。因此,领导者要平等待人,公平处事。

(4)渴望获得理解和信任的心理:理解和信任是每个员工都希望得到的。因此,领导者要运用各种方式,向员工传递"充分信赖"的信号。

(5)愿意参与领导过程的心理:领导者在制定政策或执行、检查、总结工作的过程中,要充分依赖员工,尽量吸收他们参与,采纳合理建议。

(6)希望适度自由的心理:领导者不要统得过死,管得过严,在抓好大事的前提下,要给予员工适当的自由。

由于各个时期、每个员工有着不同的需要,领导者就要随时关注每一个员工的思想变化,用不同的方式满足他们的合理的优势需要。员工的优势需要一旦得到满足,就会激发工作的积极性和创造性。

2.把握激励的最佳时机

人的情绪具有积极性和消极性两种,积极情绪可以使人精神振奋,热爱工作;而消极情绪会使人精神萎靡,厌倦工作。这两种情绪的表现都具有情景性、短暂性和时效性的特点。领导者要及时把握激励的最佳时机,积极引导员工将消极情绪转化为积极情绪,保持高昂的生活态度和工作热情。

(1)当员工刚进入一个新的环境时,往往会有一种强烈的新鲜感,再加上自尊心的催化作用,想给领导者和群众留下个好印象。领导者要善于抓住这一时机,向员工灌输新环境的价值观、团队精神和献身精神,引导他们为实现组织的目标而奋斗。

(2)当员工对某种工作需要有强烈愿望时,领导者应及时地为员工实现自身愿望创造条件。

(3)当员工较低层次的需求得到某种程度的满足时,领导者应不失时机地鼓励员工向更高的需求迈进。

(4)当员工对自己的过错有悔悟之意时,领导者要抓住时机进行强化激励。

(5)当员工处于某种心理或生理困境时,会产生一种渴望获得理解或帮助的强烈期待。这时领导者应及时表现出关切和理解,并为他们排忧解难,如此便能产生最佳的激励效果。

(6)当员工犹豫不决,举棋不定,需要一种新的力量时,往往也是领导者激励员工,大显身手的最佳时机。

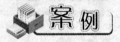案例

令人恼火的"关心"

护士小李,大专学历,工作经验三年。某天,小李完成了对某一班本科生关于"糖尿病患者的健康教育"临床带教工作,被护士长叫到了办公室。护士长说:"小李,今天的带教顺利吗?""非常顺利,老师!"小李兴奋地说,"同学们表现得非常感兴趣,我讲的也很具体,患者听的也非常高兴。""不错,"护士长赞许说,"但是,你真正的了解同学们的真实想法了吗? 他们真的听懂了吗? 会不会是他们表面看起来很感兴趣,实际上掌握的并不怎么样!""还可以呀,你不信可以问问同学们的反应嘛!"小李脸上的兴奋消失了,取而代之的是失望! 护士长连忙说:"别介意啊。

我是关心你呢!""恐怕不是关心而是不放心吧? 以后你还是不用让我临床带教了,你自己做吧!"

问题:

1.请问护士长缺乏什么样的领导才能和管理艺术?

2.请问小李的问题出现在哪? 她又应该怎么解决与护士长的分歧?

3.防止激励效应弱化

激励效应弱化的主要表现和原因有:一是奖惩过滥,以致弱化了激励的吸引力和威慑力;二是奖惩不兑现,以致弱化了人们对激励的信任度和积极性;三是激励措施不合理,缺乏科学性和可行性;四是奖惩只凭长官意志,缺乏公平性。

要防止和克服这些问题,需要做好以下四方面的工作。

(1)加强激励的针对性:要想调动人的积极性,就要了解人的真实需求,有针对性地给予激励,这样才能收到良好的效果。

(2)加强激励的严肃性:领导者对员工的激励,代表和反映着组织对员工工作的肯定和认可,这样就会使下属充分认识到自己的价值,增强工作的信心。如果领导者拿激励当儿戏,甚至把激励作为利用下属的一种权术,就会严重挫伤下属的积极性。

(3)加强激励的科学性:激励的效能来源于激励手段的科学性和可行性。所以,领导者在激励过程中所运用的手段和措施要为下属所认可,要做到奖得心服,罚得心甘。

(4)加强激励的政策导向性:激励的过程就是行为导向的过程。激励要体现奖优罚劣、按劳取酬的原则。

激励常用的方法有物质激励、目标激励、荣誉激励、情感激励、榜样激励、奖罚激励、工作激励等。同时在护理管理中还经常用下列六种特殊的激励方法。

①努力促使人与人之间的相互信任:人与人之间是"心有灵犀一点通"的,如果下属知道领导不信任他,他也就不敢或不愿努力工作;如果领导信任下属,他的工作自主性增强了,就更容易通过自己的努力来展现其个性、智慧和技艺,也能更好地激发下属的积极性和创造性。

②让下属发现解决问题的方法:下属发现了解决问题的方法,就会使他们看到自己的价值和责任,同时一旦问题得到解决,他们就会有一种成就感和心理满足感。

③通过密切接触激励下属:"人非草木,孰能无情"。领导与下属的密切接触,可加强与下属的感情沟通,可真实地了解下属的需求,使他们把工作做到心坎上,从而获得理想的激励效果。

④用欣赏的眼光观察下属的优点:领导的赏识是重要的激励因素。

⑤用适当沟通进行激励:领导与下属之间的沟通,可为下属提供一种释放感情的机会,并可以满足下属的社交需要。

⑥个性化的管理:个性化的管理充分体现了"以人为本"的思想。不同的下属有不同的需求,不要把他们看做是相同的人来对待。领导者应随时关注每一名员工的思想变化,用不同的方式满足下属合理的优势需求。

(三)激励理论在护理管理中的应用

护理管理者要调动护士的积极性,就要采取科学的管理方法,才可以收到事半功倍的效果,而激励理论就是一种很好的科学方法。下面就激励理论在护理管理中的实际应用进行简单说明。作为护理管理者,对护士要多表扬、少批评,努力发现每位护士极其微小却又值得称赞的地方。表扬意味着对他人的肯定和承认,可使人愉快,愉快的心情可使工作效率提高,工作效率提高又可使人得到社会、他人的尊重和赞赏,这样就形成了良性循环。充分发挥层次需要理论将取得更大效益。并且护理管理者还应积极提供条件,最大限度地满足双因素理论中护士对第二组因素需要。同时也不能忽视物质激励作用。另外,护理管理者要经常教育、启发、培养护士的职业责任感和荣誉感,使护士看到自己的发展前途,例如我国把5月12日定为护士节,显然护士这项工作已得到社会重视,既让护士感受到来自国家和社会的认同与重视,同时也激发了护士的责任感及使命感。最后,护理管理者要安排护士丰富的工作内容,避免反复性工作,许多护理管理专家研究调查表明,常规化的、重复性的工作与工作的满意度呈负性相关,如不尽早解决,会成为护理人员产生挫折感的根源;而要提高护士工作的满意度,控制来自这方面的压力,护理管理者应使用激励理论,对护士工作的任务不断加以研究和设计。

链接

1998 年某医院护理大专生只有两名,因而此医院规定,选拔的干部必须受过高等教育。于是护士们都积极参加各种形式的大专班学习,在护士当中掀起了学习热,而获取大专文凭的护士逐渐增多,护士的整体素质得以提高。后来,随着晋职称制度的改革,护士晋升职称时要撰写论文。该院借此又做出以下规定:"在省级以上刊物发表的论文给予不同的奖励","在晋升时,同等条件情况下,论文成果较大者可优先。"而这又激发了护士撰写论文的热情,一时间大量优秀的论文从该院产生。

总之,护理管理是一门艺术,需要每个管理者给予精心雕琢,才能达到预期效果,真正体现其价值。经过实践与灵活使用,多数管理者都认识到,有很多调动下属积极性的有效办法,虽然激励下属积极性并不是一件容易的事情,但它的确是管理者的重要职责之一。

第三节　授权

案例

某医院为提高医院护理管理质量,去年护理部对中层干部进行了改选,儿科护士李雯与口腔护士何颖,凭借自身的学历优势和在日常工作中的突出表现分别当选所在科室的护士长。

为了做好工作,李雯几乎牺牲了自己所有的时间。"三基"训练的每个细节她都一丝不苟的参与了,护理业务技术创新的每个环节她都深入其中。一年来,科里大大小小的事务中都能看到她忙碌的身影。

何颖的工作相对于李雯似乎轻松了许多。"三基"训练中,她成立了指导小组,由科里年资较高的老护士牵头,对所有护士的"三基"训练进行指导,并分阶段进行检查总结。很多小事她都放手让下级去处理,只告诉她们工作的目标与完成的期限,只是定期的检查验收。只有当遇到大的问题时,自己才亲自处理。这样,她便能把更多时间都投入到了口腔科业务技术创新与引进上。

年末,护理部在对各科室护理工作进行综合考评时,口腔科被授予先进集体。

领导者的主要职能是决策工作的走向和目标。但是在具体的领导过程中,工作的方方面面又会具体的呈现在领导者面前,领导者如何抓大放小,并将管理过程简化,则需要领导者具备相当的授权艺术。

一、授权的概念和意义

(一)概念

授权(impowerment)是指领导者授予下属一定的权力与责任,使下属在一定的监督下有适当的自主权去完成领导者所授予的任务。这实质上是领导者将部分的任务与职权分解给下属,使其在适当的范围内承担一定的责任,行使一定的职权,完成本应属于领导的一些工作,而领导者仍具有监督、控制权和最终的责任。当然授权不等同于分权,授权后领导者仍承担所授权任务的主要责任,权利在任务完成后可以收回,而分权则反之。

(二)意义

授权是领导者管理中抓大放小的分身术,灵活有效的运用授权具有以下重要的意义:

(1)对管理者而言,通过授权可以使管理者将精力主要分配至决策组织目标与决策工作走向的重要内容上来。

(2)对下属而言,通过授权既可以激发其对工作的责任感,又可以使其在工作中具有一定的自主权利,从而有利于更好地完成工作任务。

(3)对组织而言,通过授权可以使组织在分级管理中分级优化,反馈简化,工作效率最大化。

二、授权的原则

授权要做到灵活、高效,促进管理工作,就必须遵循以下原则:

(1)视能授权:这是授权的基本原则。授权的目的是为了提高工作效率。因此,管理者应根据授权任务的难度、特点合理的选择授权的对象。

(2)信任原则:通过授权可以激发下属的主观能动性,促进任务的完成。但管理者在授权后,若参与过多,使下属的自主权受到限制,便会损伤下属的自信心,使授权的作用减弱。所以,管理者的授权应把握住信任原则,做到"用人不疑,疑人不用"。

(3)单一逐级原则:即管理者的授权只能授予直接下属,不能越级,而下属亦只能接受单一领导的授权。这样才能起到以授权优化组织层级的目标。如护理部主任直接授权给某科室护士检查各科室工作的权力,则既不能起到优化组织层级的目标,也给该护士完成任务增加了难度。

(4)责任对等原则:即分配的任务与所拥有的权力要对等。这样在完成工作任务时才具有自主权。否则,责任大于权力就不能完成任务。

(5)监督控制原则:即在任务的完成上管理者可下授权力,但必须负主要责任,这样才能有效调动下属的积极性,以更好的完成工作任务。同时领导者应对被授权下属的工作进行有效的控制,这样可以保证下属权力运用得当,任务完成圆满,避免权力的滥用。

三、授权的步骤

管理过程中的授权要想做到及时果断,达到灵活有效的目的,那么管理者的授权就应按以下步骤进行:

(1)明确授权的工作:管理者应坚持抓大放小的原则,及时对工作进行梳理,以明确管理中需要授权的工作任务。

(2)明确授权的对象:管理者应根据视能授权的原则,及时确定授权的对象。

(3)明确授权的内容:授权内容一般包括权力的范围、职责,可以为被授权的下属工作的开展指明方向。

(4)明确并排除授权后的工作障碍:管理者在授权后,应明确地指出被授权下属工作中可能出现的障碍,以增加被授权下属完成工作的自信心。

(5)及时有效的监督与控制:对被授权下属的工作开展应进行适当的监督并能够进行有效的控制,使其既能始终围绕目标开展工作,又不至于造成权力的滥用。

(6)客观公正的评价授权效果:在授权任务完成后应及时、客观、公正的对其进行评价。这既可以形成良好的反馈,又可以激发被授权下属工作的热情,也可以为以后的授权提供参考。

四、授权中常见的几个问题

(1)授权过度:由于管理者对授权工作不做分析,随意授权或授权后监督、控制不足,使权力完全授予下属,最终往往会使管理者不能把握授权任务的完成。

(2)授权不足:由于管理者对下属缺乏信任或沟通不足,使管理者给下属所授权力与责任不对等,最终使下属任务完成不理想或授权意义不大,领导者仍忙于所授权任务。

(3)授权不当:多由于授权人选不当或授权内容不当所致。授权人选不当可能造成授权任务无法完成或监督控制过频,不能起到授权的目的。授权内容不当则可能使下属越俎代庖,甚至架空领导,最终领导失去了监督和控制的权力,无法起到授权的目的。

总之,授权是领导管理中的一门艺术。运用得当,则可事半功倍。反之,若不能科学合理的运用授权,则无法对组织进行科学、高效的领导。

第四节　领导者的素质和才能

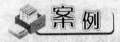

我不受你的窝囊气了

护士张某,上夜班打瞌睡,没有及时巡视病房,一患者输液时液体外漏,浸湿了被单和被套,患者发现后按了三次信号灯,张护士才慢腾腾去病房查看,患者对此意见很大。第二天上午,护士长知道这个情况后,在晨会上点名批评张护士值夜班时工作不负责，导致患者液体外漏，造成不良影响，宣布记差错一次，按规定扣除当月奖金，并在科室会议上做深刻检查。张护士对护士长的处理不服，当场对护士长说："我们护士累死累活，稍有不慎，是又点名批评、又记差错、又扣奖金、又检讨的，我明天不来上班了，我不受你的窝囊气了"。说完将交班本一甩就冲出了护士站。

如果你是护士长，你会采取什么样的方法处理这件事？

领导者的素质和才能是形成领导权威的重要因素。领导者素质和才能的高低，直接关系到领导工作的成败。因此，良好的领导素质和才能，是实施有效领导的基础。

一、领导者应具备的素质

领导者的素质实质上就是关于什么样的人才能当领导者的问题。一般来说，领导者的素质是指作为领导者应具有的、在领导活动中起作用的基本条件和内在因素，是工作方法与管理艺术的根本。领导素质包括：政治素质、业务素质、能力素质、心理素质和身体素质。

（一）政治素质

政治素质是领导者对其所从事的事业所抱的态度和所持有的立场，也是领导素质中最基本、最重要的组成部分。作为一个领导者，应该具有高度的政治理论水平和政策水准，具有良好的道德品质和思想作风；要拥护中国共产党的领导，自觉执行党和政府的各项路线方针政策；工作中要遵守组织纪律、群众纪律、保密纪律和财经纪律；要有较强的事业心和责任感，做到开拓进取、公正廉洁、大公无私、服务群众、自觉接受监督，实行民主管理。可见，政治素质是领导者在政治品德和思想作风方面应具备的基本条件。

（二）业务素质

要实现有效管理，领导者不仅要具备自然科学、社会科学的基本知识和本行业的专业知识，还应具备"T"形知识结构，即在横向上应具备广博的相关学科知识，如心理学、管理学、伦理学、社会学等人文、社会科学知识与实践经验，在纵向上应具备较精深的专业知识和娴熟的专业技能。业务素质主要体现为对所从事工作的熟练程度，包括知识结构和专业水平。

（三）能力素质

能力素质可概括为工作能力和管理能力。能力是指一个人运用已有的知识、经验，分析问题和解决问题的本领。领导者的能力素质具体有预测决策能力、组织指挥能力、协调控制能力、培养下属能力、人际交往能力、语言表达能力、改革创新能力、应变适应能力、管理时间能力等。

（四）心理素质

领导者面临的管理对象和管理环境是复杂多变的，常常需要应付来自各方面的压力，这就要求领导者应具有良好的心理素质，既要经受住荣誉、地位、利益和各种诱惑的考验，更要经受得住挫折的考验。领导应具备的良好心理素质，一般包括敏锐的观察力、良好的记忆力、科学的思维能力、稳定的情绪、坚强的意志、良好的性格、较强的自控能力、准确的判断力和恰当的表达力等。并要防止和克服挫折心理、从众心理、心理偏见、嫉妒心理等不健康的心理。

（五）身体素质

身体素质即领导者的身体健康状况，包括精力和体力。领导工作是与人交往的工作，既劳心又劳力。能有旺盛的精力和饱满的激情去处理繁重的工作,就会得心应手,否则会力不从心。特别是处于工作一线的护理领导者,管理活动繁忙,护理操作不断,脑子要想,眼睛要看,嘴巴要讲,手脚不得停闲,所以没有健康的身体是不能胜任繁忙的工作的。

二、领导者的才能

所谓领导才能,就是让下属去做领导者希望做的事,而且能保证下属按照领导者意图所做的事都是正确的本领。每一个能够出色完成组织目标的群体,都由一些有才能的、优秀的、精通领导艺术的人作为领导者。

一般认为领导者的才能体现在下述三个过程中。

(一)认识过程的才能

1. 敏锐的观察力

敏锐的观察力是一种有目的、有计划、有组织的知觉。领导者良好的观察力应具有观察的全面性、客观性与敏锐性。

2. 稳定的注意力

稳定的注意力是认知事物的基本保证。领导者的注意力应具有稳定性、集中性、广阔性、分配性和转移性等特点。

3. 牢固的记忆力

牢固的记忆力是对过去经验的保持和再现。领导者的记忆力应具有敏捷性、准确性、持久性等特点。

4. 深刻而完备的思维能力

深刻而完备的思维能力是认识的较高级阶段,是对已有的知识进行间接和概括的反映。一般包括分析、综合、比较、概括等环节。领导者的思维能力应具有广阔性、精确性、敏捷性、灵活性、逻辑性、深刻性、创造性等特点。

(二)决策和组织过程的才能

1. 决策能力

护理领导者必须要有分析、预测的能力和决断的魄力。决策能力是对事物的发展通过分析预测,制定政策和行为方案以及善于决断的能力。决策能力是实施领导活动的主要职能的展示,也就是领导者根据所处条件和面临任务,自觉而果断地制定目标和行为方案的能力。

2. 指挥协调能力

决策是组织管理的核心,但决策的实施有赖于领导者的指挥和协调。其中,指挥是领导者依靠权威指使下属从事某种活动的能力;协调是在领导过程中加强各方面配合,使群众言行达到协调一致的能力。

3. 人才管理与开发能力

领导者要善于发现人才、培养人才,合理安排工作岗位,实现人尽其才,各尽其能,激发每位组织成员的积极性和创造性,以提高工作绩效。

4. 人际交往能力

领导者处在群体中和纷繁复杂的情境中,应积极促使工作中的各种关系协调平衡发展,从而营造出和谐愉快的工作氛围,以有利于各项工作的良好运转。

5.宣传鼓动能力

领导者具备较强的宣传、教育、鼓动能力,就会统一思想、鼓舞士气,引发下属的工作热情和献身精神,从而为实现组织目标奠定必要的思想基础。

6.改革创新能力

改革创新能力是指领导者运用已有的知识和经验,按照新的设想分析和解决问题的能力。创新能力是由创造性思维与创造性想象构成的。良好的智力品质是创造力的基础。

(三)激励过程的才能

1.了解需要的能力

要求领导者密切联系群众,了解组织成员的需要差异,保护正当需要,解决必要困难,以调动下属的积极性。不同的人对同一需要的反应是不同的,所以激励有内在激励和外在激励两种。

2.目标激励的能力

要求领导者以科学、合理的目标,振奋下属的精神,调动其积极性。领导者在实施目标的活动过程中,设立有总目标、分目标、岗位目标和个人目标等,依照职责和切身利益激发个人潜能。

3.强化行为的能力

即有奖惩激励的方法,包括积极强化和消极强化。领导者要在员工中创造出一种"先进光荣,落后耻辱"、"比学赶帮超"的氛围,这样才能更好地发挥强化激励的作用。

链接...

成功的管理者应遵循十四条原则

① 合理分工　②权责一致　③严明纪律　④统一指挥　⑤民主集中
⑥个人利益服从集体利益　⑦个人报酬的透明性和合理性　⑧集权与分权相适应
⑨明确的等级制度　⑩良好的工作秩序　⑪公平公正　⑫政策稳定性
⑬工作首创性　⑭集体精神

三、护士长素质要求

(一)护士长角色

"角色"是社会学、心理学中的一个专门术语,是描述一个人在某位置或状况下被他人期望的行为总和。护士长角色是医院护理管理的一个特定位置,它被赋予护士长的权力和义务。护士长在医院中,主要是一个管理者,在病房要指导和带领护理人员共同完成护理任务,处理病房各种危急或突发事件。同时具体扮演领导者和组织者的角色,另外在医护、护技以及护患关系中还是协调者。对护士长角色的期望主要有:医院、科室、护理组织,要求护士长严格执行各项规章制度和岗位职责,树立良好的护理专业价值观,满足患者和护士群体的利益需要。根据护理工作的任务和特点,结合护士长在实际工作中扮演的角色,可将护士长角色归纳为三大类十二种。

1.人际关系方面的角色

(1)领导者

护士长主持病区各种会议,组织查房,管理病区的教学与研究,负责排班,并以优良的品质、扎实的护理理论知识、娴熟的专业技能和高效的管理能力以身作则地影响、激励护理人员,带领并指导下属共同完成护理工作任务。

(2)联络者

护士长在护理管理工作中,需要经常与护理人员、上级领导、医师、医技人员、患者及家属、后勤人员等进行沟通,建立与各方面和谐的人际关系,创造一个有利于护理工作和治疗康复的良好氛围。

(3)代表者

护士长代表所属科室病区参加护理部或院方组织的各种会议,接待来访者,介绍环境和设施,签署文件,履行义务,所以护士长也被称为"病房的象征"。

2.信息咨询方面的角色

(1)监督者

护士长监督并审核病房的各项护理活动与资料,经常巡视病房,查对处理医嘱,检查技术操作,检查护理质量,听取患者及家属的反映,监督维护病房秩序等。

(2)传达和宣传者

护士长主持病房的各种会议,传达上级的文件、指示、命令、政策和精神等,并宣传有关的方针、规定及护理知识。

(3)护、患代言人

护士长经常听取护士意见和建议,代表护理人员与其他医务人员协商业务,与行政、后勤部门协商护理人员的有关权益问题,同时反映患者的要求,与相关人员沟通信息,解决患者的特殊需要和有关问题。

(4)教育者

护士长通过巡视病房,召开会议,开展某些教育项目,向护理人员、患者、家属等进行知识讲授、护理指导、心理健康教育。另外,护士长还是护理人员、进修护士、护士业务技术的指导者和教育者。

3.决策方面的角色

(1)计划者

护士长一般要规划病房护理业务,制订年度、季度和月工作计划,提出工作改进方案,以促进病房的发展;参与科室计划和开展新技术方案的制订;协助护理人员制订和完成患者护理计划;提出修改病房有关规章制度、工作程序、工作细则、护理人员岗位职责等。

(2)冲突处理者

病房犹如一个开放的小社会,各方面关系复杂,容易出现冲突。护士长是冲突和矛盾的调解者,当病房发生紧急情况或冲突时,护士要及时调解,避免矛盾激化。

(3)资源调配者

护士长需要负责病房的资源分配。首先是负责人力资源分配,如合理排班,明确各班职责和任务等;其次是负责医疗仪器、设备、文具用品、病室用物的计划、申请、领取、保管、维修和报废,使工作准备充分,调配合理,以保证工作质量和工作效率。

(4)协商谈判者

护士长经常与有关人员进行正式或非正式的协商与谈判,如申请或增派护理人员,增添医疗仪器设备,改造病室环境,讨论护理人员的培训计划、福利待遇、医护协作等问题。

(5)改革创新者

护士长要积极适应组织内外环境的变化,寻求机会进行改革和创新,制订战略性护理计划,开发新项目,提高护理服务质量。

综上所述,结合护士长在基层护理管理实际工作中扮演的多种角色,护士长的角色可以归纳为三大类十二种(见图4-4)。

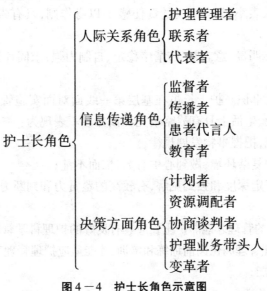

图4-4 护士长角色示意图

中国古代管理艺术

三国时的孙策,十几岁就统率千军万马,横扫江东,几年的时间干出了一番轰轰烈烈的事。当然,这与他出色的领导才能有着必然的联系,而他在用人上最值得称道的就是对下级的信任,从而换取了下属的忠勇。史书上记载:"策为人,美姿颜,好笑语,性豁达听受,善于用人,是以士民见者,莫不尽心,乐为致死。"其中孙策对太史慈的重用,就是对下属充分信任所产生的良好效果。当刘繇(yao)被孙策杀得大败,一万多兵马逃散四方的时候,孙策便派太史慈去招纳刘繇的部下。这时身边的人都担心太史慈会因恋旧主而一去不返,但孙策却说:"太史慈不是那种人,你们放心好了。"并亲自为太史慈设宴送行,握住他的手问:"何时能完成任务?"太史慈说:"不过两个月。"果然,过了五十多天,太史慈就率领着队伍浩浩荡荡回到了孙营。

(二)护士长素质要求:

护士长素质要求有很强的社会性和时代性,不同国家、不同时代、不同地域有不同的要求,除了一般领导者所应具备的素质外,还应结合医院和工作实际有一些具体要求。一般概括为"德、识、才、学、体"五个方面。

1. 德的要求

德即要求要有崇高的品德。一位合格的护士长,首先是位优秀的护士。热爱护理专业,全心全意为人民服务,具有良好的品质和护理道德。具体表现在:

(1)职业道德:集体至上、谦虚谨慎;忠诚正直、一视同仁;大公无私、赏功罚过;敢于负责、承担风险。

(2)政治道德:为人表率,具有高度的责任感;以身作则,具有崇高的理想;严于律己,具有科学的人生观。

(3)心理素养:目标明确、意志坚强;情绪稳定、自制力强;求同存异、胸怀宽广。

2. 识的要求

识即要求要有远见卓识。护士长虽在基层第一线面对面实施管理活动,但也应该见多识广,在政治上、专业上、生活上具有战略眼光和预见性。表现为:

(1)顺应时代潮流,把握事物发展规律;

(2)善于驾驭各种复杂环境,做到心中有数,忙而不乱;

(3)认识事物有一定深度和独到见解,有较高的鉴赏力和判断力。

3. 才的要求

才即要求要有科学的管理才能。护士长应具有良好的护理科学管理理论知识及组织管理能力,上岗前应经过护理管理岗位岗前训练和培训,才能适应护理管理工作的需要。具体有:

(1)预测和决断才能;

(2)组织指挥协调才能;

(3)人际交往沟通才能;

(4)灵活应变才能;

(5)改革创新才能。

4. 学的要求

学即要求要有丰富的学识。一位合格的护士长,必须具有丰富的医学科学知识和人文知识,熟练掌握操作技能,并不断钻研业务,参加临床实践,运用现代护理新概念、新理论及新技术。表现为:

(1)广博的社会科学知识;

(2)娴熟的领导管理知识;

(3)丰富的科学文化知识;

(4)深厚的专业知识。

5. 体的要求

体即要求要有健美的形体。基层护理管理者工作对象是护士和患者,首先要重视自己的公众形象,其次又具有脑力和体力相结合的复合性劳动特点,这就要求护士要有美好的形象、健康的体魄和旺盛的精力,以便朝气蓬勃地带领护士完成繁重的护理任务。具体表现为:

（1）形的要求：优雅的衣着和仪表；得体的言谈和举止；良好的礼仪和礼节；必要的文化和修养。

（2）体的要求：健美的体魄。

护士长具体工作职责

1. 根据护理部工作计划和质量标准，结合本科情况制订相应的科室计划，做到月有重点、周有安排，并组织实施。

2. 协助护理部合理利用护理人力资源，并根据病人病情需要，运用护理程序科学地进行排班和小组分工，做到责任到人。负责护理人员的依法执业及奖、罚具体考核。参与本科护理人员的任、调考核。

3. 组织护理查房、疑难和死亡病例讨论、会诊。组织制订科室风险防范预案并组织培训。召开护理安全工作会议，及时分析、处理护理不良事件，提出改进措施。

4. 指导各级护理人员开展整体护理。掌握护理单上工作动态，及时查看新入院、疑难危难和手术病人，督促护理人员严格执行各项规章制度和技术操作规程，有计划地检查医嘱执行情况，及时审修护理记录。

5. 定期组织召开工休座谈会，听取病人及家属对医院服务的意见和建议，分析原因，研究对策。

6. 定期对本病房护士进行护理工作评价，并按照护理部的要求完成护理人员规范化培训及"三基"考核工作。另外，指导实习、进修护理人员的带教考评工作。

7. 负责对本科室设备、固定资产进行定期清点、送检、补充及感染监控管理等。

四、护士长岗位职责要求

职责就是担当某种职务的人所应该履行的责任。各级护理管理人员都有其相应的职责，医院分级管理中明确指出病房护理管理实行护士长负责制。护士长是医院护理系统中最基层的管理者，既要带领本科室护理人员同心协力，按要求完成护理工作任务，并承担护理行政上的管理职责；又要指导下属护理人员的护理业务，有效地提高护理人员的业务技术水平和护理质量，并承担护理业务技术管理职责。护士长职责具体有以下两方面。

（一）护士长行政管理职责

护士长行政管理职责主要是指护士长通过对本病区护理人员给予指导、沟通，运用各种方式统一意见，充分发挥护理人员的工作积极性，从而保证各项护理活动的顺利进行。具体行政职责有以下五点。

（1）在护理副院长、护理部主任及科护士长的领导下进行工作。

（2）制订本病区工作计划，并付诸实施；按时做好总结，取得经验，推动工作向既定方向前进。

（3）负责本病区护理人员的思想政治工作，使其热爱本职工作，加强责任心，改善服务态度，全心全意地为护理对象服务。

（4）负责本科人员的分工和排班，合理安排人力。

（5）深入病房了解病人的思想状况，定期召开工作座谈会，以便改进工作。

（二）护士长业务技术管理职责

护士长业务技术管理职责主要包括：督促本病区护理人员严格执行各项规章制度、技术操作规程和护理常规；组织和指导下属进行业务学习和技术训练；解决技术上的疑难问题；做好新业务、新技术的开发和引进；积极开展护理科研活动；采取有效措施，搞好病区管理，保证护理质量。其具体业务职责有：

（1）在护理副院长、护理部主任及科护士长的指导下进行工作。

（2）制订本病区业务技术管理具体计划，按计划开展工作，并定期检查评价，改进工作计划。

（3）负责检查护理质量，督促执行护理制度和技术操作规程；密切观察病人病情，做好抢救工作；严防差错事故，做好传、帮、带工作。

（4）组织病房护理查房和护理会诊；积极开展新业务、新技术和护理科研活动。

（5）随同科主任和主治医师查房，参加会诊以及大、新手术前的讨论，疑难病例和死亡病例的讨论。

（6）清点和指定专人领取本病室的药品、仪器、设备、医疗器材、被服和办公用品等，并指定专人负责保管、保养和定期检查。

（7）负责护士的见习、实习和护士进修工作；指定有经验、有教学能力的护师或具有护师以上职称的人员担任教学工作。

五、护士长工作方法

医院护理工作是一项由许多护理人员共同参与的群体性、连续性的特殊工作。护士长作为群体领导者，其主要任务有两个方面：一是领导群体成员采取一定的手段以实现组织的目标；二是协调群体内各成员之间的关系，使各成员之间保持团结、和谐气氛。护理质量的好坏，是护士长指挥效能的直接体现。护士长工作方法概括为以下三种。

（一）目标管理工作法

护士长的目标管理工作法是在护理人员能充分发挥技能的基础上，以工作目标为中心的管理工作法。目的是让护士长与护理人员按护理部的总体目标要求来共同参与各层次目标的制订，使护理人员既明确护理单元目标，又明确个人目标。从而形成"千斤重担大家挑，人人肩上有目标"的光辉工作氛围。

目标管理工作法的实施方法及注意事项有以下六个方面。

（1）科护士长、护士长应明确目标管理的方法、目的、优缺点。

（2）实行人人"参与管理"的方式，左右贯通、上下结合，制订出病区目标。

（3）目标内容要清晰、明确、定量、定时、具体。

（4）护理目标得到认可、落实后，要创造良好、轻松的工作环境。

（5）定期监督、检查、考核。

（6）根据目标实现情况，再次修订新的目标，使其更加完善和切合实际。

（二）重点管理工作法

护士长工作往往是千头万绪，要将自己从繁杂的工作中解脱出来，做到忙而不乱，就要求护士长抓住关键,解决主要矛盾,保证重点,实施重点管理。管理者常应用 ABC 管理分析法来找出事情的重点,即把要做的事情分成 ABC 三类,按轻重缓急实施管理(ABC 事件分类特征及管理要点详见前述时间管理)(见表 4－2)。

表 4－2 护理 ABC 事件分类特征及管理要点

类 别	工作项目	特 征	管理要点
A 类	1. 某病人病情危重需派特护 2. 病房厕所被堵	1. 最重要 2. 最迫切 3. 后果影响大	1. 重点管理 2. 必须马上解决
B 类	1. 患者约护士长谈话 2. 病人被服报废,需补充	1. 重要 2. 一般迫切 3. 后果影响不大	1. 一般管理 2. 自己做或授权
C 类	1. 年度总结 2. 申请新的护理设备	1. 无关紧要 2. 影响小	1. 不重要、不紧迫 2. 不必管理

(三)非权力性影响力工作法

护士长作为护理管理基层的领导者,要带领下属护理人员齐心协力完成护理工作任务,还需要一定的非权力影响力,如在道德品行、人格、作风、才能、知识因素、感情、榜样因素等方面起模范带头作用,使下属从心理上信服、尊敬、顺从和依赖,并影响其行为。

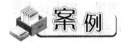案例

新护士长面临的主要问题

李护士,大学本科毕业后一直在普通外科病房工作,近期赶上医院护理部进行人员调整,决定派她到胸外科担任护士长,原来的老护士长因文凭所限,被调到其他科室。老护士长在原科室工作近 20 年,很有成绩,深受科里同志好评,只因一纸文凭被迫离岗,心里很有想法。为此,在新护士长上任时,她没有交接手续就离开原科室。新护士长现在面临着很大困难:业务不熟,管理不熟,人员不熟,与科主任关系不熟。但任命已经下达,只好硬着头皮接下这份本应高兴却令人忧心的工作。

新护士长一般情况:女,30 岁,本科文凭,主管护师职称,性格较内向,从未干过管理。现科室里还有 4 名护士年长于她,其他 12 名护士较年轻。

请结合所学的护理管理学理论分析:新护士长如何应对这种局面?开始怎样做更合适?怎样建立自己的威信?怎样才能使工作走向正轨?基本的管理目标是什么?

六、护士长的管理艺术

管理艺术是管理者在运用管理理论与管理方法实践中,所表现出的个人行为态度与行为方式的特点。一位具有管理艺术的管理者,善于用简练的语言表达自己的意图,善于做思想工作,抓住对方心理,即使批评,对方也能接受,达到预期的效果。所以管理是一门科学,又是一门艺术,是科学与艺术的统一。护士长管理同样是一门艺术。它主要表现为以下五个方面。

(一)决策的艺术

护士长作为基层决策者,科学决策的基本程序是:掌握准确信息,确立关键问题,确定目标,拟定多种方案,进行方案评估,作出正确决策。决策要集思广益和实事求是,讲民主,确立问题时要有多种思维。决策是科学管理的前提,决策艺术是管理艺术的核心,护士长要敢于决策和善于决策。

(二)指挥的艺术

决策的实施有赖于管理者的指挥。指挥是护士长运用和依靠权力指派护理人员从事护理活动。护士长的指挥效能常体现在对病房突发事件的处理,如危重病人抢救,成批伤病员的抢救,集体性的护理活动等方面,从而能很好地适应客观情况的变化需要。

(三)交谈的艺术

谈话是一种信息交流,是人与人之间的一种交往形式,具有很强的感情色彩。护士长要经常进行一些正式或非正式性谈话。交谈中要善于激发下属谈话的愿望;需注意自己谈话的态度、方式、语调等;并开诚布公,使下属愿意谈出自己的内心愿望。谈话中,还应抓住重要问题;善于掌握谈话分寸,言辞缓和、不激怒;结论意见表达宜谨慎、客观,使下级易于接受;平等待人、亲切交心;要尊重事实,说明道理;善于倾听、提问和解答。

(四)激励的艺术

激励是激发鼓励之意。激励是护士长调动和发挥护理人员的积极性的主要手段。激励的方法很多,主要有目标激励、领导行为激励、嘉奖激励、物质激励和信息激励。护士长应尽量满足护理人员的愿望,如合理的调班,公平合理的分配报酬,而对有突出成绩者,要给予一定的物质奖励,对于表现好者,要经常给予口头表扬,以满足下属受尊重的需要,并推荐护理人员参加先进工作者、优秀护士的评选活动。

(五)协调的艺术

护士长在建立和改善护理系统、内外人际关系中具有重要的责任。护士长应平易近人,善于与各种人交往,如主动与病人、家属、护理人员及其他医务人员进行交流等,根据不同经历、不同文化程度进行深入浅出地交往,自觉地引导他人朝积极的人际关系方向发展。另外,护士长工作中应鼓励大家分工协作,团结共事,利用工作之余,组织必要的文娱活动或参与其他有益的社交活动,以使大家感情融洽并加深理解。

链接

护理管理工作中的创新意识

在建设和谐社会,注重以人为本的管理活动中,创新意识是医护人员各种能力形成的基础,并贯穿于护理管理职能的全过程。它包括(1)动力意识:把创新看成人生发展的目标和大事。(2)超越意识:就是要超越前人、他人和自己已有的成绩。(3)质疑意识:要敢于求异、猜想和反驳。(4)方法意识:要重视和强调发散、聚合、动态、纵向和横向等思维。(5)风险意识:创新常常需要挑战常规、违背传统、冲破习俗、冒犯权威、承受失败。(6)协作意识:创新需要多学科、多部门、多人员的共同参与和努力。

七、护士长的培养与训练

加强护士长的培养与训练,提高护士长的自身素质与管理能力,是建设一支强有力的护士长队伍的必要途径。

(一)举办护士长培训班

举办护士长培训班是加强护士长学习的好方法。培训内容以提高护士长的组织管理能力和业务技术水平为主。可以采取举办短期脱产或半脱产的培训班集中学习,也可采取业余培训的方法。

(二)采取"一会一训"的方法

定期召开护士长例会,让护理院长、护理部主任和有经验的护士长进行专题辅导,学习管理知识;书写工作计划和工作报告;交流工作方法和经验,达到互相促进、共同提高的目的。

(三)现场观摩、指导

科护士长、病区护士长要经常深入科室,通过护理查房等形式了解工作效果和困难,并进行现场指导和帮助。要在实践中发现典型,总结经验,并进行推广,组织观摩等。

(四)建立护士长手册

将护理部布置的任务、重要会议及内容、科室计划、大事记、工作人员日常记录等,填写在工作手册中,医院可以定期收回查阅,以了解工作进程和工作动态。

八、护理部主任(总护士长)的基本素质要求

(1)应有主任护师或副主任护师技术职称。

(2)具有较高学历,一般要求大专以上、学士学位或更高学历。

(3)具有较高的护理理论和业务技术水平。

(4)具有丰富的临床经验和组织管理领导能力及开拓意识。

(5)具有良好的品格,健康的体魄

 链接

国外学者提出的五个字工作效率管理程序————SMART

1. S(specific):即不一般化,而是重视特殊性。

2. M(measurable):即不笼统,而是定量又可测定的。

3. A(achievable):即不是高不可攀,而是经过努力可以实现的。

4. R(relevant):即不孤立的,而是贴切相关的。

5. T(time-related):即不是没完没了、无休止的,而是在一定的时间可以做到的。

如果护士长能够做到上述五个工作管理程序,工作效率将会大大的提高。而要达到 SMART,就必须不断地进行训练,促进管理水平的提高。

第五节 领导方式与领导艺术

案例

护士长艾欣最近很烦,为了参加省上的"5·12护士操作技能大赛",也为了激励新人,她不顾其他人反对,强烈要求让科里的小张和小李参加。为了对她们进行强化训练,半年来,她把工作以外的时间都用在对她俩的检查指导上了。可马上就比赛了,小张家人却找到她,执意让小张退出比赛。原来家人正给小张筹办婚礼,但她工作太忙,无法脱身。小李一看小张退出,认为自己一人参加比赛,压力太大,也要求退出。无奈之下,她将两人狠狠的批评了一顿,但两人的态度依然很坚决。

请问:艾欣的工作方法得当吗? 为什么? 应该怎么办?

一、领导方式

在领导的管理过程中,领导者对权利的运用方式称为领导方式。根据国外学者的研究理论,一般认为领导方式可分为以下四类。

1. 集权式

集权式也称专制式,是一种独断专行的领导行为。领导者在做出决策时,下属只能服从并执行。这种方式的领导者将权力牢牢地掌握在自己手中,并依靠权力和强制命令使人服从。

2. 民主式

民主式是一种以良好的人际关系和沟通为支撑的领导行为。领导者对下属较为信任,在做出决策时鼓励并采取下属的意见及建议。做出决策后能与下属做好适时、良好的沟通,赋予下属执行的选择性和灵活性。这种方式的领导者注重人际关系的导向,主要运用个人权力和威信使人服从。

3. 放任式

放任式是一种放任自流的领导方式。依靠充分授权让下属有最少的监控,领导只布置任务,不履行监督检查的职责和规章,将权力授予个人,由每个人自己决定目标和行为。

4. 参与式

这是一种介于集权式和民主式之间的领导方式。即领导者在决策时制订出初步方案,并有选择性地接纳下属的意见和建议。在执行中领导全程参与,但只做监督,虽给予下属适当的选择性和灵活性以激发其积极性,但领导者又具有足够的控制权力。

二、领导艺术

所谓领导艺术就是领导者在自身所具备的管理知识、经验等基础上,富有创造性地运用领导原则和方法的才能。当然,领导艺术是个人才能、学识、修养、经验、品格、胆略的综合体现。因此,也没有千篇一律的程序和固定不变的模式,而应该因人、因事、因时地灵活运用。

概括起来,领导艺术一般包括以下七方面。

(一)待人的艺术

人是管理的第一要素,所以领导艺术首要的就是待人的艺术。首先,领导者要关心下属,对其工作、学习等诸方面既要关心又要激励,在上下级之间形成信任与友谊。其次,领导者要善于用独特的视角发现问题,但又要做好与下属的沟通和引导,不能在领导过程中与大多数人理念不合,避免成了孤家寡人。再次,领导者要尊重职权,使管理与职权相对应,从而形成良好的人际与管理脉络。最后,领导者在待人的艺术上更要注重奖罚分明,奖是为了激励下属的工作热情,而罚是为了更好的调动下属的积极性。当然,领导者的一切待人艺术是建立在严于律己的基础上的,正所谓"其身正,不令而行;其身不正,虽令不从。"

(二)掌握时间的艺术

任何工作的开展都需要占用时间,而作为领导者,如何在最短的时间里开展更多的工作,获得更多的成果,这就要求领导者要具备掌握时间的艺术。

(1)计划使用时间。时间的合理计划使用因人而异、而宜。根据我国一些优秀的领导者的经验,一般认为,合理的计划利用时间可按表4-3进行分配。当然,在不同的组织中由于领导的职责与习惯不同,也可对表中项目进行合理的改进。

(2)果断行事。领导者想要在最短的时间内创造最优秀的工作成绩,那么对决策及工作的过程一定要果断行事,只要决策科学合理就要迅速的付诸行动。如果优柔寡断则会浪费大量的时间。

(3)学会拒绝。领导者要敢于和勇于说"不",这样可以免于在工作中做大量的无用功,将有限的时间得到最大限度的利用。这也是领导者实事求是的负责任态度的体现。

(4)建立严格的责任制。领导者要杜绝事必躬亲的错误思想,要合理的分层授权,把大量的具体事物分给副手、下属等,并用严格的责任制进行约束,如此可以节约出大量的时间进行更多的领导性事务。

(5)"抓紧"工作,避免文山会海。工作要"抓紧",是建立在果断行事和严格责任制的基础之上的。在果断的决策后应以严格的责任制来落实和检查工作的进行,以"抓紧"工作。当然领导工作需要不断地进行信息交流,而会议是信息交流的一种有效手段。但领导者要学会开会的技巧,要有目的、有效率地召开会议,避免文山会海占用和耗费宝贵的时间。

表4-3　领导者每周工作时间分配简表

工作内容	小时数/周	时间使用方式
理解情况检查工作	6	1小时/天
研究业务进行决策	12	2—4小时/次
与主要业务骨干交谈,做人的工作	4	0.5—1小时/次
参加社会活动(接待、开会等)	8	0.5—2小时/次
处理组织与外部的重大业务关系	8	0.5—3小时/次
处理内部各部门的重大业务关系	8	0.5—1小时/次
学习与思考	4	集中一次进行

(三)处理事情的艺术

领导者处理事情的艺术是其工作和领导水平的具体表现。应当注意:

(1)领导要做领导工作。要按照隶属关系和不同层级的职权进行合理的授权,而不是事无巨细的都亲力亲为,从而影响了领导者的本职工作。

(2)要有明确的目标。成功的领导者是善于协调各种要素,为明确的工作目标服务的;如果工作的目标不明确,那么对各要素的协调也就无从谈起。

(3)办事要有科学程序。领导者应时刻保持理性的态度,按照科学的规律、程序办事。不能感情用事违背科学程序,以免影响工作。

(4)依靠群众去办。领导者应用更多时间去思索、筹划,而非对所有工作亲力亲为。合理分层授权,既能激发群众的积极性和责任感,还能减轻领导的自我负担。当然随着社会的发展,劳动分工愈来愈细,其协作性愈来愈强,作为领导者更应该学会分解工作,依靠群众去办。

(四)决策的艺术

决策贯穿于管理的全过程,决策是管理的核心。作为领导者,其领导工作的成败主要取决于决策的成功与否。领导者的决策艺术应讲求:

(1)集思广益、讲求民主。集思广益既可以增加决策的科学性与合理性,又是领导者讲求民主的体现,还可以激发下属参与工作的激情。

(2)敢于决策,果断行事。决策权是领导者与下属职权的根本区别,而决策又是有时效性的。因此,领导者不光要敢于决策,更要果断行事,才能使决策迅速付诸行动,并取得效果。

(五)协调的艺术

领导者的领导过程是不断协调的过程,在这个过程中领导者的协调艺术表现在:

(1)协调好人际关系。任何工作都不可能由某一个人独立完成,而是由多人共同协作完成的。因此,工作的协作性愈强,对领导者个人协调上下人际关系的要求就越高。

(2)协调人际关系的过程是考验领导者互相尊重的心态,平易近人的作风的过程。领导者要协调好人际关系就必须与上下层的人群建立起相互尊重的友好关系,绝不能有"官贵民贱"的错误思想,其中,领导者平易近人的领导作风更是协调好人际关系的保证。

(3)领导的过程是动态的过程、是发展的过程,发展必然就会有各种矛盾,而领导者的协调艺术就表现在既能发现矛盾,又能分清矛盾的主次,且能及时有效地协调并解决矛盾。

(4)协调是存在于领导过程中的,所以协调是一个动态的过程,没有统一或一成不变的规律,它需要领导者用动态的眼光和动态的思维、动态的方法去运作。

(六)运用权力的艺术

领导者所具备的领导权是为管理所服务的,其目的是协调和发挥下属的能动性,所以领导者的权力运用艺术要求:

(1)正确的使用权力。要明确权利的使用目的和范围,合理有效地使用权利,做到不滥用、不越权,才能充分的发挥领导的权力应有的作用。

(2)善于授权。权力与职责是对应的,领导者要从琐碎的事务中解脱出来,专注于处理重大问题,就必须要学会适当灵活的授权,以激起下属的热情和责任感。

(3)领导者权力运用艺术还表现在其领导方式的多样性上。领导者想要在不同的情况下始终保持下属对实现组织目标的激情,就要不断地灵活使用各种管理方式。

(4)领导者的权力是为实现组织目标而服务的,是为管理而服务的。因此领导权力的运用艺术就必须以廉洁、公正为原则。只有不谋私利的权力运用才可能激发和约束下属;也只有公正的权力运用才可能调动下属的积极性。

(七)用人的艺术

在领导者所拥有的一切管理资源中,人是第一位的。因此,领导者的用人艺术是决定领导成功与否的关键因素。所以,领导者在用人时应注意:

(1)知人善任,用人如器。领导者应善于发现不同人的优、缺点之所在,并根据不同的岗位需求,合理有效地利用每个人的优点,避其缺点,使人的使用价值最大化。

(2)用人不疑。领导者对每一个下属的使用应量力、量才,这是对下属的充分信任,也是对下属的激励。下属通过领导者的使用会产生相应的自信心、责任感,从而积极的完成领导者分配的任务。但领导者过多的干预和插手则会使下属丧失自信,使领导者的激励失效,影响工作的正常发展。因而领导者在用人上应大胆、果断,正所谓"用人不疑,疑人不用"。

第六节 组织沟通

沟通是我们每个人每天都要做的事情,是我们生活中必不可少的部分。事实上我们大多数人花费50%—75%的工作时间,用在以书面、面对面或打电话等方式的沟通上。研究表明:管理者的每个工作日要用80%的时间进行沟通;20%的时间用在文件的处理上,但文件的处理还是以阅读、写作的方式进行沟通。因此,沟通在管理工作中占有非常重要的地位,良好的沟通是成功管理的基础。护理管理者要掌握沟通的艺术并将其运用到临床实践中,创造出亲切、民主、和谐的工作氛围,保证护理工作的顺利进行。

> **链接**
>
> 1. 美国著名学府普林斯顿大学对一万份人事档案进行分析,结果发现:"智慧"、"专业技术"和"经验"只占成功因素的25%,其余75%决定于良好的人际沟通。
>
> 2. 哈佛大学就业指导小组1995年调查结果显示,在500名被解职的男女中,因人际沟通不良而导致工作不称职者占82%

一、概述

(一)沟通的概念、过程

1. 沟通的定义(communication)

沟通是指可理解的信息在两个或两个以上人群中传递或交换的过程。正确理解沟通的定义,需把握以下三点。

(1)沟通是意义的传递;

(2)有效的沟通是双方能准确理解信息的含义;

(3)沟通是一个双向、互动的反馈和理解过程。

2. 沟通的过程

沟通是一个复杂的过程,任何沟通都是发送者将信息传递到接受者的过程。沟通过程的模型可以用图4-5反映出来。沟通的过程可以分解为以下五个步骤。

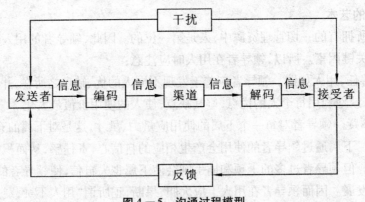

图4-5　沟通过程模型

（1）信息发出者：指发出信息的人。由于发出者必须对信息进行组织和编排，所以又称编码者。每个人对所发出信息的理解、表达和使用能力要受很多因素影响，包括沟通技巧、态度、知识水平和社会文化等。作为信息发出者在发出信息时应该想到这些因素对沟通效果的影响，还要考虑到对对方沟通行为的影响，如进行沟通时所用的语言应是大多数人，尤其是对方所能理解的。

（2）编码：发送者将这些信息译成接收者能够理解的一系列符号，如语言、文字、图表、照片、手势等，即信息。

（3）传递信息：通过某种通道（媒介物）将信息传递给接收者。选择与传达信息相适宜的感官通路进行传递，如听、视、触、味、嗅觉等。

（4）解码：接收者将通道中加载的信息翻译成他能够理解的形式。解码的过程包括了接收、译码和理解三个环节。接收者对信息的接收受沟通技巧、知识水平、态度和社会文化的影响，所以没有两个人会对同一件事情有完全相同的感知（即感受和理解）。我们传递信息是否成功与接受者的吸收程度和理解能力有很大关系。

（5）反馈：接受者在接受信息后，有责任给发出者提供一些反馈，以便了解沟通是否成功，如示教后的反示教，学习后的考试等。为了检验信息沟通的效果如何，反馈是必不可少的一个环节。反馈在一定意义上又形成了信息的双向沟通。

信息沟通中经常受到"噪声"的干扰。"噪声"就是指妨碍信息沟通的任何因素。无论是在发送者方面，在传递中，还是在接受者方面都会受到"噪声干扰"。例如，"噪声"或受到限制的环境可能会妨碍一种明确思想的形成；由于使用模棱两可的符号可能造成编码错误；传送渠道可能出现错误；因漫不经心而可能造成错误的接受；因用词不当和错用符号而导致的译码误差；各种成见也可能妨碍理解。

二、组织沟通的形式

（一）正式沟通与非正式沟通

正式沟通（formal communication）是指通过组织明文规定的原则、渠道所进行的信息传递和交流。正式沟通的优点是沟通效果较好，比较正式、严肃，有较强的约束力。一般情况下，重要的信息沟通常采用这种形式。其缺点是沟通的速度较慢、刻板、缺乏弹性，如会议、汇报、请示、报告等。

非正式沟通(informal communication)是指正式沟通渠道以外的信息交流和传递,它不受组织监控,自由选择沟通渠道。非正式沟通一般可分为两大类:其一是具有补充正式沟通不足作用的非正式沟通——谈心。这种沟通多是积极的。其二是对正式沟通和组织具有一定的副作用的非正式沟通——传言。研究表明,非正式沟通容易在下列几种情况时发生。

(1)情况对人们具有重要性,如调整工资、住房制度改革、职务变更、职称晋升;

(2)现实情况令人有不确定感,如人员调动和调整,机构精简合并等;

(3)现实情形令人焦虑,如企业的不景气,面临破产的危险等。

非正式沟通是正式沟通的有机补充。在许多组织中,决策时利用的情报大部分是由非正式信息系统传递的。同正式沟通相比,非正式沟通往往能更灵活迅速地适应事态的变化,省略许多繁琐的程序;并且常常能提供大量的通过正式沟通渠道难以获得的信息,真实地反映员工的思想、态度和动机。管理者要充分认识小道消息是不可避免的,关键的一点是正确处理小道消息,避免或减少其带来的负面性影响。

(二)单向沟通与双向沟通

单向沟通指在沟通时,一方只发送信息,另一方只接受信息,双方无论在语言和情感上都不需要信息的反馈。

双向沟通是指信息的发讯者以协商、会谈、讨论的方式对受讯者发出信息之后,及时听取反馈意见,发送和反馈可进行多次,直到双方共同了解为止。

单向沟通和双向沟通各有利弊,具体表现在:

(1)单向沟通比双向沟通的速度快;双向沟通需要不断听取反馈意见,故信息传递的速度比较缓慢。

(2)单向沟通的效果较差;而双向沟通比较准确,沟通效果较好。

(3)单向沟通比较严肃、呆板,由于往往采取下命令的方式,因此,在受讯者不愿意接受意见时,易产生抗拒心理,影响沟通效果;双向沟通比较灵活、自由,受讯者有反馈意见的机会,使受讯者有参与感,能增强其自信心,有助于建立和巩固双方的情感,建立融洽的人际关系。

(三)下行沟通、上行沟通与平行沟通

这是以组织结构的方式为标准对信息沟通的分类。下行沟通指自上而下的信息传递和沟通。上行沟通是指组织中的成员、群体通过一定的渠道与决策层进行的信息交流。平行沟通,又称横向沟通,指在组织系统中处于相同层次的人、群体、职能部门之间进行的信息传递和交流。

(四)书面沟通与口头沟通

书面沟通是指以书面文字为媒介进行的信息传递与交流。口头沟通是指以口头语言媒介进行的信息传递与交流。在组织管理中,口头沟通和书面沟通都是不可缺少的沟通方式,并且各有其优缺点。在组织沟通中,究竟选用何种沟通形式,必须根据信息的特点和接受者的情况而定。根据现代管理心理学研究,以书面沟通与口头沟通相结合方式进行的沟通效果最佳。

(五)直接沟通与间接沟通

从沟通是否需要第三者中介传递,可将沟通分为直接沟通与间接沟通。直接沟通是指传讯者和受讯者双方直接沟通,无需第三者传递。间接沟通是指经过第三者进行的信息传递和交流。

三、组织沟通的作用

(1)联系与协调:沟通是员工之间、部门之间联系与协调的基本途径和方法,有效的沟通可使组织内部与外部各要素之间协调一致,形成一个有机的整体。

(2)激励:沟通是领导者激励下属,实现领导职能的基本途径。一方面,领导者需要了解员工的需求,必须通过沟通来实现;另一方面,实施有效沟通,可让员工谈自己的看法、建议,最大限度地满足员工自我实现的需求,从而激发他们的积极性和创造性。

(3)改善人际关系:组织间、员工间的交流有助于满足员工的心理需要,改善人际关系,使员工产生强烈的归属感。

(4)创新:沟通是组织创新的重要来源。有效的沟通能使管理者发现问题,并获得宝贵建议,员工的参与是组织创新的巨大动力。在沟通过程中,沟通者相互启发、相互讨论、共同思考,往往能激发出新的创意。

(5)控制:有效控制的前提是信息的获取,信息沟通为控制提供了基本前提和改善控制的有效途径。

良好沟通的益处

1.能获得更好更多的合作; 2.能减少相互间的误解;
3.能使他人更加乐于作答; 4.能使他人觉得自己的话值得聆听;
5.能使自己办事能够更加井井有条; 6.能提高自己进行清晰思考的能力;
7.能使自己感觉现在能把握所做的事。

二、沟通障碍

所谓沟通障碍,是指信息在传递和交换过程中,由于信息意图受到干扰或误解,而导致沟通失真的现象。在人们沟通信息的过程中,常常会受到各种因素的影响和干扰,使沟通受到阻碍。造成沟通障碍的原因主要包括以下三个方面。

(一)发送者的障碍

在沟通过程中,信息发送者的情绪、倾向、个人感受、表达能力、判断力等都会影响到信息的完整传递。发送者的障碍主要表现在:表达能力不佳、信息传送不全、信息传递不及时或不适时、知识经验的局限、对信息的过滤不当。几乎所有的信息沟通都利用符号来表达一定的含义,而符号通常有多种含义,人们必须从中选择一种,有时选错了,就会出现语义障碍,比如词语这一符号,会从词的多重含义,专业术语,词语的下意识联想等方面引起沟通障碍。

"该来的没有来"，"不该走的走了"

有一个笑话说，主人请客吃饭，眼看约定的时间已过，只来了几个人，不禁焦急地说："该来的没有来"，已到的几位客人一听，扭头就走了两位。主人意识到他们误解了他的话，又难过得说："不该走的走了"，结果剩下的客人也都气呼呼的走了。

（二）接受者的障碍

从信息接受者的角度看，影响信息沟通的因素主要有以下几方面：信息译码不准确，对信息的筛选有误，对信息的承受力、心理上的障碍，过早的评价，情绪等。

（三）沟通通道的障碍

沟通通道的问题也会影响到沟通的效果。沟通通道障碍主要有以下四个方面。

（1）选择沟通媒介不当：比如对于重要事情而言，口头传达效果较差，因为接受者会认为"口说无凭"，成认为只是"随便说说"而不加重视。

（2）几种媒介相互冲突：当信息用几种形式传送时，如果相互之间不协调，会使接受者难以理解传递的信息内容。如领导表扬下属时面部表情很严肃，甚至皱着眉头，就会让下属感到迷惑。

（3）沟通渠道过长：组织机构庞大，内部层次多，信息从最高层传递到最低层，情况从低层汇总到最高层，中间环节太多，容易使信息损失较大。有的学者统计，如果一个信息在高层管理者那里的正确性是100%，到了信息的接受者手里可能只剩下20%的正确性。这是因为，在进行这种信息沟通时，各级主管部门都会花时间把接受到的信息自己甄别，一层一层的过滤，然后有可能将断章取义的信息继续传递。此外，在甄选过程中，还掺杂了大量的主观因素，尤其是当发送的信息涉及传递者本身时，往往会由于心理方面的原因，造成信息失真。因此，如果组织机构冗繁，设置不合理，各部门之间职责不清，分工不明，形成多头领导，或因人设事，人浮于事，就会给沟通双方造成一定的心理压力，影响沟通的正常进行。

（4）外部干扰：信息沟通过程中经常会受到自然界各种物理噪音、机器故障的影响或被其他事物所打扰，也会因双方距离太远导致沟通不便，从而影响沟通效果。

让对方理解你

在与对方沟通交流时，明确说出自己的想法，让对方理解你的行为，达到说服的目的。

患者的姐姐来到办公室，要求特许妹妹使用自备的微波炉："护士长，我妹妹好可怜，有时想吃点热饭热菜，我把微波炉带来了，请您准许使用！"

护士长说："我也很同情你妹妹，但病房是不允许使用电器的！你看，我办公室用的微波炉也需用电许可证才能使用，这样吧，你妹妹的饭菜拿到我办公室来热，可以吗？"

159

> 患者的姐姐:"我已经带来了,你就允许吧!"
>
> 护士长:"不好意思,我不能违反原则!"
>
> 患者的姐姐:"那就要麻烦你们了!"
>
> 护士长:"没关系!应该的!"
>
> 护士长通过和患者家属交流,既说服对方遵守规章制度,又解决了患者的实际困难。

三、有效沟通

所谓有效沟通,简单地说,就是传递和交流信息的可靠性和准确性高,它表明了组织对内外噪音的抵抗能力较强。

(一)有效沟通的要求

(1)及时:及时是指沟通双方要在尽可能短的时间内进行沟通,并使信息发生效用。为此要做到:①传送及时:在信息传递过程中,尽量减少中间环节,用最短的时间传递;②反馈及时:接收者接到信息后,应及时反馈,这有利于发送者修正信息;③利用及时:双方要及时利用信息,避免信息过期失效。

(2)全面:要求发送者在发出信息时完整全面。

(3)准确:准确的信息,可以充分反映发送者的意愿,使接收者正确理解信息,并按照准确的信息采取行动,取得预期效果。

(二)有效沟通的原则

(1)目的明确和事先计划原则:信息沟通者在沟通之前应明确沟通的目的,制定沟通的计划,以使沟通能有效完成。

(2)信息明确的原则:信息发送者要使用对方能理解的语言、口气表达所要沟通的信息,应有较好的表达能力,熟悉对方所能理解的语言,减少沟通障碍。

(3)及时的原则:组织制订的政策、目标、措施、计划等应尽快传达给下属,以得到下属的理解支持和贯彻执行,同时可使上级及时掌握下属的情感、态度以及贯彻执行的情况,使管理者不断提高其管理水平。

(4)合理使用非正式沟通的原则:管理者必须正确处理正式沟通与非正式沟通的关系,合理利用非正式沟通的正向功能,弥补正式沟通的不足之处。

(5)组织结构完整性的原则:在进行管理沟通时,要注意沟通的完整性。根据统一指挥原则,上级领导不能越级直接发布命令进行管理,否则会使中间的管理者处于尴尬境地。

(三)有效沟通的方法

1. 创造良好的沟通环境

创造良好的沟通环境的方法主要包括①沟通中少用评价语言、判断性语言,多用描述性语言,这样既可介绍情况,又能探询沟通情况;②沟通表示愿意合作,与对方共同找出问题,一起寻找解决方案,决不能企图控制和改造对方;③坦诚相待,设身处地为对方着想;④认同对方的问题和处境;⑤平等待人,谦虚谨慎;⑥不急于表态或下结论,保持灵活和实事求是的态度,鼓励对方反馈,耐心听取对方的说明和解释。

2. 学会有效的聆听

有效聆听的十大要点：①少讲多听，不要打断对方的讲话；②交谈环境轻松、舒适，消除拘谨不安情绪；③表示有交谈兴趣，不要表现出冷淡或不耐烦；④尽可能排除外界干扰；⑤站在对方的立场上考虑问题，表现出对对方的同情；⑥要有耐心，不要经常插话、打断别人的谈话；⑦要控制情绪，保持冷静；⑧不要妄加评论和进行争论；⑨提出问题，以显示自己充分聆听和求得了解的心境；⑩还是少讲多听。

3. 强化沟通能力

强化沟通能力的关键点在于：一是传达有效信息；二是上下言行一致；三是提高组织信任度。

4. 增强语言文字的感染力

在沟通过程中，应尽量使用通俗易懂的语言，使用接收者最易理解的语言。管理者应在不断的实践中，提高语言及文字表达能力，平时要多锻炼、多向别人学习，体会别人得体、风趣的谈话中的高明之处，提高自己的表达能力。

5. "韧"性沟通

沟通时，往往不能通过一次沟通就达到沟通的目的，而是需要多次反反复复地与一个对象进行沟通，这就要在沟通中培养"韧"性。对于沟通对象，要有"锲而不舍"的精神，抓住沟通中的每次机会、每一细节，进行反复沟通、深入沟通，直到达到沟通目的。

6. 重视沟通细节的处理

沟通的细节包括声调、语气、节奏、面部表情、身体姿势和轻微动作等。一方面，管理者应给予对方合适的表情、动作和态度，并与所要传达的信息内容相配合，如轻松的交谈应面带笑容；真实的立场态度应该显出严肃庄重的样子；在对方陷于沉思时应减缓语速。不同的坐姿、站相、手势也潜在地反映着一个人的个性、气质和态度。另一方面，管理者需要给予对方的口头语言和身体语言以灵活机动的反应，以满足沟通对象的需要。

周恩来的外交幽默

一次，周恩来接见美国记者，对方问："总理阁下，你们中国为什么把人走的路叫'马路'呢？"他听后说："我们走的是马列主义之路，简称'马路'。"对方又问："总理阁下，在美国，人们都是抬头走路，而你们中国人为什么都低头走路呢？"周恩来微笑着说："这个问题很简单嘛，你们美国人走的是下坡路，当然要仰着头走路，而我们中国人走的是上坡路，当然要低头走路了。"

一次周恩来举行记者招待会，介绍我国建设成就。一个西方记者说："请问，中国人民银行有多少资金？"周恩来委婉地说："中国人民银行的货币资金吗，有18元8角8分。"当他看到众人不解的样子，又解释说："中国人民银行发行的面额为10元、5元、2元、1元、5角、2角、1角、5分、2分、1分的10种主辅人民币，合计为18元8角8分……"最后使西方记者要嘲笑中国国库空虚，或刺探中国的经济情报的愿望落空。

(四)有效沟通的策略

(1)使用恰当的沟通方式:"条条大道通罗马",说的正是达到目标有多种途径的意思。面对不同的沟通对象,或面临不同的情形,应该采取不同的沟通方式,这样才能事半功倍。

(2)考虑接收者的观点和立场:有效的沟通者必须具有"同理心",能够感同身受,换位思考,站在接收者的立场,以接收者的观点和视野来考虑问题。

(3)充分利用反馈机制:进行沟通时,要避免出现"只传递而没有反馈"的状况。

(4)以行动强化语言:中国人历来倡导"言行一致",语言上说明意图,只不过是沟通的开始,只有转化为行动,才能真正提高沟通的效果,达到沟通的目的。

(5)避免一味说教:有效沟通是彼此之间的人际交往与心灵交流,如果仅仅试图用说教的方式与人交往,则违背了这个原则。

大学生怎样才能处理好人际关系

第一,要做到能够站在他人的角度,设身处地地为他人着想,在接纳和谅解的基础上去适应他人。

第二,要注重自己的能力培养和人格塑造。一般来讲,品质好、能力强或具有某种特长的人容易受到他人的喜爱和尊重。

第三,在交往中,要学会做个有心人,善于体察他人的心境,主动关心他人,采取不同的方式使他们感受到你的善意和温暖。

第四,多观察周围的同学,特别是那些你觉得交往能力和沟通能力特别强的同学,看他们是如何与人相处的。

第五,要有意识地去选择和培养一些兴趣爱好。共同的兴趣和爱好也是你与朋友建立深厚感情的途径之一。

四、沟通在护理管理中的应用

(一)谈话的技巧

管理者用近距离与人谈话,远比用文件、命令、通知的效果要好。明智的管理者十分注重与人交谈。谈话究其本质,既是人际交往的方式,又是一种信息交流的方式,并往往带有很强的感情色彩。

1. 做好谈话计划

一是要确立谈话的主题;二是时间和地点的安排;三是发出合适的邀请;四是充分了解被邀谈话者的性格、态度、气质、经历、文化及对这次谈话的可能反应等。

2. 善于激发下级的谈话愿望

管理者需注意态度、方式、语调等,并开诚布公,使下属愿意谈出自己的内心愿望。

3. 善于启发下属讲真情实话

真诚地、及时地、慷慨地赞美下属;讲究策略,顾全面子,间接批评下属;面对分歧,正确对待,巧妙地拒绝,勇敢地道歉,力争双方达到满意。

4. 掌握发问技巧

要善于抓住重要问题;要为发问创造良好的气氛,建立彼此间的融洽关系;要多提开放性、引导性的问题,尽量避免提出诱导性、歧视性的问题;要善于将谈话集中在主要内容和急需解决的问题上。

5. 善于运用倾听的技巧

集中精力沟通并不容易,所以许多管理者和护理人员需要改进倾听的技巧。

(二)训导的技巧

训导(discipline)是指管理者为了强化组织规章,规范下属的态度、语言和行为,对下属所进行的教育活动。需要训导的问题包括违反规章制度、不良的态度和行为、工作不认真、不谨慎导致的工作缺陷等。在以人为本的管理方式中,护理管理者应正确掌握和利用训导技能,有效地强化组织规范或规章,塑造令人满意的护理人员行为和调动护理人员的积极性。

1. 驾驭情绪,慎用语言

管理者应善于控制自己的情绪,避免愤怒或其他情绪反应,应以平静、严肃的语气及恰当的措辞表述意见,使下属从内心深处认识到错误的严重性,并在心里产生震撼。

2. 建设性训导为主,惩罚性训导为辅

训导的要义是使下属多出现良好行为,而不仅仅是没有不良行为。建设性训导旨在帮助护理人员成长,而惩罚性训导强调惩戒不良行为。即使必须采用惩罚以纠正不良行为,也要以一种支持的态度来帮助违规者改正错误。

3. 因人而异

针对下属的气质差异采用不同的教育方法。对于黏液质、多血质的人,由于其对挫折的容忍力较大,可直截了当地进行训导;而对于具有胆汁质的人则应注意说服教育,语气也应温和委婉,以避免情绪冲突;对于具有抑郁质气质类型的下属,由于其挫折的容忍力差,且又不容易暴露自己的想法,因而应多做耐心细致地启发说明、暗示或个别谈心,并尽量不在公开场合指责。

4. 实事求是,以理服人

训导是为了纠正偏离组织目标的行为。管理者必须对组织目标要有明确的认识,训导下属要做到事先调查清楚,有正确的根据,实事求是,以理服人,让下属真正认识到自己的问题所在。

5. 移情换位

护理工作责任重大、超负荷且琐碎,难免容易出错,护理人员常感到委屈和压力,故而护理管理者在进行训导时应体谅下属的感受及处境,以真诚的态度和自责的口吻进行训导,达到训导的目的。

护理管理者的训导技能是管理技能中不可缺少的一个方面,对组织和护理人员具有重要影响。一名优秀的护理管理者应该克服护理管理工作中传统思想教育方式的不足,把握人的特性,创造促进发展的工作氛围,实施有利于护理人员成长和组织目标的训导,使护理管理工作做得更好。

(三)组织会议的技巧

一般来说,会议的主要目的是交流信息、给予指导、解决问题、做出决策。要使会议达到预期的效果,应把握以下四个环节。

1.做好会议的计划工作

明确会议的必要性,确定会议议题;安排会议议程,确定会议成员;安排会议时间,选择会议地点;准备会议资料;合理安排与会人员的食、住、行、购、娱、医等。

2.善于主持会议

主持会议的要领包括两个方面:一是处理好议题,即会议的主题、中心;二是应付好与会者,使之达到目标。具体地说要把握以下四个要点。

(1)紧扣议题:会议开始时,主持者要简明扼要地说明会议的目的、议题、议程和要求,以便使与会者消除在会议初始时思绪混乱的状态。开场白要限制在一分钟,讲话要简短、明快、充满信息,并指出议题的重要性和议题的迫切性,提示达成决议将产生的影响,估量会议的价值,最后表明只要大家通力合作,会议定能成功。

(2)激发思维:主持者在会议上的讲话要有针对性,语言要风趣、幽默、生动有力,能激发与会者的思维,唤起他们的联想和产生共鸣。

(3)引导合作:分歧的讨论或争论是产生成熟见解的基础。但是,主持者应强调合作,不应强调分歧,应利用各种机会指出集体智慧大于个人智慧,一个好的方案的产生离不开彼此的合作。

(4)恪守时间:保证准时开会、准时散会,这是主持者的威信、魄力和责任所在。

3.做好会议的组织

协调会议的组织协调要遵循以下原则:

①明确的目的性;②及时的应变性;③果断的决策性;④适当的灵活性。

4.做好会议总结

与会后工作会议结束时,尽量做出结论并做出解释。会后应做好:

①整理会议记录或纪要;②报道会议消息,宣传会议精神;③对会议的执行情况进行监督与检查。

第七节　冲突与协调

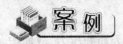

生旦净末丑,该谁唱"主角"?

最近,心内科护士长王颖和科室主任李林闹得相当不愉快。王颖和李林之间的矛盾,最早起源于科室的财务管理。按照医院规定,各临床科室的财务管理主要由护士长负责。近期,由于科室效益不错,王颖就考虑适当调整医护人员的奖金分配比例,扩大护理人员的奖励程度,以提高她们的工作积极性。特别是由于最近科室收治的重病号增多,护理人员的辛苦,大家有目共睹。而作为护理人员权益的

"代言人"，王颖觉得自己有必要向李林提议，改变已经沿用了两年多的奖金分配制度，进行适当调整。但是，王颖的提议并没有得到李林的积极回应，前两次都以"我再考虑考虑吧"为借口，给挡了出去。当王颖第三次向李林提起这件事情的时候，李林说："尽管护理人员最近工作劳累，但是医生方面也很辛苦。特别是重症病例增多，他们的工作量也在加大，关于调整奖金分配比例的问题，放放再说吧。"李林的答复让王颖很不满意。王颖感觉，护理和医疗同等重要，而李林向来重视医疗，轻视护理，总认为护理没有多少技术含量，只不过是体力劳动多一些罢了。本来，王颖还想在护理方面下大力气，在科研、临床、教学等方面都做出成绩，但是，就科室目前这种现状，对护理工作的冷遇，总让她找不到自己的位置。不久后的一次夜班，两位重症病人几乎同一时间出现病危症状，但是，科室只有一位护士值班，根本不能同时处理好两边的情况，医院虽然尽力抢救，但还是造成一位病人死亡。科里为此专门召集了一次全体会议，在说到护理问题时，李林点名批评了值班护士，并认为护士长由于人员安排不当，也应承担责任。而王颖认为，护理上的问题确实有客观原因，不能把主要责任归责于护理问题，医疗方面也应该深刻检讨自己的不足。在这次会议上，不仅没有形成统一的意见，反而双方态度强硬，甚至吵了起来，把科室的其他问题也都全部抖了出来，最终闹得不欢而散。

由于护理工作的复杂性和相互依赖性，工作中出现各种冲突都属于正常现象。受中国传统思想的影响，护理人员很重视和睦气氛和良好的人际关系，因而当在工作中出现冲突时，就想尽办法压制冲突的发生，否则会被认为是管理不善。而现代冲突理论认为，在某些条件下，冲突对组织是有利的，适度的冲突能激发个人的创造力和组织的革新能力。为了增强护理组织的生存和竞争能力，有效地处理冲突和协调管理不容忽视。

一、冲突

（一）冲突的概述

1. 冲突的概念

冲突（conflict）是指由于人们彼此之间在观点、需求、欲望、利益或要求等方面的不相容而引起的一种相互对立、相互排斥的状态。这个概念包括多层含义：其一，必须有对立的两个方面；其二，为取得资源（财产、地位、权力、工作、时间等）而发生阻挠行为；其三，只要当问题被知觉到时，才构成真正的冲突。由于知觉的特性，人们看到的冲突可能并非真实的，而真正的冲突也可能并不被人知觉到。

组织的领导必须接受这样一个事实：任何时候把两个或两个以上的人放在一起都会产生潜在的冲突。例如，组织因为圆满完成任务而获得一笔奖金，这时组织成员围绕着如何使用奖金就会发生一些争议。有人主张把奖金发放给全体成员，也有人主张留下来用于团队的继续发展和提高，这就出现了两者的争议。以上这两种情况中，所有人的意图都很好，但如果都坚持各自的观点，这时冲突就不可避免。有时工作上的冲突是围绕着怎样把工作做好而产生的，并不是负面的，反而是积极有效的，是很正常的现象；但因为工作冲突弄得面红耳赤，就会影响人际关系，这时工作冲突就会演变成人际关系的冲突，从而会带来一些消极的影响。

2.冲突的观点

对于冲突的看法也是相互冲突的,主要有三种观点。

(1)传统观念(traditional view)

传统的观点在20世纪三、四十年代比较流行。传统的观点认为:冲突是不好的东西,是消极因素,冲突表明组织内部功能有失调的现象,导致冲突的原因可能是沟通不良、缺乏诚信,因而应该避免冲突。

(2)人际关系学说(human relations view)

人际关系学说的观点是在20世纪七、八十年代产生的。人际关系学说认为:对于所有的组织和团体而言,冲突是与生俱来的,无法避免。人际关系学派建议,应该以一种接纳的态度面对冲突,把冲突的存在合理化,冲突不可能被彻底消除,甚至有时还会对组织工作有益。

(3)相互作用观点(interaction view)

相互作用的观点是最近几年才提出来的。相互作用的观点鼓励冲突的存在,认为:和平安宁的组织或团队容易对变革产生冷漠、静止甚至比较迟钝的感觉,所以鼓励团队维持冲突的最低水平,有利于团队保持一种旺盛的生命力,善于在自我批评中,不断创新以提高团队协作。冲突本身并无好坏之分,只有从绩效的角度才能判断出冲突的价值。一般而言,过少的冲突会使组织缺少生机,抑制创造性和工作效率,过大的冲突会造成组织混乱,只有适度的冲突才会使人的工作效率得到最大限度发挥。

事实上,不管人们对冲突认识如何,冲突总是客观存在的。冲突的好坏往往取决于冲突是建设性的,还是破坏性的。如何利用冲突建设性的一面,使之成为护理创新的重要源泉,是护理管理工作的一项重要内容。

3.冲突的分类

虽然人们开始接受冲突,但并不是说所有的冲突都是好的。一般根据影响将冲突分为建设性冲突和非建设性冲突。

(1)建设性冲突(constructional conflict)

指冲突各方目标一致,实现目标的途径手段不同而产生的冲突。建设性冲突可以使组织中存在的不良功能和问题充分暴露出来,防止了事态的进一步演化。同时,可以促进不同意见的交流和对自身弱点的检讨,有利于促进良性竞争,对小组工作绩效具有积极的建设意义。其特点包括①双方都关心实现共同目标和解决现有问题;②双方愿意了解彼此的观点,并以争论问题为中心;③双方争论是为了寻找较好的方法解决问题;④相互信息交流不断增加。

(2)非建设性冲突(non-constructional conflict)

非建设性冲突又称破坏性冲突,是指由于认识上的不一致,以及组织资源和利益分配方面的矛盾,员工发生相互抵触、争执甚至攻击等行为,从而导致组织效率下降,并最终影响到组织发展的冲突。其特点包括①双方对赢得自己的观点胜利十分关心;②不愿听取对方观点意见;③双方由问题争论转为人身攻击;④互相交换的情况不断减少,直至停止。

(二)过程

冲突的过程可分为四个阶段:潜在对立阶段,认知与个人介入阶段,行为阶段,结果阶段。

1.冲突过程第一阶段——潜在的对立或不一致

冲突过程的第一步存在一些导致冲突的因素,它不一定就会导致冲突,但它是产生冲突的必要条件。这些条件可以概括为三类:沟通、组织的结构和个人因素。

(1)沟通

沟通不良,过多或过少会导致冲突。当沟通过多的时候人们就会突破防线,不该说的话都说了,这时就会成为一种潜在冲突源;而沟通过少显然会导致冲突。沟通过程中的一些不良因素包括语义理解困难、沟通中的噪音、误解、多个渠道传播导致误解原意,比如,部门新请来一位主管,而下属对这位主管多有抱怨,认为这位主管和过去的领导不一样,总是变幻无常,冲着人大喊大叫,很难沟通和交流。这是下属对主管的抱怨。而这种抱怨还没有被他的主管知道,这就会成为冲突的一个潜在条件,一旦暴露出来,冲突就有可能发生。

(2)组织的结构

①组织的规模、任务:当组织的规模越来越大,任务越来越专门化的时候,导致个人的分工越来越细致,每个人都有自己的工作范围和界限,别人不能越雷池半步,这时冲突的可能性也会加大。

②任职的时间:任职的时间和冲突成反比例,当组织成员越年轻,在这个组织工作时间越短,产生冲突可能性越大。

③管理范围:管理范围模糊性也增加了群体间为控制资源和领域而产生的冲突。

④参与的风格:参与性越强,越鼓励人们提出不同的见解,这时冲突的可能性就会加大。

(3)个人因素

①有些人在看别人时,第一眼就不太喜欢,以至对他很多的观点也不赞成,甚至讨厌他的一言一行,如果和他一起共事,冲突就在所难免。

②个人的价值观和个人的特性的差异,也可能导致冲突的形成。价值观方面的差异对冲突的影响非常大,往往是两人本没有矛盾,但就是因为个人价值观不同而导致冲突;而专制的人、缺乏自尊的人,也是冲突潜在的原因。

以上三点会成为冲突的源泉,尽管没有真正导致冲突出现,但是构成了冲突的隐性或潜在因素。

2.冲突的第二阶段——对冲突的认知和个性化

当潜在对立和不一致显现出来后,双方意识到冲突出现,感觉到冲突存在,这表明冲突问题的明朗化。情绪因素对认知有很大作用:消极的情绪会导致问题的简单化处理,甚至降低信任感;而积极的情绪会以一种开阔的眼光来发现潜在联系的可能性,它的解决方法往往更具有创新性,更具有宽容性。但意识到冲突并不代表冲突就已经个性化。个性化的处理将决定冲突的性质,因为此时个人的情感已经介入其中。

该阶段冲突问题明朗化,双方对冲突的看法和态度将决定冲突的性质及冲突的升级,而对于冲突性质的界定,在很大程度上影响着解决冲突的方法。比方说领导决定给某位员工加薪,这时其他成员中,有的人可能认为对自己没什么影响,无关紧要,便把这个问题给淡化了,冲突就不会升级;而另外一个人不是这么看,他会认为团队总的工资是固定的,别人加薪就意味着自己的工资相对下降,形成对领导的不满,并要求给自己也要加薪,这样一来,就可能带来冲突的升级。

3.冲突过程第三阶段——行为阶段

当一个人采取行动以阻挠他人实现目标、获取利益时，便进入了冲突的第三个阶段——冲突采取了外显的对抗形式。外在冲突可以有各种形式，从最温和地、间接地言语对抗，到直接地攻击甚至失去控制地抗争或暴力。例如护士质问护士长关于奖金分配，工人罢工要求增加工资，夫妻之间由于孩子教育问题争吵等都是冲突的外显形式。冲突的行为外显阶段，也是大多数处理冲突的方式开始出现的时候。一旦冲突表面化，双方会寻找各种方法处理冲突。

4.冲突发生过后的结果

当采取措施处理外显冲突时，就会产生一些结果。这些结果可以是良性的，即能促进团体绩效，但也可能是恶性的。良性结果的概念也许不容易被人们理解。人们不免要问，既然有了外显的冲突，又如何会促进团体绩效呢？然而，确有研究表明：冲突可以增进决策质量，激发创造力，鼓励成员的兴趣和好奇心；冲突也是挖掘问题和情绪宣泄的良好媒介；同时，冲突也提供了一个自我评价与改善的机会。还有研究发现：当决策时，一定的分歧、冲突，有利于发掘各种不同的方案，扩大可能性，从而提高决策质量。此外，冲突可以打破团体沉思的僵局，防止不周全的决策出台，对现状提出挑战，增加革新的可能性，甚至直接提高生产力。当然，冲突也会导致恶性结果。紧张气氛充斥，不满情绪膨胀，团体陷入失控的对立状态，甚至使团体濒于瓦解，而绩效则更是无从谈起。

（三）处理冲突的方法

1.两维方式解决冲突

托马斯·基尔曼提出冲突处理的两维模式：一方面是合作性，指冲突发生后一方愿意满足对方需要的程度；另一方面是坚持性，是指冲突发生后某一方坚持满足自己需要的程度。在考虑合作性和坚持性的基础上，可产生以下五种处理双方冲突的方式。

（1）竞争

竞争的策略指的是通过牺牲别人的利益来换取自己的利益。通常采取竞争策略的人都是以权力为中心，为了实现自己的主张可以动用一切权力，包括职权、说服力、威胁、利诱，又称强迫式。竞争策略的缺点是：不能触及冲突的根本原因，不能令对方心服口服。也就是说，所有事情都是强迫对方去做，不能用有效的理由来说服他，比如说试图向别人证实自己的结论是正确的，而别人是错误的；当出现问题时，试图让别人来承担责任。竞争策略的行为特点是一种对抗的、武断的和挑衅的行为，为了取胜不惜任何代价。

（2）迁就

迁就是指一方为了抚慰另外一方，愿意把对方的利益放在自己的位置之上的办法。迁就别人是为了维持相互好的关系，一方愿意自我牺牲，遵从他人观点。迁就策略的缺点是：迁就他人自然会受到别人的欢迎，但有时在重要问题上迁就别人，可能会被视为软弱，比如，尽管自己不同意，但还是支持或原谅某一个人的违规行为，并允许他继续这样做。迁就策略的行为特点是宽容别人，为了合作，不惜牺牲个人的目标。

（3）回避的策略

回避是指一个人意识到冲突的存在，希望逃避或抑制而采取的一种既不合作，也不维护自身利益，而是一躲了之的办法。回避策略的缺点是：采取回避的办法可以维持暂时的平衡，但不能最终解决问题。

（4）合作的策略

合作是指主动跟对方一起寻求解决问题的办法，以消解冲突的方法。合作达到的是一种互惠互利的双赢。双方的意图都可以坦率的澄清，但并不是我迁就你，你迁就我。通常合作的方式比较受欢迎，是一种能适应多种环境的你好，我也好（win-win）的策略。但也有不可避免的缺点，表现为：合作是一个漫长谈判和达成协议的过程，时间很长；有时在解决思想冲突上也不一定合适，因为解决思想问题多半是一方说服另一方，竞争的方式更适合一些。

（5）妥协的策略

妥协是指双方都愿意放弃一些东西，并且共同分享利益，目的在于得到一个快速的、双方都可以接受的方案。妥协的方式没有明显的输家和赢家，在非原则问题上较适合，是一种中等程度的合作和中等程度的武断，双方都达到自己最基本的目标。

在以上五种策略方式当中，没有哪种方法是绝对的好或者不好，重要的是要看在什么样的情况下，采取何种解决冲突的策略。

2. 谈判或行政干预解决冲突的方法

（1）谈判解决：由冲突双方各派代表通过协商方式解决冲突。通过谈判或互相交涉，彼此提出条件，阐明各自的观点和意见，与对方共同商讨解决方案。协商要有诚意，才能使问题得到有效解决。

（2）仲裁解决：冲突双方经协商仍无效，可以邀请具有一定影响力，且彼此信任或合法的局外第三者，或较高层次的主管人员来调停，进行仲裁，使冲突得到处理。仲裁者要具有权威性，要做到秉公办事，铁面无私，不偏不倚。

（3）行政干预：当采取上述方法仍不能达成一致谅解，事态发展严重时，可由上级领导运用其正式权力的权威，按规章制度提出相关处理办法，通过发出强制性行政命令，强制命令双方执行。

护士长处理护患冲突的三条原则

护士长是病区护理工作的领导者、组织者、检查督促者，病区内一旦发生护患纠纷和冲突，护患双方一般都会主动将发生原因及经过告诉护士长，此时，护士长应掌握以下原则：

1. 尽快平息冲突，维护正常的医疗工作秩序和护患双方的利益。

2. 满足患方正当、合理的要求，避免矛盾激化，注意妥善保存现场证据，必要时需送有关部门鉴定。

3. 对患方的解释由专人负责，并与科主任和主管医生取得联系，避免医护之间解释不一，致使患者对医护人员产生不信任感和抵触情绪。

二、协调

协调是管理的职能之一，在管理要素中对人员的管理与协调是第一位的，也是最难把握的。协调能力是当代护士优质高效地实现管理目标必备的条件。

（一）协调的含义

所谓协调（coordination），从字面意思讲就是协商调解之意。是指为了使工作顺利进行并取得成功，必须把各项管理加以调节，使之统一起来。协调的目的就是为了使各部门、各个环节的活动不发生或少发生矛盾和重复现象；而当发生问题时，要做到能够及时加以协调，保证各个部门、各个环节之间建立良好的配合关系，以实现共同的目标。协调的本质，在于解决各方面的矛盾，使整个组织和谐一致，使每一个部门、单位和组织成员的工作同既定的组织目标一致。领导协调是指领导者为实现领导目标，采取一定的措施和办法，使其所领导的组织同环境、组织内外成员等协同一致，相互配合，高效率地完成工作任务的行为过程。

（二）协调的作用

1. 减少内耗、增加效益的重要手段

有效协调可以使组织活动的各种相关因素相互补充、相互配合、相互促进，从而减少人力、物力、财力、时间的浪费，达到提高组织整体效率，增加效益的目的。

2. 增强组织凝聚力的有效途径

要使组织内部人员团结、齐心协力，需要领导者以极大的精力和高超的技艺加以有效协调。只有人们心理上、权力上、利益上的各种关系协调了，才能团结统一，相互支持，齐心协力地实现共同的目标。

3. 调动员工积极性的重要方法

协调的好坏，直接关系到组织目标的实现和整个领导活动的效能，协调工作搞好了，组织内部各成员能团结合作，充分发挥出每个人的聪明才智，使组织工作充满生机和活力。

（三）协调的原则及要求

1. 协调的原则

（1）目标导向：组织目标是工作关系协调的方向。任何协调措施都不能脱离既定的目标。只有围绕统一目标，把各方面力量组织起来，协调才能成为现实。否则就会分散力量，组织目标难以实现。

（2）勤于沟通：及时沟通情况和传递信息，可以保证配合顺畅，反应迅速，也能达成相互的支持和理解，减少误会。通过经常性的各种有效信息的传递，使组织成员彼此间建立起密切的关系，有利于解决彼此矛盾，消除误会。

（3）利益一致：利益是工作关系协调的基础。共同的利益能使组织成员结合起来，按照组织的需要而积极行动。协调、平衡好利益关系是协调工作的重要基础。领导者公平合理地分配，这是减少矛盾和解决矛盾的重要条件。

（4）整体优化：通过协调可使整个组织系统的运行达到整体优化状态。管理者对各种影响因素进行科学的分析，进而通过个体优化的组合，形成整体优势，最终取得理想的整体效益。

（5）原则性与灵活性相结合：协调工作应有原则性，这是一切活动的准则。灵活性是指在不违背原则的前提下，为了实现组织目标而做出的让步、牺牲、妥协、折中与变通等。

2. 协调的基本要求

（1）及时协调与连续协调相结合：管理者要及时发现和解决各种矛盾和问题。这样既可以减少工作中的损失,不使各方面之间的矛盾激化,也便于问题的解决。在协调中,管理者做到防微杜渐是至关重要的。此外,协调也是一个动态的过程,须注意其连续性。

(2)从根本上解决问题:管理者必须深入到问题的内部,找出产生问题的根源,对症下药。这样,才能从根本上解决矛盾,使问题一个个减少,而不是此消彼长。

(3)调动当事者的积极性:协调是为了解决问题,消除隔阂,推动工作。因此,能否调动起当事者的积极性,是协调成功与否的一个检验标准。

(4)公平合理:公平是减少矛盾和解决矛盾的重要条件,合理是各种要素配置达到科学化、最优化的基本要求。管理者在协调时要努力做到公平合理。

(5)相互尊重:协调的实质是处理人际关系,而处理人际关系需要互相尊重,互相关心。领导者应尊重下属的人格,平等相待,善于调动他们工作的积极性。

链接

护士长的协调艺术

1.协调与相关科室的关系。护士长起着承上启下、联系沟通的桥梁作用。在与兄弟科室相处上,护士长应以诚相待,诚心协作。

2.做护士的领班人,关心爱护护士。护士长首先要学会对护理人员的人性化管理,不要以权压人,要以理服人,才能得到护理人员发自内心的佩服,这样使护理人员能够主动愉快地工作,而不是带着情绪工作。

3.做医生的朋友。良好的医护关系应该是交流—协作—互补的关系。护士长应该是医生的朋友,在临床工作中发现医生的工作缺陷不能一味指责,尤其不能在患者面前指责医生的不足。

4.做患者的贴心人。护士长与患者交流、接触,不仅可以了解患者的需要,同时给患者传递信息,增加患者对医生护士的信任感。特别是当今社会人们的法制观念增强,医疗纠纷呈增长趋势,护士长的协调工作显得尤为重要。

(四)协调的具体方法

1.目标协调

目标协调是通过下达目标,统一人们的思想,调节人们的行动,求得整个组织工作协调的一种方法。目标的制订必须明确、具体、可行,并规定相应的约束条件,同时通过各种措施使之成为全体成员的共同愿望。

2.组织协调

组织协调是通过组织系统,利用行政方法直接干预和协调组织的各个环节和方面,使整个组织工作保持良好秩序的一种协调方法。组织协调是以权力为保障的,因而,必须强调权威的作用。

3.经济协调

经济协调是通过经济利益使组织或个人的行为方向向实现目标的方向发展的一种协调方法。其作用机制是利益诱导,通过运用工资、奖金、福利等经济手段,以及规定相应的经济合同、经济责任,从物质利益上处理各种关系,调动各方面的积极性。

4.法纪协调

法纪协调是通过法律、法规或规章制度的制订和执行,来约束和规范组织或个人的行为。一般来讲,规章制度是协调活动的重要手段,也是协调所依据的准则。

课堂互动

1.请问常用的激励理论有哪些?各有什么优缺点?

2.如果有一天,你竞聘护士长成功,你将如何把激励理论应用于管理工作中?

3.请问你认为理想的护理管理者应该具备怎样的领导素质?

4.请问应如何促进师生沟通?

5.举例说明人们以两维模式解决冲突的方式。

思考题

一、填空题:

1.护士长的三元角色模式是_____角色、_____角色、_____角色。

2.授权是指领导授予下属一定的_____与_____,使下属在一定的监督下有适当的_____去完成领导所授予的任务。

3.冲突根据其性质分类,可分为_____性冲突和_____性冲突。

4.护士长素质要求概括为:_____、_____、_____、_____、_____。

5.妨碍沟通的主要因素有:_____、_____和_____。

二、选择题

1.领导者与工作人员的职责权限明确划分,工作人员在职权范围内有自主权。这种领导方式属于( )

    A.集权型领导   B.分权型领导   C.均权型领导   D.放任型领导

2.某企业多年来任务完成得都比较好,职工经济收入也很高,但领导和职工的关系很差。该领导很可能是管理方格中所说的( )

    A.贫乏型   B.任务型   C.俱乐部型   D.中间型

3.从连接被激励者需要和行为结果的中间心理过程这个角度来研究激励问题的是( )

    A.需要激励理论   B.行为矫正激励理论

    C.过程激励理论   D.性格激励理论

4.比较马斯洛的需求层次理论和赫兹伯格的双因素理论,马斯洛提出的五种需求中,属于保健因素的是( )

    A.生理和自尊的需要   B.生理、安全和自我实现的需要

C.生理、安全和社交的需要　　　　　　　　D.安全和自我表现实现的需要

5.当人们认为自己的报酬与劳动之比,与他人的报酬与劳动之比是相等的,这时就会有较大的激励作用,这种理论称为(　　　)

A.双因素理论　　　　　B.效用理论　　　　　C.公平理论　　　　　D.强化理论

6.按照期望理论,在下述情况下激励力量一定为0的是(　　　)

A.效价等于0　　　　　　　　　　B.效价等于1.0

C.期望值等于1.0　　　　　　　　D.期望值等于0.5

7.下列哪项是医院的管理系统中数量最多的管理人员?(　　　)

A. 医师　　　　　　　B. 科主任　　　　　C. 主管护师

D. 科护士长　　　　　E. 护士长

8.下列建设性冲突的特点不正确的是(　　　)

A.双方极为关注自己的观点是否取胜

B.相互交流意见的情况不断增加

C.双方愿意彼此了解

D.以争论问题为中心

E.双方争论是为了寻求较好的解决办法

·参考答案·

一、填空题

1.人际关系方面、信息传达方面、决策方面

2.权力　责任　自主权

3.建设性　非建设性

4.德、识、才、学、体

5.发送者、接收者、沟通渠道

二、选择题

1.B　2.B　3.A　4.C　5.C　6.A　7.E　8.A

第五章

控制职能

导学

【内容提要】 本章主要介绍控制的概念、重要性及类型；有效控制的特征、控制的基本过程、方法；质量管理的有关概念；护理质量标准；护理质量管理模式；护理质量控制内容；护理质量评价。

【学习要求】 通过本章学习能够说出控制的类型、有效控制的特征；掌握控制的基本过程、控制的基本方法；掌握质量管理的有关概念；说出标准、标准化管理的概念；理解制定标准的原则与要求；熟练掌握 PDCA 循环护理质量管理模式；举例说明我国护理质量控制的内容，列出评价护理质量的内容。

【重点难点】 有效控制的特征；控制的基本过程；PDCA 循环管理；护理质量控制内容。

案例

　　某医学院第一附属医院新生儿科九名新生儿在院内相继出现发热、心率加快、肝脾肿大等临床症状，其中八名新生儿因发生弥漫性血管内凝血，相继死亡，一名新生儿经抢救、治疗好转。卫生部接到关于该事件的信息后，立即组织专家调查组赶赴该院，开展实地调查。经调查，认为该事件为医院感染所致。专家在事故调查结果通报中提出，导致这起严重院内感染事故的发生与该院自身感染控制工作重视不够，内部管理松懈，诊疗不规范，感染控制等工作制度执行不力，医务人员的责任心不强，思想麻痹，反应迟缓等诸多因素有关；而且在事故发生后，也未按有关规定和要求及时报告，造成极为恶劣的社会影响。

　　控制是管理的重要职能之一，在整个管理活动中起着保障管理有效进行的关键作用；管理者在控制过程中，要对各项组织活动进行监督检查，防止出现偏差，或及时纠正偏差，以保证组织目标的实现。

　　护士从事着与患者生命和健康息息相关的职业，任何细节和环节的疏漏都会影响护理工作质量，诸如输血错误、用药错误等导致病人死亡的案例在各地医院屡有发生。这些血的教训，让我们看到神圣的医务工作者由于这样那样的因素而发生了一些难以让人承受的错误。痛定思痛，错误应当避免，作为医院的管理者不仅仅要制订非常完善的规章制度；更重要的是要落实这些制度,要严格地进行控制。

第一节　控制职能概述

一、控制的概念、重要性及类型

(一)控制的概念

控制(controlling)是"控制论"中的一个术语,"控制论"是美国诺伯特.维纳(Norbert Wiener)于1948年创立的一门新的科学理论。它是研究各种系统控制和调节的一般规律的科学。几十年来,"控制论"获得了很大发展,并被广泛应用到许多领域。我们从管理学的角度来定义控制,指的是为了确保组织的目标以及为此而拟定的计划能得以实现,各级主管人员根据预定标准或发展的需要而重新拟定标准,对下级工作进行衡量、测量和评价,并在出现偏差时进行纠正,以防止偏差继续发展或今后再度发生。简言之,控制是指管理者监督和规范组织行为,使其与组织计划、目标和预期的绩效标准一致的系统活动过程。控制包括监督组织各项活动,在出现偏差时及时采取纠正措施。控制的定义包括三层含义:①控制是一个过程;②控制是通过监督和纠偏来实现的;③控制的目的是保证组织实现目标。

在护理管理中,控制就是护理管理者对下属工作进行检查,看是否按照既定的计划、标准和方向进行,若发现偏差就应该分析原因,提出改进措施,并确保组织目标实现。纠正措施可能是一些简单的措施,如对护理人员不规范的护理行为的纠正,在有的情况下,也可能导致确立新目标,提出新的护理计划、改变组织结构,改变人员配备以及在指导和领导方法上做出重大改变,例如为了贯彻"以病人为中心"的护理宗旨,以确保高水平的护理目标,需要增加一线护士直接护理时间,那么她们原来所做的大量准备工作,比如卷棉签、清洗物品等间接护理项目就得别人替代完成,护理管理者就必须采取变革措施,改变原有的组织结构,改由供应中心来完成这些工作,形成护士围着病人转,辅助人员围着一线转的结构形式,以保证既定目标实现。有效的控制表明,纠正措施能够把不符合要求的活动拉回到正常的实现目标所需要的轨道上来。

(二)控制的重要性

1. 控制工作在执行计划中起保障作用

计划都是针对未来的,但环境、条件总在变化,由于管理者受到本身素质、知识、技能、经验的限制,在制订计划时可能不完全准确、全面,制订出的计划在执行中也会出现变化,发生无法预料的情况。这时,通过控制工作修正计划、目标,或制订新的控制标准,控制工作就发挥了执行和完成计划的保障作用,如护理工作计划的目标和标准需要靠质量控制来保障实现。

2. 控制工作在管理的各项职能中起关键作用

控制是管理者重要职能之一,控制工作始终贯穿在管理活动的全过程中,它通过纠正偏差的行动与其他四个管理职能紧密结合。它既能保证管理活动正常运转,又能在必要时通过纠正偏差改变其他职能的活动。在护理管理工作中,控制是一个延续不断的过程。在这一过程中,它要不断检查和判断各项护理活动是否符合预期目标,并且通过各项管理活动和有效措施,及时纠正偏差,完成预期目标,从而保证护理工作在既定的轨道上正常运转,例如当护理质量控制发现目标和标准不能实现时,管理者可能采取调整原计划、重新制定目标或标准的行动;可能调整组织机构;或重新配备人选;采取加强领导和指导的重大改变,以纠正偏差,完成工作任务。因此,控制在管理的五项职能中起关键作用。

(三)控制的类型

控制工作的类型,按照不同的划分依据可分为许多种。例如按业务范围可分为:业务技术控制、质量控制、资金控制、人力资源控制等;按控制时间可分为:日常控制、定期控制;按控制内容的覆盖面可分为:专题、专项控制或全面控制;根据控制的方式可分为:正式组织控制、群体控制和自我控制;根据管理者控制或改进工作的不同手段可分为:直接控制和间接控制;根据控制的性质可分为:预防性控制、检查性控制和校正性控制;根据控制点位于整个活动中的位置可分为:前馈控制、过程控制和反馈控制。

一般以上分类不是绝对的,有时一种控制可能同时属于几种类型,如医院对医务人员实行严格的准入制度,杜绝无资质人员上岗,这一控制既是正式组织控制,也是事先控制,更是预防性控制。以上分类中,重点学习最后一种分类方式。

1. 前馈控制(feedforward control)

前馈控制也称事先控制、基础质量控制,是指计划实施前便采取预防措施来防止问题的发生,而不是在实施中出现问题后的补救。管理人员运用所能得到的最新信息,其中就包括了上一个控制循环中产生的经验教训,然后反复认真地对可能出现的结果进行预测,并与计划要求进行比较,同时必要时调整计划或控制影响因素,以最终确保目标的实现,从而使管理人员在差错发生前,便可运用行动手段对可能发生的差错采取措施进行纠正。由于这类控制早于行动,又称面向未来的控制。这种方法是最为经济的一种方法,它能防止由于绩效标准不符而产生的偏差。例如医院购买大型医疗仪器设备前,先建立一个质量标准,医院制订重大医疗过失行为和医疗事故防范预案,制订雇员标准,急救物品完好率,常规器械消毒灭菌合格率等均属此类控制。

2. 过程控制(process control)

过程控制又称同期控制、环节质量控制。其纠正措施是在计划执行的过程中。护理管理者通过现场监督检查,指导和控制下属人员的活动,从而对执行计划的各个环节进行控制,并在发现不符合标准的偏差时立即采取纠正措施。例如护士在护理操作过程中发生错误时,护士长有责任立即予以纠正并制定改进措施,或各班护士在履行每日职责时发现错误便及时纠正,或每日查对医嘱,当发现有错误时及时纠正,或护士为病人输血时,当发现血袋有破损漏血现象及时与血库联系退换事宜等均属于此类控制。

3. 反馈控制(feedback control)

反馈控制又称事后控制、结果质量控制。是在计划完成后进行的评价性控制,主要将工作结果与控制标准相比较,对出现的偏差进行纠正,以防止差错继续发展或再度发生。此类控制是一个不断提高的过程,其重点是集中在历史结果上,作为未来行为的基础。比如护理质量控制中的褥疮发生率、基础护理合格率、护理严重差错发生次数等统计指标即属此类控制指标。反馈控制的目的,在于避免已发生的不良结果继续发展或防止其再度发生。

> 某医院护理部对于"临床护理质量控制工作"十分重视。为了落实质量控制工作，护理部对"质量控制小组"进行了两次重组。第一次"护理质量控制小组"是由护理部副主任和内外科科护士长及几位资历高的老护士组成，他们工作认真，控制严格，护理部对她们评价很高，但是护士群体则对她们表现出不友善、不支持。于是护理部进行讨论后决定改组"质量控制小组"，改组后的小组由护理部副主任、护士长代表、年轻护士代表组成，而这时护士群体表现出了对她们工作的扶持和友善。

二、控制的基本特性

控制是管理的一项基本职能，也是不易把握的一项职能。控制活动与决策、执行、指挥及组织等活动是不同的，它有自己的特点。

(一)控制的目的性

控制作为一种管理职能是普遍存在的，控制为组织目标服务。控制都是针对具体任务，并按实际情况，由控制者与受控对象共同设计出来的。因此，控制均具有明确的目的性。控制的目的就是使组织实际活动与计划活动相一致，以保证完成组织在计划中提出的任务和目标。但是不同的组织、不同的层次、不同的工作性质、不同的对象，控制的目的也是不一样的。

(二)控制的及时性

较好的控制必须及时发现偏差，获取反馈信息，迅速上报上级，使上级能够及时采取有效更正措施；如果信息滞后，则可能会造成无法挽回的损失。

(三)控制的客观性

控制应该客观，要对绩效进行客观的评价和衡量，避免"晕轮效应"或"优先效应"对绩效衡量的影响。所谓晕轮效应，又称"光环效应"，是指在人际相互作用过程中形成的一种夸大的社会印象，正如日、月的光辉，在云雾的作用下扩大到四周，形成一种光环作用。通常表现在一个人对另一个人(或事物)的最初印象，决定了他的总体看法，而看不准对方的真实品质，形成一种好的或坏的"成见"。所以，晕轮效应也可以称为"以点概面效应"，是主观推断发生泛化、定势的结果。所谓优先效应，也称"首因效应"，指的是在信息呈现顺序中，首先呈现的信息比后来呈现的信息往往在印象形成中有更大的权重。管理者要注意自己的评价工作，避免这两种效应对评价结果的影响。

(四)控制的指示性

控制首先是指在发生偏差时指出其偏差所在，除此之外，还应当明确指出偏差的责任人是谁，以及应该具体指出纠偏的方法以体现其指示性，从而做到有效控制。

三、控制工作的基本原则

(一)与计划相一致的原则

一切控制技术和控制系统都应该反映所拟定的计划要求。计划是实现控制工作的依据，计划制订得越详细、越明确、越可行，控制也越容易。控制过程的完成就是使实际活动与计划活动相一致。控制工作的目的是要对实施计划活动进行衡量、测量和评价,并及时采取纠正措施,以确保计划实现。例如对日常护理工作运转情况的控制,就是护理管理人员对被控人员的检查和监督,一旦发现有偏离计划的行为时便及时给予督促纠正,以确保目标实现。因此在进行控制活动之前,必须按照不同的计划内容有针对性地来制订控制系统。

（二）确定标准的原则

有效的控制需要有客观、精确和合适的标准。任何领导者或管理人员的控制职能的发挥都可能会受到自身条件或其他因素的影响,因此有必要用一个简单、专门、可以被检验的方法来衡量计划执行的情况,即确定一个控制的标准,客观的标准应当是可以测定或考核的,护理管理中常见的,如各项护理技术操作评分标准和消毒隔离检查的指标等。

特级护理标准

1.24 小时专人床边守护,严密观察病情变化。

2.备好急救药品及器材,随时准备抢救。

3.按护理常规认真落实各项护理措施,记录要做到客观、真实、完整、及时、准确。

4.正确执行医嘱。

5.加强基础护理,严防并发症,确保病人安全。

6.特护合格率大于95%。

（三）组织机构健全的原则

控制是一种强制性的管理活动,要使控制有效,必须要有强有力的组织机构保证,健全的人员职位职责、权力设置。只有管理人员明确了自己的责任和权力后,才可以对被管理者进行有效的控制;同时被控制的组织也应当机构健全、责任明确,以便于在计划执行的过程中能明确责任人,使控制工作便于纠正偏差。控制工作的组织机构越健全、越完整,控制工作越有效果。

（四）控制关键点的原则

对于管理人员来说,尤其对于大系统控制的管理人员来说,在控制工作中不可能做到面面俱到,也没有必要做到面面俱到,而是更应该注意到那些控制工作中的关键问题,要将精力集中于控制工作的一些突出因素上,如护理工作细致并且项目繁多,而作为护士长,就要善于抓住关键人物、关键时间、关键病人,即关键人物要特别注意新上岗护士、责任心不强的护士、有情绪波动的护士,关键时间应该抓住交接班、夜班、节假日、术前、术后这些关键时段的工作,关键病人要重视 ICU 病人、疑难复杂、疗效不佳的病人以及一些社会知名人士、儿童患者等。

（五）灵活性原则

控制是通过纠正执行中出现的偏差,使被控制系统按照计划原原本本地去执行,以实现计划目标的过程。但现实的管理活动中,可能会出现在计划执行的过程中发现原计划有问题,或者因突发事件使原计划无法正常继续执行的情况。在这种情况下,就出现灵活控制的问题。

（六）及时行动的原则

控制的及时性原则,体现在管理者要采取行动,及时发现偏差和及时纠正偏差。其目的是为了减少时滞,避免更大的失误,保证控制的有效性。及时发现偏差,要求管理者必须及时收集信息和传递信息,掌握实时的信息,提高控制的时效。一般来说。及时发现偏差是进行有效控制的第一步,只有通过适当的计划调整、组织安排、人员配备、现场指导等办法来纠正偏差,才能保证组织的目标实现。

（七）经济原则

管理的根本目的,是尽可能用少的投入,创造出更多的经济效益和社会效益。因此控制活动应以最少的耗费来探查偏离目标的原因,并进行有效的纠正,以提高控制的有效性。

（八）例外情况原则

所谓例外情况原则,是指管理者要格外对在执行计划中由于突发事件或环境的较大变化而引起的执行偏差进行控制。客观外在环境是不断变化的,有时变化大,有时变化小,但不论大小都对计划的执行、目标的实现产生影响。通常制订的计划和实施控制是以变化不大为前提的,一些预防措施也是只能对估计到的、可能出现的变化而提出来的。但对于一些出现的事先没有预料到的例外情况,管理者必须加以特别关注。

（九）追求卓越的原则

要使人有一种追求卓越的精神,要寻求发展,不要平庸,这样组织才能永葆生机,充满活力。同样在发现问题、纠正偏差中,也应具备这种精神,所以,控制工作既要干得好,还要在其中寻找存在的问题,这就是追求卓越的原则。

四、控制工作的基本程序

控制也是一种管理活动,它同其他管理活动一样,具有一定的程序性。无论控制的对象是什么,无论在什么组织中,控制的基本过程包括确立标准、衡量工作绩效、评价并纠正偏差。

（一）确立标准

确立标准是控制工作的首要环节,是衡量实际工作绩效的依据和准绳。确立标准就是确定控制对象、选择控制关键点、分解计划目标的过程。

1. 确定控制对象

管理者对全部影响组织目标成果实现的因素进行控制是不现实的,也是不经济的。管理者应当选择对实现组织目标成果有重大影响的因素进行重点控制。一般影响组织目标实现的主要因素包括环境特点及其发展趋势,以及资源投入和活动过程等。在工作方法或程序与其工作结果之间有明确或固定关系的常规活动中,工作过程本身就是控制的主要对象;在工作成果较难衡量而工作过程也难以标准化、程序化的高层管理活动中,工作者的素质和技能是主要的控制对象。

2. 选择控制的关键点

重点控制对象确定后,还需具体选择控制的关键点,才能制定控制标准,如护理管理控制的关键点有以下几个方面。

(1)制度:消毒隔离、查对、抢救、安全管理制度等;

(2)护士:新上岗护士、进修护士、实习护士及近期生活有重大变故的护士;

（3）病人：危重病人、新入院病人、手术前后病人、接受特殊检查或治疗的病人；

（4）器材设备和物品：特殊耗材、监护仪器、急救器材和药品等；

（5）部门：急诊科、手术室、监护室、产婴室、透析室等；

（6）时间：交接班时间、节假日、夜班、工作繁忙阶段。

3. 分解目标并确立控制标准

将某一计划中的目标分解为一系列具体可操作的控制标准，是确立标准的关键环节。确立的标准要便于考核，也就是说要具有可操作性。做到尽量将标准量化，实在量化不了的或不易于量化的，要提出易操作的定性标准。护理系统的控制标准常见有以下五种。

（1）时间标准：是指完成一定数量的护理操作，或做好某项工作所限定的时间，如某医院规定病人出院、死亡、转科后应在一小时内完成床单位的终末消毒。

（2）程序标准：是根据操作过程所制订的流程标准，如吸氧、心肺复苏流程等护理操作流程均属于此类标准。

（3）质量标准：是指保证护理符合每一种质量因素的要求，如三级甲等医院评审所规定的质量指标便属于此类标准。

（4）消耗标准：是根据护理活动过程所计算出来的有关消耗。

（5）行为标准：是对职工规定的行为要求，如医德医风、护理服务禁忌用语等均属此类标准。

（二）衡量工作绩效，找出偏差

此阶段是控制过程的测量阶段，是指使用确定的标准衡量实际效果，以了解下属的执行是否与上级指令、计划相一致的过程。标准确立后，下属对标准的执行情况可能有多种结果。有时可能原原本本地完成上级的指令，有时可能创造性地完成上级指令，而有时也可能因为主客观条件的影响完成不了上级指令或偏离目标。管理中的控制主要是针对最后一种情况，通过调节使系统沿着计划的方向运动，从而实现目标。

此阶段管理者获取工作进展信息的方式有多种，如可以要求下属及时准确上报执行上级指令的情况以及遇到的问题；也可以建立监督检查机构，进行监督检查；管理者还可以亲自监督检查，了解下属指令执行情况。当然，管理者要了解每一种信息获取方式的优势和弊端，综合运用各种方法，以了解指令执行的真实情况。

获取指令进展信息，只是为控制提供了基础，但实现有效控制还须将反馈的信息与原来制订的计划或确立的标准进行比较，同时通过比较找出偏差，并分析出现偏差的原因，以便于对症下药，纠正执行中出现的问题。

（三）评价并纠正偏差

实现控制最终还要通过采取措施纠正偏差来实现。纠正偏差就是使系统重新进入预先规定的轨道，实现其原定的目标。重点应放在如何采取纠正措施，防止今后偏差的再次发生。在制订和实施纠正措施时应该注意以下几个问题：首先，要找出偏差产生的主要原因；其次，要确定纠正措施实施的对象，这些对象可能是组织所进行的活动，也可能是衡量绩效的标准，甚至是指导活动的计划；再次，选择恰当的纠偏措施，使纠偏方案双重优化，以追加投入最少、成本最小，解决偏差效果最好为目的，同时应充分考虑纠偏措施对原先计划实施的影响，注意消除下属对纠偏措施的疑虑。

五、控制的基本方法

(一)预算控制

预算是组织对未来一定时期内预期取得的收入和支出所进行的计划工作。预算控制是指通过预算列表的方式,把计划用条理化的数字表现出来,并在此基础上,管理者不断将实际情况与预算计划对比检查,及时发现问题纠正偏差,以达到控制目的的一种控制方法。

(二)质量控制

质量控制的基础是各类质量标准。质量控制主要采取数理统计方法将各种统计资料汇总、加工、整理,得出供控制用的有关统计指标、数据,衡量工作进展情况和计划完成情况,然后经过对比分析,找出偏差及其发生的原因,最后采取措施纠偏,从而达到控制的目的。常用的方法有分组法、排列图法、因果分析图法等。

(三)进度控制

进度控制就是对生产和工作的进程在时间上进行控制,使各项生产和作业能够在时间上相互衔接,从而使工作能有节奏的进行。

(四)目标控制

把总目标分解成不同层次的分目标,确定他们的考核标准,并输入被控系统,然后把被控系统的执行结果与预期的目标及标准进行对照检查,以发现问题和采取纠偏措施。

六、控制在护理管理中的应用

随着社会的发展,人类健康需求日益增高,质量管理更成为衡量管理水平的关键指标。护理质量是医院质量的重要组成部分,在保证医疗护理服务效果中占有重要地位。

(一)制订各项规章制度和质量标准

首先要及时准确地制订护理工作标准,如制订护理技术操作质量标准、护理管理质量标准、护理文件书写质量标准、临床护理质量标准、各级各类人员职责和工作标准等。只有确立了标准,护理人员在工作中才有章可循,管理者在检查中才有据可依。而通过检查,可反映出标准执行的进度和效果,对成效显著的要进行激励,对有偏差和可能发生偏差的则应及时采取纠正措施。

消毒隔离标准

1. 护士进行无菌操作时,要严格遵守无菌操作原则。

2. 无菌物品、器材必须放置于无菌物品专用柜储存,并保证无菌物品无过期失效。

3. 存放无菌物品(含无菌液)的容器清洁,定期灭菌,无菌物品微生物检测符合要求。

4. 熟悉各种消毒方法、消毒液的浓度、配制方法与使用方法,器械消毒达到标准,无菌溶液注明开启日期,超过二十四小时后不得使用。

5. 实行一人一针一管一消毒。

6. 氧气湿化瓶(含瓶内水及连接管)、吸痰管、导尿管、各种引流管等保持管道通畅，按规定时间更换消毒。

(二)加强护理人员素质教育

护理人员素质的高低直接影响到护理质量的水平。在专业教育方面，可采取聘请外院专家、教授讲课，或派护士长和护理骨干到国内外知名医院进修、学习等方式，促进护理人员系统地学习他人之长，补己之短；同时也可鼓励和支持护理人员脱产学习或自学护理专科、本科，不断充实护理新知识，使护理队伍跟上时代发展的需要。在思想教育方面，要培养大家人人都是护理质量的执行者和监督者的观念，要求端正工作态度，认识护理质量的重要性，树立新的护理质量观，使其在工作中做到以患者为中心的开展主动地、全面地、整体地护理服务。总之，要通过加强护理人员素质的教育，使专业的发展和质量的管理全方位的提高。

(三)狠抓环节质量控制

成立由护士长和护理骨干参加的护理质量控制小组，明确职责，安排专人负责一线，做到既分管一片，又交叉监督，形成自控—科控—护理部控的质量管理与控制体系。护士长要不定期对本科室护士进行"护士对病情掌握情况"的考评，促使护理人员全面掌握患者病情，以便更好地为患者服务，提高护理质量。科护士长应深入病房跟班督察，深入细致地检查办公现场，以发现问题并及时提出整改措施。护理部应定期或不定期检查各科室工作，组织进行护理质量检查，同时吸收病区护士长参加，以相互学习，取长补短；并将检查出的问题及时反馈给病区护士长，同时在月护理质量分析会上进行评价分析，进而发现问题并提出改进措施，以充分体现质量持续改进的原则。

七、实施控制应注意的问题

(一)建立完整的护理质量控制系统

医疗服务质量就是"医疗服务在恢复病人身心健康和令病人满意方面达到的程度。"护理服务作为医疗服务的重要组成部分，其质量控制应以此为定位，以"生理—心理—社会医学模式"为基础，建立体现"以病人为中心"的整体护理质量控制系统。

(二)强调综合、系统地控制，实行全程质量控制

护理质量控制涉及的范围较为广泛。为实现对病人高质量的护理，应对影响质量的多方面因素进行综合、系统的控制；并对有关质量的既相互联系，又相互区别的诸要素进行全面质量控制。

(三)质量控制应标准化、数据化

没有数量就没有准确的质量概念。因此质量控制应注意标准化和数据化，应把每个工作环节的质量要求及其检查评定制成量化或定性标准，从而形成标准化体系来进行管理。

(四)控制方法应具有科学性、实用性

质量控制的方法必须要有科学性、实用性。科学性即控制方法要从护理实际出发，符合护理工作规律，反映护理工作本质；实用性即指方法要可行，且能见实际效果，要避免繁琐，

力求简化。

八、全面质量管理与持续质量改进

全面质量管理的概念背景

　　20世纪50年代,质量管理的概念偏重于检验产品是否符合规范的质量控制及质量保证,因而对质量的管理仅限于挑出不良产品及改善产品的制造过程,以致把质量管理看做是生产部门及主管部门的责任。1985年由美国心理学家 Nancy Warn 及 Allen Bradley 公司首先推出"全面质量管理"一词。实际上,20世纪50年代管理大师戴明博士在日本推动的全公司质管就孕育着全员参与的理念,强调质量保证要以顾客为导向,持续改善质量管理不只是生产部门及质管部门的责任,而需全企业各部门的通力合作和全员参与才能奏效,如人事部门人才引进素质不高,也是影响产品质量的因素。1987年开始,在全世界厂矿企业、政府部门、学校推行,医院及医疗机构也积极引入 TQM 理念。

　　(一)全面质量管理(total quality management,TQM)

　　1.概念

　　全面质量管理是指在全面社会的推动下,组织中所有部门、所有人员都以产品质量为核心,把专业技术、管理技术、数理统计技术集合在一起,建立起一套科学、严密、高效的质量保证体系,并以此来控制生产过程中影响质量的因素,从而形成以优质的工作、经济的办法提供满足用户需要的产品的全部活动。全面质量管理是一种由顾客需要和期望驱动的管理哲学,其目标是建立组织对持续改进的承诺。

　　2.全面质量管理在现代护理管理中的应用

　　(1)建立与健全护理质量保证和改进体系:建立与健全护理质量保证和改进体系,是保证护理质量持续提高的基础。护理质量保证体系包括组织结构、资源与程序三个方面。其中,可以通过组建护理质量管理委员会,用委员制的管理模式,让更多的护理骨干参与全院护理质量管理,群策群力地解决护理工作中的难点与薄弱点,全方位、全过程地对护理质量进行监控,以及时发现影响护理质量的各种不利因素,从而促进护理质量的持续改进和提高。

　　(2)加强环节质量管理:环节质量管理又称"过程质量管理",往往每天的各项护理活动和护理人员的各种行为,形成实施过程质量。过程管理一般注重通过过程控制来预防非预期结果的出现,强调预防为主。

　　(3)加强风险管理:风险管理是指对患者、工作人员、探视者可能产生伤害的潜在的风险进行识别、评估,并采取正确行动的过程。风险管理是以问题为重点,通过对潜在危险因素进行评估以及采取正确的措施,减少伤害发生的频率和强度。

　　(4)持续改进护理服务质量:护理工作是具有较强技术性、服务性,并与人密切接触的医疗工作。高质量的护理对保障患者安全,挽救患者生命,促进患者康复起着重要作用。做好全程服务是持续改进护理服务质量的重要举措,如对手术患者的全程护理服务,应做到术前、术后健康教育到位,手术室护士术前、术后访视到位,手术日护士接送到位,术后严密观察到位。

(5)不断提高护理操作技术:在实际护理质量管理中,应用 PDCA 循环是持续改进护理质量的基本方法。

护理管理要适应社会需要,建立强有力的管理组织和科学规范的质量控制体系,树立"患者至上、顾客为尊"和"一切为患者健康"理念,运用科学的管理方法和技能,发挥广大护理人员的主观能动性,使全体护士参与质量管理,这样才能确保优质、高效、低耗的护理质量,才能赢得患者的信赖,提高护士的社会地位,从而推动护理学科的发展。

(二)持续质量改进

持续质量改进(continuous quality improvement,CQI)是全面质量管理的重要组成部分,其本质是持续地、渐进地变革。

1. 戴明博士 1986 年推出了十四项质量管理要点,这些概念主要内容有:

(1)强调顾客的需要,应以诚信来长期维系主顾间的关系;

(2)强调了全员参与,帮助职工掌握各项技能;

(3)强调工作指标是动态的,是呈持续性提高的;

(4)强调质量是制造出来的,"不要再依赖质检提高质量";

(5)强调应对员工尊重、引导、激励、授权;

(6)强调 CQI 是对质量持续、渐进的提高和改进的过程。

2. 持续质量改进在护理管理中的应用

(1)明确服务内容,了解病人的期望。首先明确所提供的护理服务范围,制定质量标准,确定病人的需求。

(2)描述当前过程。描述当前过程需两步来完成:一是制订护理指标;二是评价护理现状与预定标准之间的差距,确定不达标项目。

(3)测评和分析。通过测评以往的护理工作,分析病人满意度的调查结果。

(4)确定根本原因。其中收集分析资料是确定问题根本原因的重要前提。具体方法有观察护理人员的临床工作过程、检查护理结果、巡视病房环境、查阅病历和护理记录、与护理人员交谈、调查病人满意度、提问护士专科知识等多种形式;并可采取有意选择和随机抽样相结合的方法获取调查对象。

(5)选择解决问题的方法。护理部主任和质控人员要定期参加病区展会、交接班和护理缺陷讨论会,并与护士共同讨论解决问题的方法。

(6)执行监控改进措施。一般说来,提出的改进措施能否按计划执行,还需要有力的监督控制手段来保证。因为人的行为是有惯性的,要改变过去的工作习惯会有一定的难度。

(7)评价效果,得出结论。采取改进方案后的效果如何,一般须由护理部、科护士长抽查,质控人员跟踪检查;并在此基础上改进结果,再次对质量进行评价。

(8)修订标准,巩固改进结果。要不断修订标准、完善决策和运作程序以适应改进的过程。同时需要连续的、有规律的测评和控制过程计划来确保已改进的质量是稳固的;并在此基础上制订出更高的新标准,以进入下一个新的改进循环。之所以要不断修订标准,其最终目的在于提高病人和其他相关方面的满意度;同时是一种更加科学的质量促进手段,是确保护理质量不断保持高水准的先进方法,并且也不失为质量管理的一个永恒的目标。

第二节　护理质量标准管理基本理论

质量问题一直是人们关注的首要问题。离开质量,人们所谈的社会进步、经济发展、人民生活水平的提高等,就都将成为泡影。质量是一个组织生存与发展的基础,而对医院来说,则是医院管理的核心。随着医疗管理制度的不断完善,社会人群对健康的需求日益提高,质量管理在衡量管理水平当中起着举足轻重的作用。在现代医院管理中,护理质量管理是医院质量管理的重要组成部分。

一、基本概念

(一)质量(quality)

有同学没有听说过"质量"一词吗? 想必是没有。因为在生活、工作中我们如此轻易地使用着"质量"一词。所谓质量就是产品、过程或服务满足规定要求的优劣程度。也常常给质量加一些限制词,如产品质量、工程质量、建筑质量、教育质量等,或更具体的如:空调质量、服装质量、轿车质量,以使得质量的指向更为明确,意义表达更为具体。按照国际标准化组织的定义,质量是指产品、体系或过程的一组固有特性,及其满足顾客和其他相关方面需求的能力。在医疗护理服务中,既有技术服务质量,也有为病人提供的其他社会服务质量。

质量一般包含三层含义,即规定质量、要求质量和魅力质量。规定质量是指产品或服务达到预定标准;要求质量是指产品或服务的特性满足了顾客的要求;魅力质量是指产品或服务的特性远远超出顾客的期望。质量具有客观规定性,这种客观规定性是通过事物的属性、特征以及对有关事物的作用表现出来的。

(二)质量管理(quality management)

质量管理是对确定和达到质量所必需的全部职能和活动的管理。其中包括质量方针的制订及所有产品、过程或服务方面的质量保证和质量控制的组织、实施。质量管理可依不同标准进行分类。按工作所处部位不同,可分为设计过程质量管理、辅助生产过程质量管理、生产过程质量管理、使用过程质量管理;按工作所处阶段的不同,可分为基础质量管理、环节质量管理、终末质量管理。

(三)护理质量(nursing quality)

护理质量是指护理工作的工作表现及服务效果的优劣程度,是在护理过程中形成的客观表现,是护理人员为病人提供护理技术和生活服务的过程和效果,以及满足服务对象需要的程度。护理质量不是以物质形态反映其效果和程度,而是通过在护理服务的实际过程和结果中表现出来的。传统护理质量是在护理被定位在简单劳动和技术操作的基础上时表现出来的临床护理工作质量,如医嘱能否正确执行,护理文书书写是否准确、清晰,生活护理是否到位,规章制度是否落实,有无护理差错等。随着医学模式的转变,对护理服务的期望值提高,赋予了护理质量更深层次的内涵:①是否树立整体护理观念,把病人看做是社会的、文化的、生物的、心理的人;②是否以护理程序为核心规范护理工作,护理诊断是否全面、准确,措施是否落实,计划是否具有动态变化;③基础护理和专科护理实施程度、宣传教育计划落实程度;④病人对心理护理及其他服务满意程度;⑤工作效率和操作水平;⑥是否有工作缺陷。

(四)护理质量管理(nursing quality management)

护理质量管理是指根据护理工作的特点,应用质量管理的方法和工具,一切从病人出发来进行护理工作环节和结果管理的过程。

(五)质量控制和质量保证(quality control and quality assurance)

质量控制(quality control)即对质量的管理。质量控制主要采用数理统计方法将各种统计资料汇总、加工、整理,得出有关统计指标、数据,以此来衡量工作进展情况和计划完成情况,找出偏差及其发生的原因,并采取措施纠偏,从而达到控制的目的。

质量保证(quality assurance)是向顾客保证企业能够提供高质量的产品。质量保证帮助企业建立质量信誉,同时也大大强化了内部质量管理。质量保证与质量管理、质量控制的区别是,质量控制注重监测,质量控制和质量管理均侧重内部,而质量保证主要是让外部相信质量。

(六)标准(standard)

标准是为在一定范围内获得最佳秩序,对活动或其结果规定的可共同或重复使用的规则、导则或特性的文件。它以科学技术和实践经验为基础,经有关方面协商同意,由公认的机构批准,以特定形式发布,具有一定的权威性。其目的是为了获得最佳的工作秩序和社会效益。标准的分类很多。其中,按性质可分为强制性标准和推荐性标准;按习惯可分为技术标准、管理标准和工作标准;按对象可分为基础标准、试验标准、服务标准和接口标准。我国相关法律规定标准的级别分四级:国家标准、行业标准、地方标准和企业标准。标准的特征包括①明确的目的性;②严格的科学性;③特定的对象和领域;标准要运用科学方法制订并组织实施,标准适用于广泛重复性事物,如医院工作条例、岗位职责、技术操作常规等均属于广义的标准。

(七)标准化(standardization)

所谓标准化,是指为在一定范围内获得最佳秩序,对实际的或潜在的问题制定共同的或重复使用的规则的活动。这种活动包括制订、发布、实施和改进标准的过程。这种过程不是一次完结,而是不断循环螺旋式上升的,且每完成一次循环,标准水平就提高一步。护理质量管理的标准化,就是制订、修订质量标准,执行质量标准,并不断进行标准化建设的工作过程。其主要有以下几种表现形式。

(1)统一化:是对重复性的同类工作和事物规定统一的质量要求,以保证护理服务质量。其实质是使管理对象的形式、功能、技术要求等具有一致性,以消除不必要的多样化而造成混乱现象。

(2)规格化:是物质性质量标准的主要形式。其实质是将物质技术质量定型化和定量化。

(3)系列化:是同一项工作中各个工作环节同时进行标准化的一种形式,主要是使医疗服务的各个工作环节达到技术质量和服务质量系列配套的标准化工作。

(4)规范化:主要是选择性技术的质量标准化形式,如手术方案、护理诊断及措施、抢救方案等。

（八）标准化管理（standardized management）

标准化管理是一种管理手段或方法，即以标准化原理为指导，将标准化贯穿于管理全过程，以增进系统整体效能为宗旨，提高工作质量与工作效率为根本目的的一种科学管理方法。其基本特征包括：

（1）一切活动依据标准。标准一经颁布，就应成为对重复性的同类工作和事物规定统一的质量要求。

（2）一切评价以事实为准绳。管理质量要依据管理标准来衡量，要以事实为准绳，要依据标准中的一系列指标数据和要求对照事实全面评价。

二、护理质量管理特点及意义

（一）护理质量管理特点

（1）护理质量管理的特殊性：护理服务对象是有病的人，具有不同的背景、价值观、性格特征等，从而构成了护理服务的多元化。

（2）护理质量管理的广泛性：护理管理涉及医院的各个部门（如临床、医技检查、门急诊、预防保健等）以及医院外的社区。服务对象包括病人、健康及亚健康人群、老年人、新生婴儿。

（3）护理质量管理群体性：护理人员较多，一般占医院卫生技术人员总数1/2。

（4）护理质量管理的复杂性：护理工作的连续性、合作性，各班次之间的衔接性，使管理的环节多、涉及的人员多、工作的流程多，导致工作的复杂性。

（二）护理质量标准化管理的意义

（1）护理质量标准是护理管理的基础，并为达到组织目标提供了评价的依据，也为护理人员实现目标提供了标准。

（2）护理质量标准是护理服务质量的保证和促进因素。

（3）护理质量标准是保证护理工作惯性进行的行为规范。

（4）护理质量标准是质量观的依据。

三、质量管理发展史

（一）质量检验阶段——事后检验

20世纪以前的工业生产，没有专职的检验部门负责产品检验工作，开始时产品由工人自行检验，但他们往往不管质量优劣，一齐投放市场出售。以后由监工负责工作质量和产品质量，这种检验的标准常常随着监工的技术水平和工作之间的关系而变化；再者，监工毕竟人数有限，并不能完全保证检验质量。1911年，美国米勒尔钢铁公司的工程师泰勒（也译成"泰罗"）发表了《科学管理原理》一书，创立了科学管理的理论，这就是赫赫有名的"泰勒制度"（或译为"泰罗制度"）。它的主要论点是在企业内部要把计划阶段和实施阶段分开，为了保证计划成为现实，要把检验部门从生产过程中分离出来，并确定检验标准，依据严格的标准检验产品，以确保出厂产品质量合格。这种方法对促进产品质量的提高，促进生产的发展起了很大的作用。

这一阶段的主要特点是把质量检验从生产工序中分离出来，成立专门的质量检验机构，负责检验产品,以保证出厂产品的质量。它的主要职能是剔除废品,属于"防守型"的质量管理。

(二)统计的管理阶段——以点带面

为了弥补质量检验阶段的缺陷,加强对产品生产过程的控制,预防和减少废品的产生,1924 年,美国贝尔电话公司研究所的休哈特把数理统计方法运用到质量管理中去,用控制图来控制生产过程,从而使质量管理从防守型发展为预防型。1931 年休哈特发表了《工业产品质量的经济管理》一书,使统计质量管理趋于成熟并迅速推广流传。开始是在军火工业生产中广泛运用,当时正值第二次世界大战,美国政府对军工产品质量十分重视,积极促进推广了统计质量管理方法,收到显著效果。正因为这种先进的质量管理方法能带来巨大的经济效益,战争结束以后,便很快地被推广到民用生产中并流传到国外。

这一阶段的特点是:工业产品的设计、制造和检验三个方面有了初步的协调和配合,除了运用技术手段检验,还采用了数理统计方法,加强了对生产过程的控制,从而由以预防废品发展到防检结合、以防为主的阶段。

(三)全面质量管理——全程管理和全员管理

全面质量管理是企业全体职工及有关部门同心协力,综合运用管理技术、专业技术和科学方法,经济地开发、研制、生产和销售用户满意的产品的管理活动。全面质量管理是在统计质量控制的基础上发展起来的。它从单纯对产品质量的管理转为对产品质量、工程质量、工作质量的全面管理;从专职质量检验人员、技术人员、管理人员的管理,转为全体职工参加的管理;从对生产过程侧重于基本环节的管理,转为对生产全过程的管理。它运用系统的观点,综合、全面地分析、研究质量问题,以提高工作质量,保证工程质量,进而提高产品质量。它把经营管理、专业技术、数理统计等多种方法结合起来,并综合运用,从而能把产品质量真正管起来,以产生更高的经济效益。

四、护理质量标准及标准化管理

护理质量的标准化管理就是制订、修订护理质量标准并付诸实施,进行标准化建设的工作过程。

(一)制订标准的原则

(1)标准明确:建立标准时,应明确标准的类型、标准的水平,以及是否具备实行标准的条件,是否有评价方法可测量,是否反映服务对象的需求和实践需要等。

(2)预防为主:重视基础质量标准以防患于未然。

(3)用数据说话:理想的标准应是详细说明要求的行为或结果,将其存在的状况、程度尽量用数据来表达。

(4)所属人员参与制订:所属人员共同参与确定质量要素和标准,既体现了民主管理,又有利于标准化的实施。

(二)制订标准的要求

(1)科学:标准的内容必须是以现代科学技术的综合成果和先进经验为基础,并经过严格的科学论证。

(2)准确:标准内容的措辞要准确、清楚,符合逻辑,语句结构要紧凑严密,要避免模棱两可。

(3)简明:标准的内容要简洁明了、通俗易懂。

(4)统一:编写标准时,要注意与国家有关法律、法令和法规相一致;要与现行的上级、同级有关标准协调一致;标准的表达方式要始终统一。

(三)拟定标准的步骤

(1)调查研究,收集资料。即首先要调查国内外有关标准资料、标准对象的历史现状,收集有关科研成果、实践经验和技术数据统计资料,以及有关的意见和要求等。

(2)拟定初稿,讨论验证。在对资料综合分析的基础上,拟定标准的初稿。初稿完成后交有关人员讨论、修改,然后在试行的基础上再加以补充、修订。

(3)提交审定,公布实行。将拟定的标准提交决策机构审批,然后颁布实行。

(四)护理工作标准化体系

(1)标准项目:护理标准体系包括国际、国家、专业、地区和医院不同层次的标准体系,分为业务技术标准和管理标准两大部分。

(2)标准类别:按照使用范围可分为临床护理质量标准,护理管理质量标准,护理技术操作质量标准,护理质量控制标准。按管理过程结构分为以组织结构为取向的,包括管理体制、设备设施、护理人员配备、规章制度等;以护理人员为取向,针对护理过程制订的,如护理技术操作规程、基础护理质量标准等;以病人为取向,如健康教育效果的评价标准、病人对疾病的知晓率、对护理服务的满意度等;并根据使用目的分为方向性标准;质量控制标准(如差错事故标准、压疮发生率、无菌注射感染率);工作实施质量标准(如各级人员职责、操作规程、护理常规、基础护理质量标准等);质量计划标准(如工作计划、技术发展规划等);衡量性标准:指质量检查评价标准。

五、护理质量标准化管理的基本方法

(一)确立目标

目标是一个计划要实现的最终的、具体的、可测量的结果,一般由医院的决策层制订总目标,职能科室制订分目标,科室负责目标的完成。

(二)制订标准

依据国家、部门或行业标准以及各医院的实际情况制订标准。制订标准时应注意:单位、地区标准要服从国家和行业标准,可以高于但不能低于国家和行业标准,而且必须是能够做得到。标准是一种权威性的决定,一旦确定就必须严格执行。

(三)实施标准

标准实施前要组织所属人员认真学习,了解标准的内容,掌握各项质量的标准要求,自觉地执行标准,保证标准的落实,各级管理人员要按标准要求进行监控,随时纠正偏差,保证护理质量的持续改进。

(四)评价及反馈

标准在实施后应及时评价其效果,并根据实施的效果对标准进行修订及完善。

整体护理质量标准

　　1. 组织分工严密，护士分管的病人要责任到人，有工作秩序、质量标准及检控方法，有专科疾病护理常规及健康教育方案。

　　2. 患者入院后做入院介绍。

　　3. 护士按护理程序对病人实施有效的治疗、护理、预防和保健措施，基础护理合格率要等于或高于95%。

　　4. 护士对所负责的病人做到"九知道"（床号、姓名、诊断、病情、治疗、护理、饮食、心理、检查结果），分管的病人、医师对护士的服务态度、服务质量满意率要等于或高于95%。

　　5. 护理记录簿的记录应客观、真实、及时、完整、准确。

　　6. 病人住院期间，护士要根据医疗、护理及病人的需要开展健康教育，适当记录。出院时向患者进行康复护理指导，落实随访制度。

第三节　护理质量管理模式

　　威廉·爱德华兹·戴明（William Edwards Deming）统计学家、质量管理大师。于1900年10月4日生于美国，1925年毕业于科罗拉多大学，1928年取得耶鲁大学的物理博士学位。

　　他在二战后与另一位美国质量管理大师约瑟夫·莫西·朱兰（Joseph M·Juran）随同盟军占领军来到了日本，正是这时，戴明将一系列质量改进方法带到了日本，其中就包括统计法和戴明环（Deming Cycle）。他在日本进行质量管理教育及推广工作，从而奠定了日本成为制造业大国和具备良好的质量管理的基础，并且他也由此创立了全面质量管理理论。1960年，日本天皇为戴明授勋，以表彰他为日本企业所做的服务与贡献。

　　但直到1980年6月24日美国全国广播公司（NBC）在播出举世闻名的"日本能，为什么我们不能"的节目之后，美国人才发现，在原来日本工商经营成功的背后，竟然是由一位美国人所推动的，这也使戴明博士一夜成名，并让他的全面质量管理思想得到了更大范围的推广。

　　对医院护理质量实施行之有效的管理是提升护理质量的必然选择，但要做好护理质量的管理，则必须具有正确的指导模式与科学的管理方法。质量管理中可采用的方法与模式众多，而目前在护理质量管理中最为常用和有效地管理模式如下：

一、PDCA 循环管理模式

PDCA 循环又称"戴明环",是美国质量管理专家戴明(Edwards Deming)博士于 1950 年将休哈特(Walter A·Shewhart)的"质量管理构想"经过挖掘整理后而得出的。它是全面质量管理所应遵循的科学程序。全面质量管理活动的全部过程,就是质量计划的制订和组织实现的过程,这个过程就是按照 PDCA 循环,不停顿的,周而复始的,运转的。

PDCA 循环是能使任何一项活动有效进行的一种合乎逻辑的工作程序,特别是在质量管理中得到了广泛的应用。由美国质量管理专家戴明博士根据管理工作连续性强的特点将整个工作管理流程分解为 P(计划 plan)—D(执行 do)—C(检查 check)—A(改进 Act)四个环节由改进再循环到计划。这样,四个循环又构成一个整体(见图 5－1),在这个过程中,只计划不执行,等于没有计划,只执行不检查则无法判定工作的好坏,只检查不改进则无法提高下一环节的管理。通过不断的循环往复,可以不断促进提高,另外通过循环往复,使大环套小环,小环保大环(见图 5－2);阶梯推进,不断被提升(见图 5－3),最终促进管理水平的不断升级。

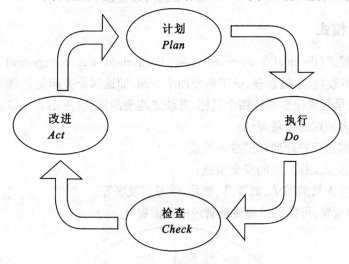

图 5－1　PDCA 循环模式图

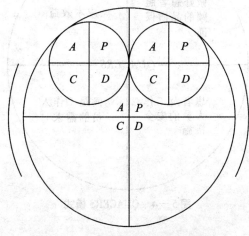

图 5－2　大环套小环,小环保大环

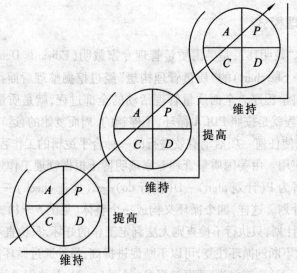

图 5－3　阶梯推进，不断被提升

二、QUACERS 模式

QUACERS 模式(the quality assurance, cost effectiveness, risk management and staff needs)即质量保证、成本效益、危机管理、员工需要四个方面，而这四个方面是护理管理中四个重要的目标。护理质量管理应重视这四个目标，并使之均衡的发展(见图 5－4)。

(1)做好患者照顾的质量保证；

(2)有效把握医疗护理照顾的成本效益；

(3)做好患者及工作人员的安全措施；

(4)满足工作人员的需求，如晋升、加薪、学习与发展等。

以此模式为指导，可推动护理质量管理的全面提升。

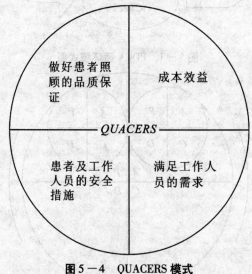

图 5－4　QUACERS 模式

三、质控圈

质控圈(Quality Control Circle)又称为"品管圈"或"品质控制圈",是指将统一工作现场或工作性质相近、工作互补的人员以自动自发的原则组成一个数人(一般为六人左右)的小团体,然后团体合作运用一定的品管方法和理念对工作现场、管理等方面进行持续改善的质量管理模式。

(一)质控圈的意义

质控圈在护理质量管理中的运用,是医学模式进步的必然选择。在整体医学模式下,患者就医的需求便是得到高质量的医疗护理服务,而医院管理水平的外在表现又是医疗护理质量。质控圈在护理管理中的运用,目的就是通过有效发掘组织成员的质量管理潜能,达到全员参与质量管理,全面提升管理质量的目的。从而为患者提供整体的、全程的、优质的医疗护理服务。

(二)质控圈的执行方法与注意事项

1. 质控管理知识的准备与普及

应先期做好质量管理方法、理念的宣传和教育工作。其中包括对质控圈涉及的人员进行质量管理体系、原则、方法等的简单培训。

2. 形成质控圈组建、选题、研究、实施的具体制度

要制订质控圈组建、选题、研究、实施的具体制度,并迅速的组建起若干的质控圈,以自主、自愿的原则形成质控圈中的领导(或称为圈长)。

3. 及时有效的发挥质控圈的作用

引导质控圈成员做好选题(如可确立加强护理人员关怀,或提高患者对护理工作的配合程度等选题),并通过有效的监督与指导、支持等,始终保持质控圈的活力,使质控圈的活动有针对性,灵活、高效,具备较强的可操作性,且能够完整、有效地开展并实施。

4. 在质控圈的运行中应注意

(1)质控圈的运行应贯穿质量管理的始终,并遵循人本管理的理念,以自发、自愿的原则形成。

(2)质控圈的良性发展与运行必须依赖管理者的强有力支持。

(3)质控圈的发展与运行具有灵活性,因此在坚持高度民主性与广泛群众性的基础上,必须对其进行适当的引导与监督,使质控圈的选题精、解决准、执行快、可操作性强。

(4)质控圈的领导人(圈长)应由质控圈民主选举产生,并有一定的质控理论水平,能够引导成员积极参与质控圈活动,并在圈内形成尊重不同意见,支持不同观点的良性发展理念。

(5)质控圈的领导(圈长)应在自愿的原则下,轮流担任,以不断促进质控圈的发展创新。

四、以单位为基础的护理质量保证模式

以单位为基础的护理质量保证模式(unit-based practice model for nursing quality assurance)是1984年由施罗德(P·S·Schroeder)和美国护士协会及梅尔(M·G·Mayer)提出

的,具体施行过程(见图5-5)。

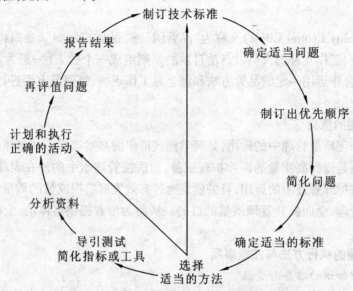

图5-5 以单位为基础的护理质量保证模式

第四节 护理质量控制内容

一、基础护理管理

(一)基础护理管理的概念

基础护理是护理专业人员所需的基本理论、基本知识和操作技能,也是发展专科护理的基础和提高护理质量的重要保证。基础护理管理是根据基础护理的规律和特点对基础护理工作质量进行监督、检查、协调和控制的方法。基础护理管理的质量是医院等级评审的内容之一,也是衡量医院管理和护理质量的重要标志之一。

(二)基础护理管理的内容

1. 一般护理技术管理

一般护理技术管理包括病人出、入院处置,各种病床单位的准备,病人的清洁与卫生护理,生命体征测量及体温单的绘制,各种注射的穿刺技术,无菌技术,消毒隔离技术,洗胃法,灌肠法,导尿术,各种标本采集,给药法,护理文件书写等的管理。

2. 常用抢救技术管理

主要包括给氧、吸痰、输血、洗胃、止血包扎法、骨折固定、心电监护、心内注射、胸外心脏按压以及人工呼吸机的使用等管理。

3. 一般护理常规管理

一般护理常规管理有,发热病人的护理常规管理、昏迷病人护理常规管理、危重病人护理常规管理。

(三)基础护理管理的主要措施

1. 加强职业道德教育,提高认识,强化护理人员重视基础护理的意识基础护理是护理服务中最基本的内容,也是护理人员最基本的职责范围。基础护理技术在护理工作中应用最多、最广泛,但往往个别护理人员对此不够重视,要求不高,因此,应加强对护理人员的教育,不断提高对基础护理技术重要性的认识。

2.规范基础护理工作

(1)制订基础护理操作规程

以护理部为主,成立基础护理管理小组,负责科学的制订和修改各项基础护理操作常规,定出技术操作的流程和考核标准,并结合临床实践和新经验的推广,修改各项标准。其中,在制订操作规程时应遵循以下原则:①根据每项技术操作的目的、要求、性质和应该取得的效果来制定;②技术操作必须符合人体生理解剖特点,避免增加病人的痛苦;③严格遵守无菌的原则;④必须有利于保证病人的安全;⑤必须有利于节省人力、物力、时间,使病人舒适,符合科学性原则;⑥文字应简单明了,便于护士掌握并在临床上推广。

(2)定期开展基础护理的基本理论、基本知识和基本操作技能的训练

护理部应有可进行护理技术操作的示教室和练习室,并经常向在职护理人员及进修、实习人员开放,以集中电教指导或亲自示范的方式,向各级护理人员展示规范、科学、标准的技术操作。训练可先易后难,由浅入深,可先以病房护士长为骨干全面展开,进行有重点讲解和难点指导,使人人都能达标。通过训练使护士熟练掌握每项技术的操作规程并自觉地应用于护理工作中,从而实现操作规范化,提高效率和质量。

(3)加强检查、监督,严格要求

建立健全质量监控制度,并认真组织落实。发现问题应及时采取纠正措施,以提高基础护理效果。各级护理管理人员要经常深入临床第一线,以检查督促各项基础护理都能按要求执行,且定期组织科护士长、护士长进行基础护理质量检查,做到月月有检查,有登记,有信息反馈,并做到奖惩兑现,积极促进各项基础护理工作的落实。考核的方式还可以是交接班时检查,以及征求病人和医师的意见等,以及时发现问题和及时采取纠正措施,提高基础护理效果。

二、专科护理管理

(一)专科护理的概念和特点

由于各专科疾病不同,检查治疗方法各异,病人对护理的要求也不一样,从而催生了专科护理的出现。专科护理是在基础护理的基础上,结合各专科疾病的特点而开展特定的护理工作,是临床各专科特有的基础护理知识和技术。近年来医学专科分化越来越细,如除了传统的内、外、妇、儿等科外,内科又分为呼吸、心血管、血液、消化、内分泌、肾病、神经内科、血液透析及腹膜透析、冠心病监护等专科护理。专科护理具有以下三个特点。

1.专业性强

专科护理技术使用范围窄,专业性强,往往仅限于本专科,有的甚至只限于某一种疾病。

2.操作复杂

专科护理多配有仪器设备,技术复杂,操作难度大,对护理人员的综合素质要求高。一般说来,护理人员除了要掌握专科基础知识和技术外,还要懂得仪器的基本原理和操作程序。

3. 高新技术多

随着科学技术的发展,大量高新尖的技术被用于临床诊断、治疗和护理。这就要求护理人员不断学习和掌握新的专科知识,而这又是专科护理技术的一个重要特点。

(二)专科护理的内容

1. 疾病护理

疾病护理包括各种专科疾病如心肌梗死、脑血管疾病、糖尿病等的护理,以及各种手术病人的护理技术。随着近年来引进了内科常见病、多发病的健康教育的出现,以及心导管、射频消融术和起搏器的安置等手术的配合及护理的出现;同时随着外科护理近年来开展器官移植护理,人工关节置换病人的护理及功能训练,大手术期护理;另外在妇产科护理中逐渐出现了病理产科、计划生育科、母婴同室等专科,儿科护理除儿童各期的疾病防治、成长保健、重症监护外又引入了健康教育的新内容。这些因素都加快了专科护理的发展。

2. 专科一般诊疗技术

专科一般诊疗技术包括各种功能试验和专项治疗护理技术,如机械通气气道护理技术、泪道冲洗技术等。

(三)专科护理管理原则

1. 科学性和先进性

制订的疾病护理常规应既具有科学性,又能反映当代临床护理的先进技术。

2. 适应性和可行性

制订疾病护理常规,既要切合实际,实用可行;又要能满足技术发展的要求,具有一定的适应性。

3. 以病人为中心

疾病护理常规的制订应以病人为中心。

4. 专科诊疗技术管理

重点抓好技术培训和技术规程建设。

(1)专科护理技术培训:是专科护理管理的重点。护理部应切合实际制定专科护理技术培训计划,并保证计划的落实,提高专科护理技术水平。

(2)制订各项专科诊疗技术规程:专科护理技术的专业性强,因而护理技术规程可由各科室根据专科特点,组织技术骨干来制订。

(四)专科护理管理措施

1. 开展专科护理学习,掌握专科护理业务技术

护士长应组织开展各专科护理知识的学习,让专科护理人员充分熟悉专科疾病的主要诊断和治疗方法,掌握专科护理常规的内容和理论依据,熟悉专科护理业务技术特点。

2. 制订专科各疾病护理常规、护理计划及健康教育计划

护理部应组织科护士长、专科护士长以及专科护理人员,结合专科护理经验,经过反复酝酿,制订好各专科疾病的护理常规,要做到内容合理、科学,切实可行,并根据专科医疗和护理技术的更新不断修订和充实护理常规。

3. 搞好专科病房的医护协作

专科的检查、治疗、护理,许多都是由医护协作而完成的,如手术过程中要求手术医师、麻醉医师、洗手护士、巡回护士密切配合,缺一不可。护士长应经常参与医师查房,护理人员应该经常参加一些有关介绍专科医疗以及护理新进展、新技术、新业务的学习。

4. 组织专科技术训练,学习新设备的使用

要把专科护理技术培训作为专科护理技术管理的重点。护理部应结合医院专科建设的实际,制订专科护理技术培训计划,对不同层次的专科护士进行技术培训,帮助护士熟悉和掌握专科护理方法与技术,以及熟悉和掌握新设备的操作和使用,以提高专科护理水平。

5. 加强专科精密、贵重仪器的保养,建立必要的规章制度

护理人员要了解专科仪器,如除颤仪、监护仪、人工呼吸机等的性能、使用方法、操作规程和注意事项,从而使设备能够保持良好的性能,以备应急使用。

6. 落实以病人为中心的整体护理思想

护士应根据病人的具体情况,开展宣传教育和自我保健指导,以利于病人早日康复,预防并发症的发生。

三、新业务、新技术管理

(一)新业务、新技术的概念

新业务、新技术是医学科学领域各学科发展的重要标志之一,其概念有广义和狭义之分,广义的概念是指在国内外医学领域里近十年来,具有发展趋势的新项目以及取得的新成果和新手段;狭义的则是指在本地区、本单位尚未开展过的项目,或尚未采用过的手段,这些都可以被视为新业务、新技术。

(二)新业务、新技术的管理措施

1. 新业务、新技术的论证

对拟引进和开展的新业务、新技术,开展前应进行查新和系统的论证,详细了解原理、使用范围、效果等,以保证其先进性。

2. 建立审批制度

护理新业务、新技术的开展,必须建立一整套严格的审批制度,以利于培训学习和推广应用。

3. 选择应用对象

选择应用的对象应具备开展新业务、新技术的基本条件,包括对新业务、新技术的兴趣以及技术水平、设备条件等。

4. 建立新业务、新技术资料情报档案

开展新业务、新技术的资料应及时进行整理并分类存档。对于新业务、新技术的开展,应根据具体要求和质量标准,制订科学的操作规程和订出规章制度,严格按照执行,保证新业务、新技术的顺利开展。

5. 总结经验不断改进

在开展新业务、新技术的过程中,要不断总结经验,反复实践,做到在实践中创新。同时做好新业务、新技术应用效果的评价。

四、护理信息管理

现在人们都说 21 世纪是信息世纪,甚至有的哲学家提出了世界是由物质、能源和信息这三种元素组成的"三元论"的观点,由此可见信息的深远意义。

(一)信息(information)的概念和特点

狭义的信息是指经过加工整理后,那些对于接受者具有某种使用价值的数据、消息、情报。广义的信息泛指客观世界中反映事物特征及变化的语言、文字、符号、声像、图形、数据等,是变化最新的反映并经过传递而再现。

理解信息概念的几个要点

1. 信息是客观事物变化和特征的最新反映。
2. 信息是客观事物相互作用、相互联系的表现。
3. 信息的范围很广。
4. 信息都要经过传递。
5. 人们获得信息后,经过加工和有序化的过程,实际上就是获得新信息的过程。

信息管理是指对信息进行搜集、组织、整理、加工、储存、控制、传递与利用的过程。信息具有可识别性、可转换性、可存储性、可压缩性、可传递性、可再生性、可分享性、可扩充性和时效性等诸多特性。

(二)护理信息的特点

护理信息除具有信息的一般特点外,还有其专业本身的特点。

1. 生物医学属性

护理信息主要是与病人健康有关的信息,因此具有生物医学属性的特点。在人体这个复杂的系统中,由于健康和疾病处在动态变化状态下,从而使护理信息具有动态性和连续性的特点,如脉搏就汇集着大量的信息,它既反映人体心脏的功能,血管的弹性,还反映血液的血容量等信息。

2. 相关性

护理信息和多方面因素有关,涉及的部门和人员很多,因而各方面的密切配合很重要。其中有护理系统内部信息,如护理工作信息、病人病情信息、护理技术信息等;也有护理系统外部信息,如医生要求与护士共同治疗病人以及医院各医技部门及科室要求护理配合、参与等信息。这些信息往往是相互交错、相互影响的。

3. 准确性

医院护理信息的搜集,需要许多部门和人员的配合,加之护理人员分布广泛,从而给信息的搜集和传递造成了一定的困难。护理信息中的一部分可以用客观数据来表达,如出入院病人人数、护理人员出勤率、病人的血压及脉搏的变化、病人的平均住院天数等。除此之外,还有一部分则是来自主观的反应,如病情观察时病人的神志、意识的变化,心理状态等信息;这类信息往往直读性差,因而需要护理人员能准确的观察、敏锐的判断和综合的分析这类信息。否则,在病人的病情危重,甚至突变危及生命时,就可能会因信息判断、处理的失误而造成不可挽回的损失。

4.大量性和分散性

护理信息涉及面广,信息量大,种类繁多,且状态分散,如有来自临床的护理信息,来自护理管理的信息,来自医生医疗文件的信息;又有数据信息、图像信息、声音信息、有形和无形信息等。对这些信息正确的判断和处理,直接关系到护理质量和管理效率。

(三)护理信息管理的措施

(1)护理部应组织学习护理信息管理的有关知识和制度,加强对护理信息管理重要性的认识,自觉地参与护理信息管理。

(2)护理部应健全垂直护理信息管理体系,做到分级管理,实行"护士—护士长—科护士长—护理部主任"负责制。

(3)加强护理人员的专业知识、新业务、新技术的学习,提高护理人员对信息的搜集、分析、判断和紧急处理的能力。

(4)各级护理管理人员应及时传递、反馈信息,经常检查和督促信息管理工作。

五、预防护理缺陷的管理

近年来,随着医学知识的普及和人们法制观念的增强,医疗纠纷呈现逐年上升的趋势,其中护理缺陷也是导致纠纷的一大隐患,特别是"举证责任倒置"及新的《医疗事故处理条例》的出台,扩大了医疗事故的内涵,护理人员将面临更多的责任和严峻的挑战。因此,如何采取积极有效的防范措施,将护理缺陷降低到最低限度就显得尤为重要。

案例

> 某日凌晨,某县人民医院妇产科婴儿室护士李某值大夜班,负责护理24名新生儿。6时20分,李某发现自己的手表停了,便去产科检查室找助产士徐某对表,并斜躺在产妇检查床上与徐某闲谈。6时40分,病房护士朱某来到产房时,发现婴儿室外水池上有老鼠活动,便告诉李某。李某马上回到婴儿室巡视一遍,没有发现老鼠的踪迹,便又去找徐某闲谈。7时5分,徐某到婴儿室找钢笔,先后发现4名男女婴儿的头部、面部均有血迹和老鼠齿痕,便急忙跑到产房门口叫李某。当时,正在工作的李某不知徐某叫她是什么事,待她将13名婴儿全部收回婴儿室后,即与徐某一起给被咬伤的4名婴儿清理伤口、止血。根据现场情况分析,4名婴儿被咬伤,正是发生在李某两次离开婴儿室的时间内。其中一名男婴右上腭至鼻窝处几乎被咬穿,上下牙床被咬烂,舌唇多处被咬伤,最终因流血过多,经抢救无效于当天22时死亡。此外还有一男一女两名婴儿先后于10天内死亡。

(一)概念及评定标准

医疗缺陷(Medical Defects)是医疗过程中不符合医疗行为规范及技术标准的一种特殊

表现,主要是指由于医疗、护理、服务中的失误、失职及管理过程中的不完善而形成的质量不足或服务不满意,其范围包括在日常医疗工作中发生的医疗事故、医疗护理差错、医疗问题及医疗护理缺点等。除此之外,医疗差错、事故与纠纷,均属医疗缺陷范畴,其中医疗事故已由国务院有关文件明确界定。

1. 医疗事故(medical negligence)

(1)医疗事故概念:是指医疗机构及其医务人员在医疗护理活动过程中,违反医疗卫生管理法律、行政法规、部门规章和诊疗护理规范,由于常规过失造成病人人身损害的事故。

(2)医疗事故分级:

一级医疗事故:造成患者死亡、重度残疾的。

二级医疗事故:造成患者中度残疾、器官组织损伤导致严重功能障碍的。

三级医疗事故:造成患者轻度残疾、器官组织损伤导致一般功能障碍的。

四级医疗事故:造成患者明显人身损害的其他后果的。

2. 护理缺陷(nursing defects)

护理缺陷属医疗缺陷范畴,是指治疗、护理服务人员在提供服务的活动中,由于在医疗体制、管理体系、服务质量和技术操作方面存在的欠缺、不完善因素,而导致医疗损害及误解的事实。于此可将医疗护理事故、医疗护理差错和医疗护理纠纷均列入护理缺陷的范畴。

3. 护理差错(nursing mistakes)

凡在护理工作中,因责任心不强、粗心大意、不遵从规章制度或技术水平低而发生差错,并对病人直接或间接产生影响,但未造成严重后果者称为护理差错。根据产生后果的程度,进一步分为严重差错和一般差错。一般差错是指未对病人造成影响,或对病人有轻度影响,但未造成不良后果者。严重差错是指因护理人员的失职或技术过失,给病人造成一定的痛苦,并延长了治疗时间。

4. 护理缺点

在临床工作中,最常见的是虽然有某一环节的错误,但被发现后得到及时纠正,并未发生在病人身上(如错抄医嘱,但未执行)的现象,称为护理缺点,也属于护理缺陷的范畴。护理缺点往往是构成护理差错的危险因素,而护理差错又是构成护理事故的危险因素。因此,对护理差错、护理缺点的有效管理是防范、杜绝护理事故的重要手段。

怪事:右腿骨折,左腿被动手术

这是发生在某县医院的一起重大医疗事故。68岁的陈老汉摔倒导致右大腿骨折,随后到县医院就医,经检查为右股骨粗隆间粉碎性骨折,医生决定为其进行内固定手术。但手术医师因粗心大意,在患者的左腿上动了刀,导致陈老汉的好腿也受了伤。

(二)临床常见的护理缺陷

1. 医嘱处理缺陷

医嘱处理缺陷包括医嘱处理不及时;医嘱转抄错误;医嘱签字后未执行等。

2. 口服药发放缺陷

口服药发放缺陷包括口服药错发、漏发、早发或迟发；发药后对病人交代、解释不详，致多服、漏服、错服、误服。

3. 注射、输液缺陷

注射、输液缺陷包括错注、错输、漏注、漏输；注射输液中药名、剂量、浓度、方法、时间发生错误；用药速度快慢调节发生错误；使用过期、变质、混浊、有杂质的药品。

4. 护理处置缺陷

护理处置缺陷包括护理不周，发生褥疮、烫伤者；昏迷、躁动病人或无陪伴的小儿坠床，造成不良后果者；漏做药敏试验者或未及时观察结果又重做者；手术、检查，病人应禁食而未禁食，以致拖延手术和检查时间者；各种检查、手术，漏做皮肤准备或备皮时划破多处皮肤，以致影响手术及检查者；抢救时执行医嘱不及时或延误供应抢救物资、药品，以致影响治疗抢救者。

5. 护理观察缺陷

护理观察缺陷包括观察病情不细致，病情变化发现不及时，以致延误病情者；交接班不认真，不能按要求巡视观察或不坚守岗位，以致工作发生失误；发现问题，报告不及时或主观臆断，擅自盲目处理者；监测数据不准确、不真实，弄虚作假者；护理观察项目遗漏，发生漏测、漏看、漏做者。

6. 护理记录缺陷

护理记录要求客观、准确、及时、真实、完整。临床护士有的因为粗心发生错记、漏记的护理缺陷时有发生。

7. 消毒隔离缺陷

消毒隔离缺陷包括因各种无菌技术操作管理不善而发生感染者；因消毒液浓度配制不准确而发生感染者；器械清洗灭菌不彻底，以致培养皿有细菌生长；一次性用品处理不当发生意外者；院内感染监测项目未达标准者。

8. 输血及血标本采集缺陷

输血及血标本采集缺陷包括输错血液者；漏采、漏送血标本；血标本注错试管，或在输液、输血的针头处采集血标本，影响化验结果者。

(三)护理缺陷管理要点

1. 强化责任心，加强安全教育和风险防范意识教育

对容易发生护理缺陷的工作环节进行分析讨论，通过质量分析会，及时总结护理工作的薄弱环节，提出改正措施，通报护理缺陷信息，对重复出现的护理缺陷认真分析发生的原因，检查改进的措施是否符合实际，以有效地防范护理缺陷的发生。

2. 发挥护士长作用，合理排班，新老搭配，对容易发生护理差错的时间段、重点环节和高危人群重点控制

鼓励护士间的团队协作，唤起有意注意，提倡不断提高、不断改正的精神，严格把好安全质量关。严格执行规章制度是防范护理缺陷的关键。要认真组织学习护理核心制度，建立质量控制体系，制订标准护理操作规程，规范护理文件书写和完善规章制度，使各项工作有章可循。同时，成立护理质量安全管理组织，定期进行安全查房及护理隐患的分析讨论，并及时反馈，定期评价。

3.提高高危人群的专业素质和综合能力

加强"三基"训练和"急救技术训练",培养护士主动学习的兴趣,不断提高护士的业务水平和综合素质。护士业务素质的高低决定了其观察患者和处理患者的能力。其中,低年资护士、新招聘护士是护理缺陷的高发人群,应该给予严格的培训,并形成制度化。

4.健全三级护理责任制,加强质量管理

由护士、主管护师及护士长组成三级把关质控责任组,负责住院病历的检查、修改并签字。护士长要认真履行管理职能,做到勤检查、勤督促,以及对差错隐患早预防、早发现、早杜绝。

5.工作繁忙时合理调配人员和分配工作任务

改善环境,排除外来干扰,合理安排工作和休息时间,避免疲劳上岗。

6.充分调动护理人员的主观能动性

多用信任原则、激励原则、民主原则、协调原则,创造良好的工作氛围,关心下属的心理状态,从而妥善解决后顾之忧,排除心理障碍,保证工作安全。

7.实行全面的质量控制,充分发挥质控组织作用,遵循护理质量标准,防检结合、以防为主地全面控制护理质量

制订明确的奖罚措施,尽力将缺陷消除在事前,不做"事后诸葛亮"。建立护理缺陷分析讨论机制,每月无论有无缺陷,都要组织人员进行分析讨论,有则改之,无则加勉,以此来防范护理缺陷。

8.对"重点人员"和"重点环节"加强管理

"重点人员"如工作责任心不强者,易出差错者,基本功不扎实、业务素质差者,外界环境不良、工作不安心者,自控能力差、易情绪化者,以及进修实习生和低年资护士等。按具体情况,分别因人施教,提高其业务能力和综合素质。同时,也要加强对"重点环节"的管理。

9.充分发挥高年资护士作用

高年资护士既有扎实的专业知识、熟练的操作技能和丰富的临床经验,又有高度的责任心和善于及时发现问题、处理问题的能力。因而,高年资护士要为年轻护士把好关,做好传、帮、带、教,同时工作安排上要新老搭配,以老带新,以此防范护理缺陷的出现。

(四)护理缺陷的报告处理程序

1.保护病人

密切观察病情,立即通知医师,及时纠正错误,尽可能地将错误的危害降到最小。

2.事件报告

要求在24小时内及时逐级上报。其中护理事故和严重差错应立即报告。夜间通知夜班护士长和总值班。发生差错、事故单位或个人,有意隐瞒,不按规定报告者,事后经领导或他人发现,按情节轻重给予严肃处理。上报的一般程序是:病房护士→病房护士长→护理部→院领导。

3.封存有关物品

各种有关记录,以及疑似输血、输液、注射、药物等引起不良后果,医患双方应当场对现场实物封存。如需送检,双方当事人至少两人在场。

4.登记填写《护理差错登记表》

5.根源分析

（1）科室在一周内组织护理人员分析讨论差错产生的原因，并提出处理意见和改进措施。

（2）护理部及护理安全管理委员会对护理缺陷进行调查核实，并进行根源分析，制定防范措施。

6.行政处理及赔偿

（1）发生护理医疗事故争议时，护士长应及时组织人员参与协调处理。协调失败，出现赔偿时，除保险公司认可赔付的金额外，多出的部分应由医院、科室、个人共同承担。

（2）因责任或技术过失直接造成病人不良后果的，科室与个人承担医院损失金额的30%—50%。情节特别严重的医疗事件和二级以上的医疗事故，除以上罚款外，给予当事人院内行政处分，并按有关规定由司法机关依法追究刑事责任。

（3）凡经鉴定确实属于并发症，不可避免的损伤、意外事件，或在操作中已严格执行操作规程，并无过失行为，科室及当事人不受处罚。

病人摔倒的法律责任

病人在医院内摔倒而出现损伤，往往是病人起诉护士的常见原因。然而病人在医院内摔倒，护士并不一定有绝对的责任。当然，医院必须有足够的证据，来证明这种伤害并非是由于护士的疏忽而造成的。而分析许多法律诉讼的案例，提醒护士评估病人是否有摔倒的潜在危险，并采取必要的预防措施是非常重要的。例如，如果一位40岁的先生在局部麻醉下进行头部囊肿手术，护士离开他去送手术车时，病人失去意识摔倒了，以致头部撞到了墙上，这时就是护士的责任。因此，护士应在病人的医疗记录里，记录为保护病人而采取的一切措施，如告诉病人不能下床或将病人转到了距护士站较近的房间，一定要把这些护理干预记录在册。

六、医院感染管理

医院感染是指在医院活动的人群（住院患者、家属、医院职工等）在医院内受到感染并出现症状。医院感染的发生不仅造成患者住院时间的延长，加重了患者及其家庭的经济负担，而且严重地影响了患者的预后与安危，同时阻碍着医疗质量的提高，甚至对医院声誉，对社会安定造成重大影响。因此，加强医院感染管理是医院管理和医疗质量管理中一个十分重要的问题。

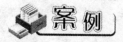

一例医院感染事件

某市医院发生志贺氏痢疾杆菌C群十三型的暴发流行，致使26名新生儿感染，10名新生儿死亡。经调查，感染源系一位志贺氏痢疾杆菌慢性携带者的产妇，通过接触,她首先将细菌传染给其婴儿。其次由于该院新生儿室无配奶间,配奶、换尿布、打包操作均在不足两平方米的操作台上进行,致使带菌的婴儿污染了操作台,进而又污染了牛奶,造成志贺氏痢疾杆菌在新生儿之间的传播。此外,经测定,医院新生儿室的空气、物体表面和医务人员手上的细菌学检测均超标。这些都暴露了该院在管理、无菌操作、消毒隔离观念和技术上均存在严重的问题。

(一)发生医院感染的主要管理因素

1. 医务人员对医院感染的严重性认识不足

往往一些医院管理者重视医疗而轻消毒监测,普遍存在着消毒观念淡薄以及专业人员素质较差的现象。如有些护士打针时不戴口罩、操作前后不洗手的现象仍有存在;同时手术消毒不彻底而造成患者术后感染的现象也屡有发生。

2. 医院感染链的存在

所谓的感染链就是感染源、感染途径、易感人群。病室内病种区分不严格,陪护人员多,流动大;病室空间小,空气流动差,住院的患者又多,患者之间由于抵抗力弱,相互接触或室内飞沫间的传播往往不易控制;医院又为了减少消耗,增加收入,不愿投入大量的消毒药品。往往以上几种原因都会造成交叉感染。

3. 侵袭性操作引起

侵袭性操作因素明显增加了医院感染的机会。因侵袭性操作破坏了机体的正常防御功能,为细菌的侵入打开了门户,极易引起相应部位的感染。

4. 不合理使用抗生素

耐药菌株仍是目前医院感染的主要致病菌。目前在抗菌药物使用问题上,普遍存在着不同程度的不合理现象,还存在许多预防性用药、联合用药和较多使用昂贵抗生素等情况。

5. 环境因素

医院环境中微生物的密度及数量较高,如绿脓杆菌、克雷伯杆菌、大肠杆菌、沙门菌等可存活数月,某些真菌及革兰阳性厌氧芽孢也可在空气、尘土中长久存活,易污染各种无菌器械和物品而致感染。

6. 病人免疫功能低下

由于大部分住院病人病情较重或较复杂,他们的机体抵抗力、免疫力出现不同程度的下降,以致对侵入体内的病原体的抵抗力减弱而易造成感染。

(二)预防和控制医院感染的护理管理措施

1. 加强组织领导,建立健全医院管理体系

护理部是护理的行政管理部门,在医院护理管理中有较强的管理权威和凝聚力。因而,护理部首先应配合医院感染管理科,建立健全护理体系中的医院感染监控网络组织;同时要制订一套医院感染管理的规章制度,如消毒灭菌效果监测,质量考评细则,完善各项护理技术操作流程和护士行为规范以及完善突发医院感染事件应激预案和程序。

2. 充分发挥护士长的管理作用

护士长既是学科带头人,又是行政管理者,集双重职责于一身,是医院管理队伍中不可抹杀的中坚力量。并且护士长又全是医院各科的感染监控人员,她通过每季度一次的医院感染监控人员会议与每个月的护士长会议,把医院感染管理的各项要求、制度、目前存在的问题、整改措施及有关文件精神等进行传达和落实。此外,各科平时的消毒隔离、无菌操作管理,如洗手液、消毒液的定时更换及浓度监测,空气紫外线消毒及登记,一次性医疗用品的领取使用及用后的消毒及毁形等,以及其他一些医院感染管理的各项工作都有赖于护士长的监督。因此,在科室的感染管理中,护士长是关键。

3. 加强医院感染知识的培训与考核

医院感染与护理工作有着密切的联系。而要做出高质量的护理,就必须具备良好的职业素质,树立质量第一,患者至上,一切以预防为主的观念,认真地对待工作中的每一个环节和每一项操作,确实保证工作质量。因此,要重视护理人员的素质教育,特别是在独立完成各项工作和紧急抢救时,如能够严格执行无菌操作原则,并遵循各项规章制度,这对预防医院感染的发生具有重要意义。所以,对护理人员进行有针对性的教育培训,是预防医院感染中进行人员管理的重要环节。

4. 保证医疗用品的消毒灭菌质量

应正确选择器械清洗消毒保养方法,提高灭菌质量。要求供应室人员严格按照消毒灭菌操作规程,每锅进行工艺检测。每包外用胶带贴封,每包内放化学指示卡,每月生物检测。其中物品包装要按规定标准,要标有物品名称、灭菌日期、失效期以及责任者和查对者,只有各项达标后,才能进入无菌间和向科室发放。

5. 免疫力低下患者的医院感染预防

医院感染与患者年龄、原发疾病、放疗、化疗、免疫力低下有极大关系。对那些易感高危患者,护士在护理工作操作前后,均应认真洗手并规范操作,认真做好保护性隔离,减少患者发生医院感染的概率。

6. 减少侵袭性操作

尽量减少各种侵袭性操作;若病情需要,则必须严格执行无菌技术,切实防止致病微生物的扩散。

7. 抗生素的合理使用

抗菌药物使用不当和滥用,使与人体正常微生态失衡与医院感染的发生密切相关。这就要求护士应准确掌握抗菌药物的药理作用、应用特点和应用原则,以及不同药物间的合理搭配方法、配伍禁忌等。要根据抗菌药物的途径、次数、间隔时间及药物的半衰期,严格按医嘱给药。

8. 重视监测工作

护理部要配合感染管理科落实消毒,灭菌效果监测管理制度,强化按规范标准自测自检。护理部、感染管理科要定期或不定期对各重点科室、各重点部门进行重点抽查,发现问题要及时反馈护士或当事人,令其拿出整改措施,并将其作为下次检查重点,而且要将检查考评结果纳入护理质量考核。

9. 强化病房管理

应保持病室环境清洁、空气新鲜,并定时通风换气。用品要定时消毒,实行一床一套、一桌一布,并严格执行用后消毒,一般患者床单、被套、枕套、每周更换1—2次,如有污染及时更换;出院、转院患者要进行终末消毒。

10. 加强一次性医疗用品的采购、使用、管理和医疗废物分类收集存放,及时处理

严格把好采购、使用、回收、消毒处理等各环节的质量关。

第五节　护理质量考核评价

评价一般指衡量所定标准或目标是否实现或实现的程度如何,即对一项工作成效大小、工作好坏、进展快慢以及对策正确与否等方面做出判断的过程。评价应贯穿工作的全过程,而不应仅在工作结束之后进行。质量评价是管理的主要职能。护理质量评价是护理管理中的控制工作。有效的护理质量控制可促使护理人员的护理行为、职业素质、道德水平都符合质量标准的客观要求,可达到提高护理工作效率、护理工作质量和护理管理水平的目的。

一、评价的目的与原则

(一)目的

(1)可以衡量工作计划是否完成,衡量工作进展的程度和达到的水平。

(2)检查工作是否按预定的目标或方向进行。

(3)根据提供护理服务的数量、质量,评价护理工作需要满足病人的程度,并分析未满足的原因及其影响因素,为管理者提高护理质量管理提供参考。

(4)评价指标和标准的确立是质量控制的主要形式和护理工作的指南。

(5)通过评价工作结果,可以肯定成绩,找出缺点和不足,并指出今后的努力方向。也可通过比较,选择最佳方案,如选用新技术、新方法等。

(6)可检查护理人员工作中实际缺少的知识和技能,为护士继续教育提供方向和内容。

(二)原则

(1)评价应实事求是。评价应建立在事实的基础上,然后将实际执行情况与原定的标准和要求进行比较。同时,这些标准必须是评价对象能够接受的,并是在实际工作中能够衡量的。

(2)对比要在双方的水平、等级相同的人员中进行。所定标准应适当,不可过高或过低。过高的标准不是所有的护士都能达到的;标准过低又不利于整体护理质量的提高。

二、护理质量评价的内容

护理质量评价的内容主要包括护理工作的质量和护理人员的质量两个方面。根据控制纠正措施作业环节不同的分类方法,内容包括对护理工作的基础质量(属前馈控制,也可称背景或要素质量)、过程质量(属现场控制,也称环节质量)、结果质量(属反馈控制,也称终末质量)进行控制,对护理人员的素质质量(属前馈控制)、行为质量(属现场或环节控制)、结果质量(属反馈控制)进行控制。

(一)护理人员质量评价

护理人员质量评价是指对执行护理工作的人员进行定期的正式的评价,考察其完成护理工作的情况。

护士工作的任务和方式是多样化的。因此在评价中应从不同方面去进行,如可以护士的积极性和创造性,或完成任务所具备的基础知识,或与其他人一起工作的协调能力等不同方面展开评价。近年来,对护理服务的评价多侧重于护理人员的基本条件和素质、护理服务的效果、护理活动过程的质量等方面,或是将几项结合起来进行综合评价。

1.基本素质评价

一般从政治素质、业务素质、职业素质三个方面来综合评定护士的基本素质。首先从平时医德表现及业务行为看其政治素质及职业素质;其次从技术考核成绩、理论测试等项目来考核其业务素质。除此之外,还要了解护士的积极性、坚定性、首创精神、道德修养、心理素质、工作态度等。这种评价一般应多次反复进行,而不应一次评价后即作结论,同时应结合其他评价内容进行考虑。

2.行为过程评价

行为过程评价是指对护理人员护理服务中的行为进行评价,即注意护理人员现实工作做得如何,考核护士在护理全过程的各个环节是否体现以病人为中心的思想,是否贯彻病人至上的服务宗旨等。例如考核护理操作程序的执行是否符合标准,检查在医嘱执行过程中有无错误等。评价标准注重护理人员的服务行为,观察护士在各个环节上的行为质量。这种评价的优点是可以给护理人员以具体的标准、指标,有利于工作质量的提高。其缺点是评价过程太浪费时间,评价内容局限在具体人物范围内,比较狭窄,而且只能评价在岗护理人员的工作情况。

3.结果评价

结果评价是对护理人员护理服务结果的评价。这种评价可以使护理人员明确该项工作的具体要求。但在实际中由于很多护理服务质量不容易确定具体标准、数量及测量的标准,尤其是病人的临床护理结果取决于多种因素,有些结果也不是短期能反映出来的,所以结果评价较为困难。因此,该评价方法较少单独使用,可以采用综合性评价的方法,以全面评价护理质量。

4.综合性评价

综合性评价即用几方面的标准综合起来进行评价。其中凡与护理人员工作结果有关的活动都可结合在内,如对期望达到目标、行为举止、素质,所期望的工作结果以及工作的具体指标要求等进行全面评价。

(二)临床护理活动的质量评价

1.基础质量评价

基础质量评价即要素质量评价,建立在护理服务组织结构和计划上的评价内容,着重在执行护理工作的背景方面,包括组织结构、人员配备、资源、仪器设备等,可以影响护理工作质量的条件。

(1)环境:如病人单元是否安静、整洁、舒适、安全。

(2)人力安排:根据病情需要,护士长是否在人员配备上做出了合适的安排,包括人员构成是否合适,人员质量是否符合标准等。

(3)器械:设备是否处于正常的工作状态,往往要根据客观的标准数据来计量。如氧气瓶内压力,备用消毒物品使用期限,药品及物质基数等。

(4)病房结构,表格记录,规章制度的制订情况:如病房布局是否合理,病人床位的安排合适与否,以及护理文件的书写制度是否明确等。

(5)各种规章制度制订及执行情况:如有无各项工作质量标准及质量控制标准,一般这些都是护理服务要素方面的标准,这些内容是提供高质量护理的重要保证。

2. 环节质量评价

环节质量评价又称过程质量评价,是评价护理活动过程是否达到质量要求。其中包括以下几点。

(1)执行医嘱的准确率:如差错次数,临床医嘱的执行是否及时等。

(2)病情观察及治疗结果的观测:如体温、脉搏、呼吸的测量时间、病情记录,危重病人观察项目、观察时间及各种疾病特殊观察要求;是否动态地修改护理计划;表格记录情况等。

(3)对病人的管理:如生活护理,饮食及晨晚间护理,医院内感染管理及消毒隔离。

(4)对参与护理的其他医技部门人员的交往与管理:如病人 X 线透视预约,各种标本管理,对卫生员及配膳员的管理等。

(5)护理报告及各种文件书写质量。

(6)开展整体护理情况,应用和贯彻护理程序的步骤和技巧:包括评价贯彻落实护理程序每个步骤的质量,并应对护理病历做出评价。

(7)心理护理和健康教育的情况:如术前、术后、出院病人的教育,服药知识、卫生习惯、饮食营养的指导等。

3. 终末质量评价(护理结果评价)

终末质量评价即评价护理服务的最终结果,如病人伤口的护理情况是否保持干燥,反映护理服务效果的褥疮发生率,输血输液事故发生率,静脉穿刺一次成功率,护理差错事故发生情况,一级护理合格率,病人对护理服务的满意度,陪住率等。这是从病人角度评价所得到的护理效果与质量。

以上三个方面的质量标准是不可分割的整体,它反映了护理工作的全面质量要求,三者之间的关系是:进行护理要素质量评价,可掌握质量控制的全局;具体护理过程环节质量评价,有利于落实措施和保证护理工作的正常进行;终末护理结果质量评价,可反馈控制护理质量。

三、护理质量评价的方法

(一)建构健全的管理机构

健全的质量管理机构是保证护理质量持续提高的关键。建立完善的质控组织是护理质量管理中至关重要的问题。首先,建立健全医院护理指挥系统,即护理部主任—科护士长—护士长的三级行政管理系统,也是医院的护理质量控制系统。其次,也可根据医院规模的大小,选派具有丰富临床经验的护士长组成质控小组,经常深入基层,直接获取护理工作信息,并向护理部反馈医疗卫生法规和医院的工作实际,制订各级护理人员职责和各项规章制度,从而使护理工作有章可循、并做到按章办事。

链接

专职护理质控人员职责

(1)在护理部主任的直接领导下工作。

(2)负责全院护理质量管理。

（3）完成年、季、月、周质控计划。

（4）修改、完善、补充护理质控检查标准。

（5）定期检查、考核。

（6）汇总检查结果，每月向护理部主任书面汇报，提出改进措施并存档。

（7）每月向各科护士长反馈检查结果和改进措施。

（8）定期组织护理人员进行有关内容的课堂培训。

（9）年终汇总一年检查结果，进行各科室的排序。

（10）参加护理部周末及节假日值班。

（二）信息管理

信息管理应注意获取和应用信息，对各种信息进行集中、比较、筛选、分析，从中找出各种影响质量的不同因素，再从整体出发，结合客观条件做出指令，然后进行反馈管理。

（三）用数理统计方法发现问题

建立反映护理工作数量、质量的统计指标体系，使质量评价更具科学性。在运用统计方法时，应按照统计学的原则，正确对统计资料进行逻辑处理。

（四）常用的评价方式

常用的评价方式有同级评价、上级评价、下级评价、服务对象评价（满意度）、随机抽样评价等。

（五）评价的时间

评价的时间可以是定期，也可以是不定期。定期检查可按月、季度、半年或一年进行，由护理部统一组织全面检查评价；不定期检查评价主要是各级护理人员、质量管理人员深入实际，随时按质量管理的标准进行检查评价。

三、常用的质量评价统计方法

（一）分层法

分层法是质量管理中整理数据的重要方法之一。分层法是把收集来的原始质量数据，按照一定的目的和要求加以分类整理，以分析质量问题及其影响因素的一种方法。

表 5-1　2005 年某医院第一季度住院患者对护理工作满意项目表

不合格项目	频数	频率%	累计频率
基础护理不落实	48	50.53	50.53
健康教育不到位	28	29.47	80.00
病房环境卫生差	10	10.53	90.53
护士穿刺技术差	4	4.21	94.74
护士服务态度差	3	3.16	97.90
其他	2	2.10	100.00
合计	95	100.00	

（二）调查表法

调查表是为收集数据而设计的图表。调查表法就是利用统计表进行整理数据和粗略分析原因的一种方法。其格式多种多样,可根据调查的目的不同,使用不同的调查表。

(三)排列图法

排列图法又称主次因素分析图法,是把影响质量的因素进行合理分类,并按影响程度从大到小的顺序排列,做出排列图,以直观的方法表明影响质量的主要因素的一种方法。

排列图的基本结构一般由一个横坐标,两个纵坐标,几个直方形和一条曲线构成。

(1)针对某一问题收集一定时期的资料。

(2)将数据按一定分类标志进行分类整理,从大到小依次排列,并计算出各类项目的频数、累计频率。

(3)按一定的比例,画出两个纵坐标和一个横坐标。横坐标表示影响质量的因素,左边纵坐标表示频数,右边纵坐标表示累计频率。

(4)按种类影响因素的程度的大小,依次从左到右在横坐标上画出直方块,其高度表示该项目的频数,并写在直方块上方。

(5)按右纵坐标的比例,在直方块中间的上方标出累计频率,从原点开始连接各点,画出的曲线就是巴雷特曲线。

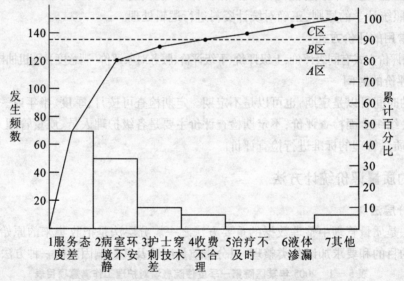

图 5-6　某医院 2001-2002 年住院患者投诉原因排列图

应用排列图的注意事项:

(1)通常把因素分为 A、B、C 三类。在累计频率80%与90%两处画两条横线,把图分成三个区域,累计频率在80%以内的诸因素是主要因素(A 类),累计频率在80%—90%的因素是次要因素(B 类),90%以上的为一般因素。

(2)主要因素不能太多,一般找出主要因素一两项为宜,最多不超过三项。若找出的主要因素过多,须考虑重新进行因素的分类。

(3)适当合并一般因素。不太重要因素可以列出很多项,为简化作图,可把这些因素合并为"其他"项,放在横坐标的末端。

(4)在采取措施之后,为验证效果,要重新画巴雷特图,以便进行比较。

（四）因果分析图法

因果分析图又称特性因素图、树枝图、鱼刺图。巴雷特图仅对属于同一层的有关因素的主次关系进行统计分析,若因素在层间还存在着纵向因果关系时,就需运用因果分析图整理出这两种关系。因果分析图是整理、分析影响质量(结果)的各种原因及各种原因之间关系的一种工具。

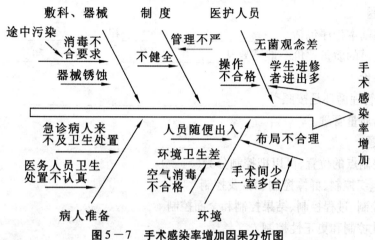

图5-7　手术感染率增加因果分析图

（五）控制图法

控制图又称管理图,是画有控制界限的图表,用来检查质量波动是否处于控制状态的一种工具。控制图根据质量特性的数据统计可分为计量数据的控制图和计数数据的控制图两大类。

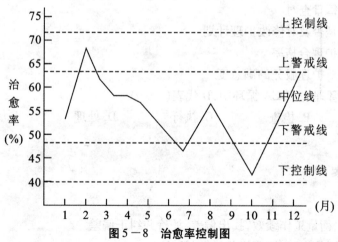

图5-8　治愈率控制图

课堂互动

1.试比较三种不同类型控制的优缺点。

2.PDCA循环模式的步骤及所用的方法有哪些?

3.护士王某,在为病人肌肉注射青霉素时未先做试敏,幸好病人对青霉素不过敏,因而未造成损害,请问她的行为属于哪种护理缺陷?

思考题

一、填空题

1. 控制的基本程序包括_____、_____和_____三个环节。

2. 护理人员的质量评价一般需要从_____、_____、和_____三个方面做综合评价。

3. PDCA 管理循环是按照_____、_____、_____、_____四个阶段来进行质量管理

二、选择题

1. 依据控制点的位置,可以把控制分为(　　)

A. 正式组织控制、群体控制和自我控制

B. 预先控制、过程控制、结果控制和全面控制

C. 预防性控制和更正性控制

D. 反馈控制和前馈控制

E. 直接控制和间接控制

2. 下列属于基础质量控制的是(　　)

A. 检查护士是否按操作规程进行吸氧

B. 急救物品每日查对

C. 检查护士是否及时修改护理计划

D. 检查基础护理合格率

E. 检查病人对护理服务的满意度

3. 护理质量管理的 PDCA 循环中,D 代表(　　)

A. 计划　　　　　B. 检查　　　　　C. 执行　　　　　D. 处理　　　　　E. 总结

·参考答案·

一、填空题

1. 确立标准、衡量工作绩效,找出偏差、评价并纠正偏差

2. 基本素质评价、行为过程评价、结果评价

3. 计划、执行、检查、处理

二、选择题

1. B　2. B　3. C

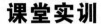
课堂实训

实训一　管理基本思想

【实训目的】

1.通过实训,使学生能够熟练掌握管理的概念、特征,管理思想的形成和发展,以及在现代护理管理中的应用。

2.能够运用科学的管理思想,认识和分析医院护理管理中的实际问题。

【实训内容】

某市卫生局,于年终召开医院护理管理经验交流大会,会上两个医院的护理部主任分别阐述了她们如何进行有效管理的观点和看法。

甲医院护理部主任认为:医院和企业一样,首要的资产是员工,只有员工们都把医院当成自己的家,都把个人的命运与医院的命运紧密联系在一起,才能充分发挥他们的智慧和力量,为医院服务。因此,管理者平时要十分注重护理人员的需求,要给护士们提供一定的学习、娱乐的机会和条件。在甲医院,护士们都普遍地把医院当作自己的家,全心全意地为医院服务。

乙医院护理部主任认为:只有实行严格的管理,才能保证年初所下达目标活动任务的顺利进行。因此,首先要制订严格的规章制度,制度管人才能使人心服口服;同时要建立明确的岗位职责,实行严密的控制体系;另外还要注重上岗培训和技能操作,努力提高经济效益,等等。在乙医院,护士们都非常注意遵守各项规章制度,努力提高技术水平,超额完成任务,提高护理效率。

问题:

1.你认为两个护理部主任的观点运用了哪些管理思想?

2.你认为哪个护理部主任的观点更有道理?为什么?

【实训方法】

1.学生先独立形成案例分析报告。

2.每组选出2—4份案例分析报告,进行课堂交流与讨论。

3.教师根据所学理论、实训案例和学生分析报告进行讲评。

【实训报告】

1.结合教材,谈谈西方管理发展简史中各阶段主要代表人物及其学说、理论、贡献及其对护理管理的影响。

2.针对以上案例中的两个问题写出实训报告。

实训二　管理基本原理

【实训目的】

1. 通过实训,使学生能够熟练掌握管理的四大原理和八大原则,及其在现代护理管理中的应用。

2. 能够初步应用管理的基本原理和原则,分析、处理实际的管理问题。

【实训内容】

2009 年 11 月 21 日凌晨 5 时许,某综合医院妇产科没有上锁的病房门被悄然推开,一名穿着白大褂的年轻护士径直走到产妇张某的病床前,伸手一把抱起小孩。"这会儿抱娃干啥?"产妇问。护士告诉要带孩子做检查,8 点就送回来。上午 8 时,护士还没有把孩子送回病房,家属先后询问科室医护人员,后证实刚出生 15 小时的女婴,被一名冒充护士的女子偷走了。虽然犯罪嫌疑人已经抓获,女婴也平安无事。但女婴父母认为医院管理存在明显漏洞,侵犯了他们的合法权益,所以要求医院赔偿各种费用共计 11 万元,并将医院告上了法庭。区法院以"侵权纠纷"立案。

法院认为,在这一案件中,产妇身体虚弱,监护婴儿的实际能力有限,医院产科应该有明确的告知义务,设立出入登记制度,应有保卫科或保卫人员进行定时巡逻和门卫值班,对院内可疑人员进行盘问,防止侵害事件发生。而该院在案件发生时,并没有采取相应的安保措施,没有完全尽到安全保障的义务。虽然医疗机构是一个绝对开放的系统,但在具体实施管理活动时,应该形成相对封闭的管理环境,才能保证患者的安全。因此法院最后判定,在这一案件中,医院应该承担部分的民事责任。

问题:

1. 结合所学内容,分析该案例中涉及的管理原理和原则都有哪些?

2. 你认为是家长监护不力,还是医院也有不可推卸的责任? 为什么?

【实训方法】

1. 学生每6—8 人一组,每小组选出召集人、记录人、发言人各一名。在召集人的带领下共同讨论以上问题,并做好发言记录。

2. 每组派一名学生代表汇报讨论结果。

3. 教师根据所学理论、实训案例和学生汇报的讨论结果,进行讲评。

【实训报告】

1. 联系教材,谈谈管理的四大原理和八大原则及在现代护理管理中的应用。

2. 针对以上案例中的两个问题,写出实训报告。

实训三　管理基本理论

【实训目的】

1. 复习中、西方管理理论及发展简史。

2. 训练应用管理理论解释实际问题的技巧。

【实训内容】

1.一条猎狗将兔子赶出了窝,一直追赶它,追了很久仍没有捉到。猎人看到此种情景,讥笑猎狗说:"你们两个之间,小的反而跑得快得多。"猎狗回答说:"难道你不知道我们两个的跑是完全不同的吗?我仅仅为了一顿饭而跑,它却是为了性命而跑呀!"有见于此,猎人又买来几条猎狗,并规定凡是能够在打猎中捉到兔子的,就可以得到几根骨头,捉不到的就没有饭吃。但这样过了一段时间,又出现了问题,往往大兔子非常难捉到,小兔子却好捉,于是有的猎狗专门去捉小兔子,而且慢慢的,大家都发现了这个窍门。于是猎人问猎狗:"为什么最近你们捉的兔子越来越小了?"猎狗们说:"反正没有什么大的区别,为什么费那么大的劲去捉大的呢?"

2.猎人经过思考后,决定不将分得骨头的数量与是否捉到兔子的数量挂钩,而是采用每过一段时间,就统计一次猎狗捉到兔子的总重量。按照重量来评价猎狗,给予一定的待遇。但是过了一段时间,猎人发现,猎狗们捉兔子的数量不断减少,而且越有经验的猎狗,捉兔子的数量下降得越厉害。询问原因,猎狗说:"我们把最好的时间都奉献给了主人,但是随着时间的推移我们会越来越老,当我们捉不到兔子的时候,您还会给我们骨头吃吗?"

3.后来猎人做了论功行赏的决定。通过分析与汇总了所有猎狗捉到兔子的数量与重量,规定如果捉到的兔子超过了一定的数量后,即使捉不到兔子,每顿饭也可以得到一定数量的骨头。猎狗们都很高兴,于是大家都努力去达到猎人规定的数量。然而有一天,一只猎狗说:"我们这么努力,只得到几根骨头,而我们捉的猎物远远超过了这几根骨头的总价值。我们为什么不自己给自己捉兔子呢?"于是,有些猎狗离开了猎人,自己捉兔子去了。

【实训方法】

1.运用所学理论进行情景接龙,设想你就是猎人,你会怎样对待猎狗?

2.学生每6—8人一组讨论,然后以接力的形式进行下一轮接龙,看看谁接得好。

【实训报告】

1.联系所学内容,对比现代与古代管理思想的差异与联系。

2.三段情景接龙中分别表达了怎样的管理理论?

3.针对以上三段情景接龙中所表达的管理理论,写出实训报告。

实训四 计划职能基本理论

【实训目的】

1.通过实训,使学生能够熟悉计划的概念、意义、原则,特别是熟悉制订计划的八个步骤。

2.培养学生制订计划和分析评价的能力。

【实训内容】

一、请从以下内容中任选一个:

1.如果你想在两年内通过英语 A、B 级考试,请写出详细的学习计划。

2.如果你是班长,怎样抓好班级建设?请拟定一份计划书。

3.请为班级策划一次周末联欢活动。

4. 如果你想承包一家校园超市,应该怎样策划经营?

5. 请你为校园"十大歌手大赛"进行策划。

6. 请你为院学生会体育部将要进行的足球比赛设计一份计划书。

7. 假如最近班级频繁发生违纪现象,请你对此制订一个整顿纪律的工作方案。

8. 假如你所在寝室同学之间关系不和,寝室卫生较差,你作为新任寝室长将如何改变这种局面?

9. 如果你所在班级学习气氛不浓,请你设计出一套能够激励全班同学努力学习的措施和策略。

10. 如果学生会因举行校内大规模的校园文化活动,而需要你去拉赞助,请制订一份工作方案。

二、计划举例

例如:某医院要制订提高护理人员素质的计划

某医院要求护理部在短期内提高护理人员素质,以进一步提高护理质量。护理部接到指示后,立即着手计划的制订。

(一)分析形势

护理部首先召开工作会议,传达医院要求并交换意见,拟定收集资料方法及分工进行调查研究,包括查阅护理人员基本情况资料及技术档案,对工作人员个人需求及工作表现做抽样问卷调查等。然后经分析和处理资料,与上级部门和医院的标准对照,做出判断,找出护理人员目前需要解决的问题。假设发现问题有以下四点。

(1)新分配的护理人员对院内环境、规章制度和要求不熟悉,技术不熟练;

(2)护士长缺乏管理知识,工作中严格管理不够;

(3)护士急救技能不熟练,抢救时医护配合较差;

(4)护理人员缺乏心理护理知识及整体护理工作能力等。

针对以上问题进行分析,按照医院的任务、护理目标和病人的需求,考虑需重点优先解决,并在现有条件下短期内可见效的问题。假设经分析确定前三个问题应重点优先解决,则需进一步评估医院内外环境因素及有利与不利条件,预测解决这些问题的可能性,排出先后顺序。如果将解决护士长工作水平的问题放在首位,则应做出具体计划。

(二)确定目标

根据实际情况可将目标定在三个月内对全院护士长进行培训,学习不少于 24 学时的管理理论,再结合实践训练至少 40 学时。要求能够在短期内应用三项有效的管理措施,达到提高管理水平的目标。

(三)考虑前提条件

需进一步明确与院内外环境是否具备达到目标的条件和应采取的措施,包括目前临床工作量,工作人员编制数,护士长学习时间安排,医院及科主任的支持态度,培训场所、师资、教材、经费,以及护士长自身热情等。

(四)提出选择方案

可提出脱产、半脱产训练班学习或脱产学习与实践训练相结合以及院外进修或分期轮换培训等多种备选方案。对内容和培训方式可提出多种实用性强、见效快的备选方案。

（五）比较各种方案

将各种方案进行讨论,比较各自的优缺点及利弊,如脱产培训便于做组织工作,时间和精力集中,学习效果好,但部分人脱产有困难;半脱产培训工作容易安排,可密切联系实际,但可能影响学习精力,学习时间较长;院外进修学习需要经费较多,且训练人数有限等。对以上各种方案利弊及可行性进行充分讨论并比较。

（六）选定方案

根据评价,选取满意的方案,如选定"理论学习与时间训练相结合"的半脱产方案。具体可定为:"前四周内每周两次半天集中学习理论;后八周结合各护理单元的实际进行训练,其中四周提出有效加强本部门人员管理和提高自身工作水平的计划,并经护理部考核批准,四周付诸实施。"应将所选定的方案具体化,如确定组织者、师资、教材、活动场所、参加者、训练内容及时间、经费等。

（七）制订辅助计划

制订出支持培训护士长的主要计划的其他辅助计划,如关于聘用师资、筹措经费,培训内容和日程的具体安排等,以利于具体实施主计划。

（八）预算

对教学基地、师资、教材和教具等方面,应做出预算。

【实训方法】

1.将全班分成10个小组,每组一部分人制订计划,一部分人分析评价计划,然后交换角色。并做好发言记录。

2.每组派一名学生代表汇报各组计划方案。

3.全班讨论,指出计划合理之处和存在的问题、不足,制订计划组人员可对计划做进一步补充和解释说明。

4.教师根据所学理论、学生各组方案和实训所举实例进行讲评。

【实训报告】

1.联系所学内容,说出计划的概念、意义、原则和制订计划的八个步骤。

2.根据实训内容和讨论结果,任选一个计划方案,写出实训报告。

实训五 目标管理

【实训目的】

1.复习并熟悉目标管理的概念、特点、过程及在现代护理管理中的应用。

2.能运用所学内容,制订总目标和进行目标分解及实施和评价。

【实训内容】

某市级综合医院护理部推行目标管理,根据医院分级管理评审标准要求,经反复调查论证,今年设立了"三项目标十二项目标值"。

1.护理质量有新起色

（1）全院2/3以上病区开展以护理程序为框架的整体护理。

（2）全院2/3以上病区护理质量评价和管理质量评价达到医院评审标准。

（3）五种护理表格书写合格率达到 98%。

（4）杜绝事故与差错,发生率不超过接收病人数的 1%。

2.护理技术有新提高

（1）护理人员理论考试优良率达 90% 以上。

（2）护理人员技术操作合格率达 98% 以上。

（3）基础护理、特护及一级护理合格率达 90%。

（4）选送 20 名护理人员去高等院校学习,将其作为培养骨干进行培养。

3.护理科研有新成绩

（1）坚持年终召开一次全院学术交流会。

（2）全院完成护理论文 100 篇,其中公开发表 70 篇,核心杂志发表 30 篇。

（3）院外学术会议交流论文 20 篇以上。

（4）取得省级科技进步奖 1 项,市级科技进步奖 5 项。

【实训方法】

1.目标展开:依据以上护理部确定的总目标,再层层分解为科室和护理单元及护理人员的个人目标。

2.目标实施:制订目标责任书和考核、评审办法,检查目标落实情况。

3.目标考评:按照岗位职责进行层层考评,发扬成绩,克服不足。

4.教师根据所学理论和学生制订的目标方案进行讲评。

【实训报告】

（1）结合教材,谈谈目标管理的概念、特点、过程及在现代护理管理中的应用。

（2）根据实训内容和实训方法,写出实训报告。

实训六 时间管理

【实训目的】

1.复习时间管理的概念,熟悉评估时间的运用情况。

2.掌握时间管理的方法。

3.应用 ABC 时间管理法处理解决护理管理中的实际问题。

【实训内容】

假如你是骨科护士长,中午休息后,遇到以下几件事:

（1）3 床补液部位肿胀,现尚未结束上午的补液,抗菌素还未输完;

（2）12 床家属晕倒在病房里;

（3）6 号病房厕所堵塞,粪便溢出;

（4）18、20、24 床急诊病人新入院,尚未办理入院手续;

（5）手术室来电,2 床急诊手术,手术室护士马上来接病人,但病人术前准备未做;

（6）外科护士长约你 14:30 讨论上周护理过失的处理方案,目前病房里除你之外,还有两名护士,其余护士都参加院外活动去了。

请分析上述情景:

1.你如何用 ABC 时间管理法处理这些事情?

2.排出处理顺序,并说出理由。

【实训方法】

1.依据实训内容,学生先独立形成案例分析报告。

2.每组选出 2—4 份报告,进行课堂交流与讨论。

3.教师根据所学理论、实训案例和学生分析报告进行讲评。

【实训报告】

1.联系教材,说出时间管理的概念,评估时间的运用情况及时间管理的方法。

2.针对以上案例中的两个问题,写出实训报告。

实训七　组织结构与组织设计

【实训目的】

1.熟悉组织及组织结构的概念、组织结构的类型及组织结构图。

2.学会组织结构的设计原则及过程。

3.培养团队建设能力。

4.掌握制定制度规范的要求与方法。

5.锻炼制定制度规范的基本能力。

【实训内容】

一、校园团队建设

1.分析所在班级、小组或寝室的群体状况(如和谐程度、优势与缺点、团体氛围等),并表述群体的目标。

2.每个人制订一份团队建设方案。

3.课堂组织交流:每个小组或寝室推荐 1—2 名成员作介绍,并对团队建设问题进行研讨。

二、管理游戏

1.将全班同学每 12 人分成一组参加游戏,要求在规定的 10 秒钟时间内 10 人能全部站到一张展开的报纸上。

2.所用时间越短的小组是优胜组。

3.特别说明:小组成员的脚不能站出报纸的边界。

4.要敢于尝试、大胆想象、群策群力,善于实践大家的建议,排除不可行的方案.

三、建立组织结构与组织制度

1.制订组织基本制度

2.分别制订各领导人员的岗位权责

内容应包括两大方面:该职务应负的责任和拥有的权力;就本次模拟而言,担任不同职务的同学在模拟过程中应负的责任和拥有的权力。

3.制订本组织的管理方针和经营战略

(1)管理方针:应注意本组织的实际,要有自己的特点。

(2)经营战略:总体确定,不必太详细。

4.管理制度编写要领提示

(1)内容结构:标题(应反映出内容与性质),目的,适用范围,正文,实施日期及有关问题。

(2)要领把握:所规范的领域范围必须明确,标题与内容必须相符;有可操作性的规范或约束;结构合理,条理清楚,要点突出;用语严肃、规范、准确、简练。

5.设置组织机构

运用所学知识,根据所设定的模拟组织的目标与业务需要,研究设置所需的组织机构;画出组织结构示意图;建立组织的制度规范,包括组织的专项管理制度、部门(岗位)责任制和技术标准、技术规程等。

【实训方法】

1.每人提交一份团队建设方案,由教师与学生共同对每个人的方案进行评估打分。

2.检查组建模拟组织的有关文件

(1)组织领导制度;

(2)护士长选举(竞聘)办法;

(3)每个成员的竞选讲演稿;

(4)组织结构模式及组织系统图;

(5)组织名称与管理人员组成情况;

(6)各职位岗位权责制度;

(7)组织管理方针;

(8)组织经营战略;

(9)组织考核制度;

(10)其他制度。

3.课堂交流一次,每个模拟组推荐两名成员介绍其起草的管理制度,由教师与学生为各组评估打分。

【实训报告】

1.联系所学内容,说出组织及组织结构的概念、组织结构的类型及组织设计的步骤。

2.根据实训内容和讨论结果,写出实训报告。

实训八　护理人员编设与排班

【实训目的】

1.复习并熟悉护理人员编设的意义、原则和方法。

2.熟悉护理人员分工。

3.学会护理人员编设方法及排班。

【实训内容】

某三级甲等医院有床位 1000 张;外科病房有床位 40 张,满员。其中一级护理病人 4人,二级护理病人 12 人,三级护理病人 24 人。

一、请按卫生部《综合医院组织编设原则》,解决如下问题:

1. 计算计算该院总工作人员人数。

2. 计算该院卫生技术人员人数。

3. 计算该院护理人员人数。

4. 计算该院行政工勤人员人数。

5. 计算按工作量计算外科病区配备的护理人员人数。

6. 护理管理人员的编设

(1)计算护理院长人数。

(2)分别计算护理部主任、副主任人数。

(3)计算科护士长人数。

(4)计算病区护士长人数。

7. 护师以上专业技术职务编设

二、请按实际工作量和工时,分别进行如下计算

1. 根据分级护理计算外科病房编设的护理人员

(1)每日直接护理时间

(2)每日间接护理时间

(3)外科病房编设的护理人员人数

2. 根据床位数计算外科病房编设的护理人员

(1)平均护理时数

(2)每名护士每天工作时间按 8 小时(480 分钟)计算

(3)外科病房编设的护理人员人数

3. 根据工时单位计算外科病房编设的护理人员

每名护士每天工作时间按 6 小时(360 分钟)计算

三、请按卫生部《医院分级管理标准》,分别计算

1. 该院总工作人员人数

2. 该院卫生技术人员人数

3. 该院护理人员人数

4. 该院行政工勤人员人数

5. 外科病区配备的护理人员人数

6. 护师以上专业技术职务编设

四、三周固定排班法

	一	二	三	四	五	六	日	一	二	三	四	五	六	日	一	二	三	四	五	六	日
护士 A	×	○	○	○	○	×	×	○	○	○	×	×	○	○	○	×	×	○	○	○	○
护士 B	○	○	○	×	×	○	○	×	○	○	○	○	○	×	○	○	○	○	×	○	×
护士 C	○	×	×	○	○	○	○	○	×	○	○	○	×	×	○	○	○	×	○	×	○

说明:×代表休息,○代表上班

【实训方法】

1. 每位学生独立完成各类护理人员编设计算方法。

2.练习三周固定排班法。

【实训报告】

1.结合所学内容,说出护理人员编设的意义、原则、方法及分工与排班。

2.根据实训内容,写出实训报告。

实训九 护理人员选聘

【实训目的】

1.掌握护理人员选聘、培训、考核的程序以及方法与要求。

2.锻炼学生模拟招聘工作的能力。

3.培养学生具备群体管理与团队建设的初步能力。

4.训练学生应聘的能力与心理素质。

【实训内容】

角色扮演

1.情景设定

(1)根据医院工作计划建立组织结构,组织招聘各部门负责人;

(2)各医院招聘由人事处长主持;

(3)每名同学可向不超过三家医院(不含本医院)应聘;

(4)各医院根据每个应聘者的表现决定聘任;

(5)招聘程序按课程讲授内容进行。

2.制订招聘计划

包括招聘目的、招聘岗位、岗位任用条件、招聘程序,聘用办法。

3.每个人写出应聘提纲或应聘讲演稿(要求体现出应聘竞争优势)。

【实训方法】

1.同学们先在课下以医院为单位,组织招聘活动,进行精心准备,在课上完成角色扮演。

2.各医院提供招聘计划书。

3.每个人准备应聘提纲或讲演稿。

4.全班可分为6个医院,两个招聘小组。第一节课前三家医院招聘,后三家医院的成员应聘;第二节进行轮换。

5.聘任由招聘医院成员集体投票决定。

6.评估各医院招聘的组织状况的好坏,以前来应聘者的人数为重要衡量指标。

7.评价每个人的表现,特别是受到其他医院聘任的频次。

8.每人到一家医院只能竞聘一个职位(可以再到其他医院竞聘)。

9.招聘由应聘者投递推荐表,自述,答辩,投票决定聘任等程序构成。

10.同意聘任某人,则在相应职位格内画圈,一个职位只能聘任一人,否则投票作废。

11.第一轮招聘结束后进行统计,其中每个职位得票最多者将被正式聘任,并由人事处长将聘任名单交给老师。

12.由教师做出统计与综合评估。

附：医院管理人员招聘评估表

人事处长签字：

序号	应聘者姓名	院长助理	办公室主任	医务处主任	护理部主任	外科护士长	手术室护士长

【实训报告】

1. 说出护理人员选聘、培训、考核的程序及其方法与要求。

2. 根据实训内容,提交一份应聘提纲或讲演稿。

实训十　领导职能

【实训目的】

1. 复习并熟悉领导理论及其应用。

2. 锻炼自身权威与有效运用权力的能力。

3. 学会培养激励员工的能力。

4. 锻炼人际交往与沟通的能力。

5. 培养现场指挥能力和应变能力。

【实训内容】

一、测试你的领导作风

请仔细阅读下列句子,如果你认为(a)句最能形容你时,请在其后打[√];如果你认为(b)句对你来说,最不正确,请在其后打[×],反之亦然。请你不要漏答,以便求得更正确的积分。

1.(a)你是个大多数人都会向你求助的人。

(b)你很激进,而且最注意自己的利益。

2.(a)你很能干,且比大多数人更能激发他人。

(b)你会努力去争取一项职位,因为你可以对大多数人和所有的财务负责,掌握更大的职权。

3.(a)你会试着努力去影响所有事件的结果。

(b)你会急着降低所有目标的障碍。

4.(a)很少人像你那么的有自信。

(b)你想取得世上有关你想要的任何东西时,不会有疑惧。

5.(a)你有能力激发他人去跟随你的领导。

(b)你喜欢有人依你的命令行动;若必要的话,你不反对使用威胁的手段。

6.(a)你会尽力去影响所有事件的结果。

(b)你会做全部重要的决策,并期望别人去实现它。

7.(a)你有吸引人的特殊魅力。

(b)你喜欢处理必须面对的各种情况。

8.(a)你喜欢面对公司的管理人员,咨询复杂问题。

(b)你喜欢计划、指挥和控制每一个部门的人员,以确保最佳的福利。

9.(a)你会与企业群体和公司咨询,以改进效率。

(b)你对他人的生活和财务,会作决策。

10.(a)你会干涉官僚作风,并施压以改善其绩效。

(b)你会在金钱和福利重于人情、利益的地方工作。

11.(a)你每天在太阳升起前,就开始了一天的工作,一直到傍晚六点整。

(b)为了达成所建立的目标,你会定期而权宜地解雇无生产力的员工。

12.(a)你会对他人的工作绩效负责,也就是说,你会判断他们的绩效,而不是你们的绩效。

(b)为求成功,你有废寝忘食的习惯。

13.(a)你是一位真正自我开创的人,对所做的每件事都充满着热情。

(b)无论做什么,你都会做得比别人好。

14.(a)无论做什么,你都会努力求最好、最高和第一。

(b)你具有内在驱动力,积极性人格和奋斗精神,并能坚定地追求有价值的任何事情。

15.(a)你总是参与各项竞争活动,包括运动,并因有突出的表现而获得多项奖牌。

(b)赢取和成功对你来说,比参与的过程享受更为重要。

16.(a)假如你能及时有所收获,你会更加坚持。

(b)你对所从事的事物,会很快就厌倦。

17.(a)本质上,你都依据内在驱动力而行事,并以实现从未做过的事为使命。

(b)作为一个自我要求的完美主义者,你常强迫自己有限地去实现理想。

18.(a)你实际上的目标感和方向感要远大于自己的设想。

(b)对你来说追求工作上的成功是最重要的。

19.(a)你会喜欢需要努力和快速决策的职位。

(b)你是坚守利润、成长和扩展概念的人。

20.(a)在工作上,你比较喜欢独立和自由,远甚于高薪和职位安全。

(b)你是安于控制、权威和强烈影响的职位的人。

21.(a)你坚信凡是对自己分内的事最能冒险的人,会赢得金钱上的最大回报。

(b)有少数人判断你应比你本身更有自信些。

22.(a)你被公认为是一个有勇气的、生气蓬勃的乐观主义者。

(b)作为一个有志向的人,你能很快地把握住机会。

23.(a)你善于赞美他人,而且若是合宜的,你会准备加以信赖。

(b)你喜欢他人,但对他们以正确的方法行事之能力,很少有信心。

24.(a)你通常宁可给人不明确的利益,也不愿与他人公开争辩。

(b)当你面对着说出那像什么时,你的作风往往是间接的。

25.(a)假如他人偏离正道,由于你是正直的,故你仍会无情地纠正。

(b)你是在强调适者生存的环境中长大的,故常常自我设限。

二、校园模拟指挥

模拟管理情景:晚上 11 点多钟,宿舍三楼卫生间水管突然爆裂,此时楼门和校门已经关闭,并且很多同学都沉睡在梦乡,只有邻近的几个宿舍的同学被惊醒。水不断地从卫生间顺着走廊涌出,情况非常紧急。假如你身处其中,应如何利用你的指挥能力排除险情,化险为夷呢?

【实训方法】

1.测试你的领导作风:根据答卷结果,计算一下你[√]的数目,然后乘以4,就是你领导特质的百分比。同样地,计算一下你[×]所得的数目,就是你管理特质的百分比。

领导人(a 的总数)＊4 =

管理者(b 的总数)＊4 =

2.校园模拟指挥:课堂先进行分组讨论,然后各小组分别表述本组应急方案,看看谁的方案最好。

3.由教师与学生对各组的方案进行评价。

【实训报告】

1.写出领导影响力、领导理论及其应用。

2.根据测试计算结果,写出自己的特质及主要特点。

实训十一　　激励理论

【实训目的】

1.掌握需要层次理论、双因素理论和成就激励理论的主要观点。

2.熟悉期望理论、公平理论和强化理论的主要观点。

3.能够运用有效激励,学会调动人的积极性。

4.培养了解人的心理需求,分析解决复杂管理问题的能力。

5.能够运用激励理论,学会调动人的积极性。

6.培养综合运用领导手段的能力,包括指挥、激励、沟通的具体运用。

【实训内容】

一、情景剧

1.剧情

根据教学需要,教师提供或学生自选一定的管理情景,由学生扮演角色进行演出。具体情节,人物台词、表情、动作等,由参与者按照自己对所扮演角色的设计与理解,自编自演,即兴发挥,但要体现实训的目的和要求。

2.人物

"演员"按照选择的方案与剧本进行挑选。

表演分为两部分进行:一是表演需决策事件的基本事实或过程;二是由学生按照自己设

计的剧情进行分析与决策。

教师兼有主持人的角色。

3.场景

教室内。

本次实训需要进行情景剧表演,所以要选择一定的场景进行,准备工作主要包括选演员、道具、灯光、布景、音响等。

二、管理游戏

1.每6—8人为一组。要求各组成员选出1位护理部主任,然后由护理部主任从小组成员中挑选并任命1位护士长,其他小组成员为护士。

2.游戏规则

(1)不允许越级指挥和汇报,即护理部主任不能越过护士长直接指挥护士,护士也不允许越过护士长直接向护理部主任汇报和询问。

(2)只允许使用文字方式沟通,不允许讲话。要在30分钟内完成,哪个组最先完成任务就算优胜者。

(3)不管遇到什么问题,只有护理部主任有权举手示意,并低声向教师询问,此外的所有事情都只能在你们组织内部,通过文字沟通的方式解决。

3.给每个小组发一沓类似便笺的空白纸条,供大家沟通使用。让这些护理部主任们远离他们的护士长和护士,护士长和护士坐在一起。教师先给每一位护理部主任发一张上面画有五种图案的纸,图的下面有几行文字说明;接着给每一个小组的成员发类似便笺的一张纸,必须特别强调不能交换。然后游戏开始。

4.护士长和护士拿到的纸是一样的,上面画有五种图案,有的图案是一种药,有的图案是抢救仪器,图案的下面除注明培训师刚刚宣布的各种游戏规则,此外什么信息也没有。护理部主任拿到的纸有所不同,除了其他成员掌握的信息外,这张纸上多了一条信息:你们小组的每个人都拿了这样一张纸,上面也有五种图案,这些图案是不同的,只有一种图案在你们每个人拿到的纸上都有,你的任务是带领你的下属,在最短的时间内将这个共同的图案找出来。

【实训方法】

1.情景剧表演:介绍实训目的及进行角色分工。选出12名参与者,分3个剧组;按顺序进行3组演出,每组演出控制在15分钟之内。

2.管理游戏:仔细观察,去发现每个小组的做法都有哪些不同,然后分析各个小组表现有差异的原因。

【实训报告】

1.讨论需要层次理论、双因素理论、成就激励理论、期望理论、公平理论和强化理论的主要观点。

2.根据实训内容,写一篇心得体会。

实训十二 沟通与冲突

【实训目标】

1. 掌握沟通的原则,熟悉组织正式沟通的渠道和网络形式,了解组织非正式沟通的渠道、特点和作用。

2. 培养灵活运用沟通的各种方法进行沟通的能力。

3. 锻炼与别人沟通的能力,特别是与陌生人交际的能力。

【实训内容】

一、沟通能力训练

1. 你搭乘私人游艇漂泊在南太平洋上。但由于一场火灾,使得游艇的大部分物资和一些设备已被烧毁。现在游艇正慢慢地下沉。由于重要的航海设备已经被烧毁了,你的位置并不明确;而且你和全体游客正极力地想把这场火熄灭。依你的判断,你正在最接近的陆地的西南方大约1000里的地方。

2. 下面所列的八项物品在这场大火后,并没有损坏。除了这些物品外,还有一艘可用的人工橡胶救生筏和几只船桨,足以负载包括你在内的所有游客。其他所有生存者的口袋里,还有一包香烟、几盒火柴和五张一元的纸币。

3. 为了你们的生存,请你将下列八项物品依据其重要性加以排列。将最重要的项目写上"1",次要的写上"2",然后以此类推,将最不重要的写上"8"。

4. 八项物品是:六分仪、五加仑桶装的水、蚊帐、太平洋地图、小型电晶体收音机、逐鲨器、一瓶好酒、钓鱼用箱包。

二、交际能力训练

1. 主动同见习医院一位陌生的护理人员沟通,交流某个专业问题。

2. 或与一位陌生的患者交往,了解他目前的心身状况和思想顾虑。

3. 或与一位认识的人通过交流来解决一个难题。

【实训方法】

1. 沟通训练

(1)课下每位同学对上面八项物品加以排列之后,把排列结果交给老师保留。

(2)老师将同学们分为几组,各组先在课下进行讨论,取得一致意见。也就是说,在团体决策之前,这八项物品的每一项排列,必须经过每位团体成员的同意。

(3)课堂上各小组之间进行讨论,由老师最后讲评,其中哪些小组的结果更接近大家的意见,哪个小组就获胜。

2. 交际能力训练

(1)完成下列表格。

(2)由教师与学生进行评估与打分。

附：交际实录卡

沟通主体		沟通对象		单位及职务	
沟通目标		时间		地点	
沟通前计划					
沟通过程实录					
沟通后体会					
教师评估					

【实训报告】

1. 结合所学理论,说出沟通的原则、正式沟通的渠道和网络形式。

2. 根据实训内容,写一篇心得与体会。

实训十三 沟通技能自我测试

【实训目标】

通过测试与人沟通的能力,做出自我评价,以达到自我认识的目的。

【实训内容】

请仔细阅读下列问题。(1)你认为:非常不同意/不符合,得 1 分;(2)你认为:比较不同意/不符合,得 2 分;(3)你认为:不同意/不符合,得 3 分;(4)你认为:比较同意/符合,得 4 分;(5)你认为:同意/符合,得 5 分;(6)你认为:非常同意/非常符合,得 6 分。请你不要漏答,以便求得更正确的积分。

1. 我能根据不同对象的特点提供合适的建议或指导。

2. 当我劝告他人时,更注重帮助他们反思自身存在的问题。

3. 当我给他人提供反馈意见,甚至是逆耳的意见时,能坚持诚实的态度。

4. 当我与他人讨论问题时,始终能就事论事,而非针对个人。

5. 当我批评或指出他人的不足时,能以客观的标准和预先期望为基础。

6. 当我纠正某人的行为后,我们的关系常能得到加强。

7. 在我与他人沟通时,我会激发出对方的自我价值和自尊意识。

8. 即使我并不赞同,我也能对他人观点表现出诚挚的兴趣。

9. 当面对比我权力小或拥有信息少的人时,我不会表现出高人一等的姿态。

10. 在与自己有不同观点的人讨论时,我会努力找出双方的某些共同点。

11. 我的反馈明确而直接指向问题关键,避免泛泛而谈或含糊不清。

12. 我能以平等的方式与对方沟通,避免在交谈中让对方感到被动。

13. 我以"我认为"而不是"他们认为"的方式表示对自己的观点负责。

14. 讨论问题时,我通常更关注自己对问题的理解,而不是直接提建议。

15. 我有意识地与同事和朋友进行定期或不定期的私人会谈。

【实训方法】

1. 根据测试结果,如果你的总分是:

80—90,说明你具有优秀的沟通技能;

70—79,说明你略高于平均水平,有些地方尚需要提高;

70 以下,说明你需要严格地训练你的沟通技能。

2.选择得分最低的 6 项,作为技能学习提高的重点

【实训报告】

1.计算自己的测试结果。

2.根据测试结果,试考虑应如何发扬长处,纠正不足?请写出自己的调适方法。

第二部分

医院见习

实训一　临床护理质量标准管理

【实训目标】

1.复习"控制、护理业务技术管理、护理质量标准管理"的内容,学会质量标准的制订。

2.考查学生观察问题和分析综合能力。

3.锻炼学生理论与实践相结合的能力。

4.使学生亲身感受护理管理过程,体验控制的过程。

5.锻炼沟通交流和公关能力。

【实训内容和要求】

1.将学生每3人分成一组,每组选择一项临床护理中的项目。

2.自己制订标准,交老师审核修改,确定可行后,选择一个病区观察实际工作过程,对照标准检查衡量,找出实际工作与所制订标准的差距,并记录下来。

3.分组讨论,检查所制订标准的准确性,找出实际工作中存在的差距,分析操作过程中失误环节。

4.全班讲评,先由每组一名代表讲述本组实施过程、问题、体会,互相交流,最后老师总结实习过程中的经验和存在的问题。

【实训报告】

1.谈谈医院见习的收获与体会。

2.根据见习内容要求,写出见习报告。

实训二　护士长管理

【实训目标】

1.先自学"护士长管理"一章的内容,考察学生自学的能力。

2.考查学生观察问题和分析综合能力。

3.锻炼学生沟通交流和公关能力。

4.使学生亲身感受护理管理与病人的关系。

【实训内容和要求】

两人一组,选择一个病区完成以下作业:

1.到病区观察上午8:00—10:00护士长工作的全部内容,要求将什么时间做的什么工作——记录在表中。

2. 与护士长进行交流并询问两个问题,问题内容可以是有关护士长的管理、护士长的素质、护理质量管理、护士的教育培养、护理技术管理也可以是自己关心的问题,自己选定设计。

3. 询问两个病人,了解他们对该病区护理工作的满意度。要求自己设计调查表,而且调查表的内容一定是病人最关心和最需要解决的问题。

【实训报告】

1. 谈谈在医院见习的收获与体会。

2. 根据见习内容要求,写出见习报告。

附　录

附录一　《护理管理学》教学大纲

一、课程性质及要求

护理管理学是系统研究护理管理活动基本规律与方法的一门应用科学,是管理学的重要分支之一。具有实践性、综合性和社会性的特点,是护理专业的必修课。本课程从管理学角度出发,讲授管理的基本理论、基本职能、基本观点和在护理管理中的应用。通过学习,使学生系统地掌握管理的基本知识、基本原理、基本方法;熟悉医院护理管理系统的基本结构和运作过程;培养学生的计划、组织协调、沟通和分析、解决护理管理问题的综合能力;明确护理管理是医院管理的重要组成部分,护理管理水平直接影响着医院管理水平和医疗质量。

二、教学方法及考核

为了适应新形势下护理管理学发展的要求,在授课过程中可以结合教材内容,增加一些案例分析和讲解,以帮助学生理解管理学的基本内容,同时还可以引进一些国外资料,使学生对国外的管理学概况有所了解,增加学生学习的兴趣,提高学习效果。以课堂讲授为主,多媒体讲授为辅,结合课堂提问、讨论、角色扮演、调查问卷等形式进行。考试以理论考试为主。期末 1 次,以闭卷形式进行。平时以书面作业(实验考核、提问等)形式进行考查。卷面考试成绩占 80 分,平时考核占 20 分。本课程在第一学期开设,总课时数 36 学时。理论课 30 学时,实训课 6 学时。

三、教学要点及目标要求

章节	细目	要点	要求
第一章绪论	1. 管理与管理学	(1)管理与管理学的概念、基本特征	掌握
		(2)管理的对象、方法	熟悉
		(3)管理的职能	掌握
	2. 现代管理原理与原则	(1)系统原理与原则	掌握
		(2)人本原理与原则	掌握
		(3)动态原理与原则	掌握
		(4)效益原理与原则	了解
	3. 护理管理学概论	(1)护理管理的概念和任务	掌握
		(2)护理管理的意义及特点	了解
		(3)护理管理的发展趋势	了解
	4. 管理思想的形成与发展	(1)中国古代管理思想	了解
		(2)西方管理理论及其应用	熟悉

章节	细目	要点	要求
第二章计划职能	1.计划职能基本理论	(1)计划的概念	掌握
		(2)计划工作的重要性	了解
		(3)计划的类型	熟悉
		(4)计划工作的原则	掌握
		(5)计划的步骤	熟悉
			掌握
	2.目标管理	(1)目标及目标管理的概念和特点	掌握
		(2)目标管理的基本程序	掌握
		(3)目标管理在护理工作中的运用	掌握
	3.时间管理	(1)时间管理的概念和基本程序	掌握
		(2)时间管理的方法	掌握
		(3)时间管理的策略	了解
		(4)管理者对时间管理应该具备的条件	熟悉
	4.决策	(1)决策的概念、作用及特点	掌握
		(2)决策的类型	掌握
		(3)决策的步骤及原则	掌握
		(4)团体决策	了解
第三章组织职能	1.组织结构和组织设计	(1)组织概念与类型	掌握
		(2)组织结构的基本类型	掌握
		(3)组织设计的概念	了解
		(4)组织设计的原则与要求	熟悉
		(5)组织设计的步骤	掌握
	2.组织文化	(1)组织文化的概念与特点	掌握
		(2)组织文化的结构与功能	了解
		(3)护理组织文化	熟悉
	3.我国的卫生组织系统和我国的护理组织系统	(1)分类和任务	掌握
		(2)医院的类型、分级、功能和特点	掌握
		(3)我国护理行政管理系统、学术组织系统和医院护理组织系统	熟悉
		(4)临床护理组织方式	了解
	4.护理人力资源管理	(1)人员管理的概念及意义	了解
		(2)人员管理的基本原则	掌握
		(3)护理人员选聘的要求和程序	熟悉
		(4)护理人员编设的原则	掌握
		(5)影响护理人员编设的因素	了解
		(6)护理人员编设的计算法	掌握
		(7)护理人员的排班	掌握
		(8)护理人员的教育和培训	了解
		(9)护理人员的绩效考评	了解
		(10)护理人员的任职条件与晋升	熟悉

章节	细目	要点	要求
第四章领导职能	1.领导职能基本理论	(1)领导的概念、作用	掌握
		(2)领导权力与影响力	掌握
		(3)领导工作的原理与要求	了解
		(4)领导理论及应用	掌握
	2.激励理论及应用	(1)激励的概念、作用及其过程	掌握
		(2)激励理论简介	了解
		(3)激励的艺术	了解
		(4)激励理论在护理管理中的应用	熟悉
	3.授权	(1)授权的概念、意义	掌握
		(2)授权的原则	掌握
		(3)授权的步骤	了解
	4.护理领导应具备的素质	(1)领导者素质的构成和作用	掌握
		(2)领导者应具备的才能	熟悉
		(3)护士长角色概念、角色模式	掌握
		(4)护士长岗位职责及素质要求	掌握
		(5)护士长工作方法和管理艺术	了解
		(6)护士长的培养及训练	了解
		(7)护理部主任(总护士长)的基本职责	了解
	5.领导方式与领导艺术	(1)领导方式的类型	掌握
		(2)领导艺术概述、特点及功能	了解
		(3)领导艺术的基本内容	熟悉
	6.组织沟通	(1)沟通的概念、过程	掌握
		(2)组织沟通的形式、作用	了解
		(3)沟通障碍	熟悉
		(4)有效沟通的要求、原则、方法及策略	熟悉
		(5)沟通在护理管理中的应用	掌握
	7.冲突与协调	(1)冲突概述	掌握
		(2)冲突过程	了解
		(3)处理冲突的方法	掌握
		(4)协调的含义与作用	掌握
		(5)协调的原则与要求	掌握

章节	细目	要点	要求
第五章控制职能	1. 控制职能概述	(1)控制的概念	了解
		(2)控制的重要性	了解
		(3)控制的类型	掌握
		(4)有效控制的特征	掌握
		(5)控制的原则	掌握
		(6)控制的基本过程	掌握
		(7)控制的基本方法	掌握
		(8)实施控制应注意的问题	了解
		(9)质量管理的概念	掌握
		(10)全面质量管理	掌握
	2. 护理质量标准管理基本理论	(1)基本概念:质量、质量管理、护理质量管理、质量控制和质量保证、标准、标准化、标准化管理	熟悉
		(2)护理质量管理特点及意义	掌握
		(3)质量管理发展史	了解
		(4)制订标准的原则、要求、步骤	掌握
		(5)护理工作标准化体系	了解
		(6)护理质量标准化管理的基本方法	熟悉
	3. 护理质量管理模式	(1)PDCA 循环管理	熟练
		(2)QUACERS 模式	掌握
	4. 护理质量控制内容	(1)基础护理管理	掌握
		(2)专科护理管理	了解
		(3)新业务、新技术管理	掌握
		(4)护理信息管理	掌握
		(5)预防护理缺陷的管理	了解
	5. 护理质量评价	(1)护理质量评价内容	掌握
		(2)护理质量评价方法	了解
		(3)常用的质量评价统计方法	了解

四、学时安排

护理管理学教学时数分配表

授课章节	教学时数		
	理论教学	实践教学	小计
第一章 绪论	4	1	5
第二章 计划职能	6	2	8
第三章 组织职能	6	1	7
第四章 领导职能	8	1	9
第五章 控制职能	6	1	7
合计:	36 学时		

五、有关说明:本教学大纲可供三年制和五年制高职护理专业教学使用。对教学目标要求分为:了解、熟悉和掌握三个层次。了解是能够对基本知识、基本理论有一定的认识或印象。熟悉是懂得"为什么",能用自己的思维和语言把学到的知识加以解释、叙述,并能联系实际予以阐述。掌握是能根据所学的护理管理概念、原则、方法、技巧在正确理解的基本上结合护理管理实例予以运用,包括分析和解决实际问题。

附录二　1998 卫生部《临床护士规范化培训试行办法》

第一章　总　则

第一条　为加强临床护士规范化培训,完善毕业后护理学教育制度,培养合格临床护理人才,特制订本办法。

第二条　本办法的培训对象是护理专业大学本科、大学专科及中专毕业生学业后从事临床护理工作的护士。

第三条　临床护士经过规范化培训,达到《卫生技术人员职务试行条例》规定的护师基本条件和以下要求:

1. 坚持四项基本原则,热爱祖国,遵纪守法,贯彻执行党的卫生工作方针,具有良好的职业素质和医德医风,全心全意为人民服务。

2. 熟悉本学科的基础理论,具有较系统的专业知识,并能用于指导实践工作。

3. 熟悉掌握本专业的临床护理(包括基础护理和专科护理)的操作技能,能独立完成本专业常见病的护理,一般急重症病人的抢救配合及护理。

4. 了解临床护理科研的基本方法,掌握论文(包括个案护理分析、临床经验总结)撰写的基本方法。

5. 初步掌握一门外语,能熟记本专业的外语词汇。

第二章　培训基地

第四条　凡具有卫生部《综合医院分级管理标准》规定的二级甲等以上(含二级甲等)条件的医院,可申请作为临床护士的培训基地。

第五条　培训基地由省、自治区、直辖市卫生行政部门或其相应机构审查,批准认可。有关部委直属医院的培训基地由有关主管部门会同当地卫生行政部门审批认可。

第六条　培训基地除对本单位临床护士进行培训外,还应承担外单位派送的临床护士培训任务。

第七条　培训基地应根据培训办法,制订具体实施计划,严格进行培训和考核,确保培训质量。

第三章　培训与考核

第八条　培训内容包括思想政治,职业素质,医德医风,临床操作技能,专业理论知识,外语。业务培训方式以临床实践为主,理论知识和外语以讲座和自学为主。

第九条　培训时间,依据不同学历层次(大学本科,大学专科、中专)分别为 1 年、3 年、5 年。

1. 大学本科毕业生:培训时间 1 年。轮转参加本学科各主要科室的临床护理工作,进行严格的临床护理基本操作技能培训,同时学习有关专业理论知识。逐步进行专业培训,深入学习和掌握本专业的临床操作技能和理论知识,具备独立运用护理程序为病人实施整体护理的能力。培训结束由培训基地进行考核。

2. 大学专科毕业生:培训时间 3 年,分两个阶段进行。

第一阶段:1 年。轮转参加本学科各主要科室的临床护理工作,进行严格临床护理基本操作技能训练,同时学习有关专业理论知识。经培训,考核合格后方可进入第二阶段培训。

第二阶段:2 年。逐步进行专业培训,深入学习和掌握本专业的临床操作技能和理论知识,具备独立运用护理程序为病人实施整体护理的能力。培训结束由培训基地进行考核。

3. 中专毕业生:培训时间 5 年,分三个阶段进行。

第一阶段:1 年。轮转参加本学科各科室的临床护理工作,严格进行各项基础护理技术操作训练,复习和巩固在校期间学习的本专业基础理论知识,达到卫生部国家考试中心对职业护士的考试标准。

第二阶段:2 年。严格进行各项基础护理技术操作训练,经培训基地考核全部达标。学习有关专业理论知识及部分专科临床护理技能操作,培训结束由培训基地进行考核。

第三阶段:2 年。逐步进行专业培训,深入学习和掌握本专业的临床操作技能和理论知识,具备独立运用护理程序为病人实施整体护理的能力。培训结束由培训基地进行考核。

第十条　临床护士培训由护理部负责制订计划,科护士长、病房护士长执行指导,以保证计划实施。

第十一条　对临床护士的考核成绩,可根据思想政治、理论知识、操作技能等不同内容,采取评分和学分积累形成,由培训基地进行全面考核,合格者发结业或合格证书作为申报护师的依据。

第四章 组织领导

第十二条 在卫生部领导下,由科教司成教处组织有关部门成立"临床护士培训委员会"负责指导培训工作。

第十三条 各省、自治区、直辖市应在卫生行政部门领导下成立相应机构,其任务是:

1. 根据本办法,结合本地区实际情况制订培训考核的实施方案;

2. 确认培训基地的认可和撤销;

3. 指导检查培训工作;

4. 组织对培训质量的评估。

第十四条 医院应成立临床护士规范化培训管理机构,并有专职人员负责具体管理工作。把完成护士培训作为医院考核晋升等级的条件之一。

第十五条 为加强培训基地的建设,其行政主管部门应根据培训任务在经费上给予一定支持,派送临床护士的单位应向培训基地缴付适当的培训费用。

附录三 卫生部《继续护理学教育试行办法》

第一条 为了提高护理技术人员素质,促进护理学的发展,必须逐步建立连续性护理学教育的完整体系和制度,以适应社会主义卫生事业的发展。

第二条 继续护理学教育是继毕业后规范化专业培训之后,以学习新理论、新知识、新技术、新方法为主的一种终生性护理学教育,目的是使护理技术人员在整个专业生涯中,保持高尚的医德医风,不断提高专业工作能力和业务水平,跟上护理学科学的发展。

第三条 继续护理学教育的对象是毕业后通过规范或非规范化的专业培训,具有护师及护师以上专业技术职务正在从事护理专业技术工作的护理技术人员。参加继续护理学教育,既是广大护理技术人员享有的权利,又是其应尽的义务。

第四条 卫生部继续医学教育委员会是在卫生部领导下,对全国继续护理学教育进行领导、管理和质量监控的权威性组织。

第五条 卫生部继续医学教育委员会聘请医院、高等医学院校、科研单位和有关护理学学术团体等的7-9位专家组成继续护理学教育学科组。

护理学教育学科组受卫生部继续医学教育委员会委托承担以下任务:

1. 负责国家级继续护理学教育项目及其主办单位和学分的审定,报卫生部继续医学教育委员会批准。

2. 推荐优秀的国家级继续护理学教育文字、音像教材和电视节目,发展多媒体教学及远程教育。

3. 研究并提出全国继续护理学教育发展计划和指导意见,并向卫生部继续医学教育委员会提出建议。

4. 卫生部继续医学教育委员会交付的其他工作。

第六条 各省、自治区、直辖市继续医学教育委员会要重视继续护理学教育,成立护理学教育学科组,积极开展继续护理学教育。

第七条　各级卫生行政主管部门应加强对继续护理学教育工作的领导,各医疗卫生单位、高等医学院校和护理学学术团体应将开展继续护理学教育作为一项重要的任务,鼓励、组织和监督护理技术人员积极参加继续护理学教育活动,并从制度上予以保证。

第八条　继续护理学教育的内容要适应不同专科护理技术人员的实际需要,注意针对性、实用性和先进性,应以现代护理学科学技术发展中的新理论、新知识、新技术和新方法为重点。

第九条　继续护理学教育活动包括学术会议、学术讲座、专题讨论会、专题讲习班、专题调研和考察、疑难病历护理讨论会、技术操作示教、短期或长期培训等,为同行继续护理学教育提供教学、学术报告、发表论文和出版著作等,亦应视为参加继续护理学教育。

第十条　继续护理学教育应以短期和业余学习为主,其形式和方法可根据不同内容和条件,灵活多样。

自学是继续护理学教育的重要形式,应有明确的目标并经考核认可,各单位要积极提供有关的文字和音像教材。

第十一条　国家级继续护理学教育项目的申报办法按《国家级继续医学教育项目申报、认可试行办法》执行。中华护理学会总会举办国家级继续护理学教育项目可直接向卫生部继续医学教育委员会申报。

第十二条　继续护理学教育实行学分制,可按照《继续医学教育学分授予试行办法》执行,护理技术人员每年参加经认可的继续护理学教育活动的最低学分数为25学分,其中Ⅰ类学分须达到3-10学分,Ⅱ类学分达到15-22学分。省、自治区、直辖市级医院的主管护师及其以上人员5年内,必须获得国家级继续护理学教育项目授予的5-10个学分。

第十三条　建立继续护理学教育登记制度。登记的内容应包括项目名称、编号、日期、内容、形式、认可部门、学分数、考核结果、签章等。登记证由省、自治区、直辖市继续医学教育委员会印制和发放。登记证由本人保存,在参加继续护理学教育项目后由主办单位签章认可,作为参加继续护理学教育的凭证。

第十四条　各单位应建立继续护理学教育档案,将本单位护理技术人员参加继续护理学教育活动的情况作为本人考核的一项内容。

第十五条　护理技术人员须按规定取得每年接受继续护理学教育的最低学分数,才能作为再次注册、聘任及晋升高一级专业技术职务的条件之一。

第十六条　本办法由卫生部继续医学教育委员会负责解释。

第十七条　本办法自发布之日起试行。

参考文献

1. 杨英华.护理管理学.北京:人民卫生出版社,1998

2. 左月然.护理管理学.北京:人民卫生出版社,1998

3. 李丽传.护理管理.北京:科学技术文献出版社,1998

4. 杨英华.护理管理学.北京:人民卫生出版社,1999

5. 李继平.护理管理学.北京:人民卫生出版社,1999

6. 张培珺.现代护理管理学.北京:北京大学医学出版社,2000

7. 姜小鹰.护理管理学.上海:上海科学技术出版社,2001

8. 张培珺.现代护理管理学.北京:北京医科大学出版社,2002

9. 杨英华.护理管理学.北京:人民卫生出版社,2002

10. 左月燃.护理管理学.北京:人民卫生出版社,2002

11. 乔德君.计划生育管理.重庆:重庆大学出版社,2002

12. 潘绍山、孙方敏、黄始振.现代护理管理学.北京:科学技术文献出版社,2002

13. 余凤英.护理管理学.北京:高等教育出版社,2003

14. 李秋洁.护理管理,北京:人民卫生出版社,2003

15. 周三多.管理学——原理与方法(第四版).上海:复旦大学出版社,2003

16. 刘化侠.护理管理学.北京:人民卫生出版社 2004 年 7 月

17. 余剑珍.护理管理学基础.北京:科学出版社,2004

18. 杨英华.护理管理学.北京:人民卫生出版社,2004

19. 张培珺.现代护理管理学.北京:北京大学医学出版社,2005

20. 关永杰.护理管理学.北京:中国中医药出版社,2005

21. 李继平.护理管理学(第二版).北京:人民卫生出版社,2006

22. 雷鹤.护理管理学.西安:第四军医大学出版社,2006

23. 李继平.护理管理学.北京:人民卫生出版社,2007

24. 刘熙瑞.现代管理学.北京:高等教育出版社,2007

25. 李继平.护理管理学.北京:人民卫生出版社,2008

26. 刘化侠.护理管理学.北京:人民卫生出版社,2008

27. 任小红.护理管理学学习指导.长沙:中南大学出版社,2008

28. 刘平娥.护理管理.北京:高等教育出版社,2009

29. 任莉莉.王秀萍,王耕晨等.河南:护士继续教育手册.河南科学技术出版社,1999

30. 刘平娥.护理管理.北京:高等教育出版社,2009

31. 霍孝蓉.护理工作制度与人员岗位职责.南京:东南大学出版社,2009

图书代号　JC10N0808

图书在版编目(CIP)数据

护理管理学/张乃正,冯文珍主编 . —西安:陕西师范大学出版总社
有限公司,2010.8
ISBN 978 - 7 - 5613 - 5136 - 9

Ⅰ . ①护…　　Ⅱ . ①张…②冯…　　Ⅲ . ①护理学:管理学 – 高等
学校:技术学校 – 教材　Ⅳ . ①R47

中国版本图书馆 CIP 数据核字(2010)第 148300 号

护 理 管 理 学

主　　编 /	张乃正　冯文珍
责任编辑 /	晏国英　屈　晓
责任校对 /	屈　晓
封面设计 /	鼎新设计
出版发行 /	陕西师范大学出版总社有限公司
	(西安市长安南路 199 号　邮编 710062)
网　　址 /	http://www.snupg.com
经　　销 /	新华书店
印　　刷 /	西安建科印务有限责任公司
开　　本 /	787mm×1092mm　1/16
印　　张 /	15.5
字　　数 /	322 千
版　　次 /	2010 年 8 月第 1 版
印　　次 /	2010 年 8 月第 1 次印刷
书　　号 /	ISBN 978 - 7 - 5613 - 5136 - 9
定　　价 /	26.00 元

读者购书、书店添货或发现印刷装订问题,请与本社高教出版分社联系、调换。
电　话:(029)85303622(传真)　85307826